U0353567

天才候选人

MANIC DEPRESSION AND CREATIVITY

Julian Lieb
D.Jablow Hershman

［美］朱利安·利布　［美］D.贾布洛·赫士曼——著

翟蓉菲 戴建翀——译

张映先——译审　汪瞻——审校

CTS | 湖南人民出版社·长沙

Published by agreement with the Rowman & Littlefield Publishing Group Inc.
through the Chinese Connection Agency, a division of Beijing XinGuangCanLan ShuKan
Distribution Company Ltd., a.k.a Sino-Star.

图书在版编目（CIP）数据

天才候选人 / （美）朱利安·利布著；（美）D.贾布洛·赫士曼著；翟蓉菲，戴建翀译
. --长沙：湖南人民出版社，2024.1
ISBN 978-7-5561-3338-3

Ⅰ. ①天… Ⅱ. ①朱… ②D… ③翟… ④戴… Ⅲ. ①躁狂症—研究②抑郁症—研究 Ⅳ.
①R749.4

中国国家版本馆CIP数据核字（2023）第187063号

天才候选人
TIANCAI HOUXUANREN

著　　者：朱利安·利布　 D.贾布洛·赫士曼
译　　者：翟蓉菲　戴建翀
出版统筹：陈　实
监　　制：傅钦伟
责任编辑：张玉洁　张倩倩
责任校对：杜庭语
装帧设计：凌　瑛

出版发行：湖南人民出版社［http://www.hnppp.com］
地　　址：长沙市营盘东路3号　　邮　　编：410005　　电　　话：0731-82683357

印　　刷：长沙新湘诚印刷有限公司
版　　次：2024年1月第1版　　　　　　印　　次：2024年1月第1次印刷
开　　本：880 mm × 1230 mm　1/32　　印　　张：11.75
字　　数：247千字
书　　号：ISBN 978-7-5561-3338-3
定　　价：68.00元

营销电话：0731-82221529（如发现印装质量问题请与出版社调换）

致特立独行的你

致不安于现状的你

推荐序 1

当花了一个星期的时间读完这本书后，我的心中迸出了很多想分享给读者的想法。

这是一部通俗易懂的专业著作，它从精神科医生的视角剖析了牛顿、贝多芬、狄更斯、凡·高等一众我们耳熟能详的伟大人物，生动而不失客观地展现了这些推动人类文明进步的天才背后所不为人知的辛酸、痛苦，读者读后不禁会问："他们的成就和痛苦背后究竟有怎样一股力量？"利布博士以他深邃的笔触给出了一个可能的答案——躁狂抑郁症（躁郁症），即现在临床上所说的双相障碍。

利布博士以心理剖析的方式重现了躁郁症患者成就事业过程中的种种细节，包括工作、生活、人际交往等方面，这些貌似合理实则偏离正轨的心理行为恰恰是躁郁症留下的最明显的证据。普通读者往往会将这些伟大人物不同于常人的行为归结为天才本就如此，而利布博士却开辟了一个新的视角，让读者看到了有血有肉的躁郁症患者长什么样，这是这本书让人印象深刻的一点。

　　利布博士在写这本书时可能不会预料到，几十年后人们对躁郁症的认识已经向前迈进了一大步。躁郁症在现代被称为双相障碍，学者和临床医生已经认识到这是一种情绪节律病，即人的情绪节律稳定性出现了问题，情绪整体活动失去了自稳态，出现了失控性的过度兴奋或过度抑制，这种失控给人的心理功能造成了明显的破坏，严重者的心理系统甚至会崩溃。其实躁狂与抑郁交替所造成的损害远超过单纯抑郁造成的损害，有以下情况的双相障碍创业者比比皆是：在躁狂尤其是轻躁狂状态下实现个人事业快速发展，而在进入抑郁期时事业则处于停滞状态，或者因为在躁狂期疯狂挥霍而家徒四壁。这些负面影响引起了精神科医生的关注，而这种关注很自然地会让精神科医生倾向于采取保守决策，这也是双相障碍被人们广泛认识以后出现的一个不健康趋势，即过度诊断和过度治疗。相当多的临床医生在发现抑郁患者有若干兴奋的心理行为现象或类似活跃的心理行为现象时，会倾向于将其诊断为双相障碍，这种过度诊断的做法必然会带动过度治疗，以至于不少临床医生一旦发现患者有"转躁"嫌疑就立即改变治疗策略，要么让患者停用抗抑郁剂，要么让患者加用各种情感稳定剂或抗精神病药物来"抑制躁狂"，相当常见的一个结果就是双相障碍患者更多处于抑郁状态或阈下抑郁状态，他们失去了"轻躁狂"的机会，也因此失去了很多可能的创造力和人生巅峰体验。这个问题发生的原因恰恰就是人们缺乏对利布博士所提出的一个重要问题的反思："躁狂"对于人类来说一定是不利的吗？

其实在患者具备一定能力的情况下，躁狂尤其是轻躁狂，对人类的创造力的发展可能会有极大的助推作用，而轻度抑郁可能有助于人类对世界进行更深度的思考。像牛顿、贝多芬、狄更斯、凡·高等人，如果离开了这股极致的情感驱动，那么他们的伟大思想和伟大作品几乎是不可能出现的。在临床上，许多双相障碍患者会着迷于轻躁狂状态，他们"宁愿疯狂也不要陷于低潮期的痛苦人生"，因为在轻躁狂状态下，患者的生活质量和创造力要比他在正常状态或抑郁状态下高出太多，那种充满着创造力、充满着乐观主义和积极意义的人生，在某种意义上的确是人生的理想状态。因此，和利布博士持有类似观点的许多现代医生会提出一个有悖于传统治疗理念的治疗目标：让患者稳定在轻躁狂或阈下轻躁狂的状态。诚然，要实现这个目标是很困难的，但从本书的这个视角出发，如果能研发出这样的药物帮助患者达成这个目标，那么这个世界上可能会出现更多像牛顿、贝多芬、狄更斯、凡·高这样的天才。

利布博士针对躁郁症展开的哲学思辨式的观察和深度思考，尤其是他对人类情绪和人类创造力的本质的理解，对几十年后的专业人士和普通读者仍然有着深刻的启发意义。在读完这本书后，我的脑海中浮现出一幅画面：在无边的宇宙中，人类的智慧之树枝繁叶茂，这些枝叶散发着绿色的生机。春夏秋冬，寒来暑往，这股生机盈缺起落：生机盈满时，智慧之树向天际生长出新的枝叶，有些枝叶甚至会疯长成一堆；生机退却时，叶片枯萎凋零，只有最牢固的枝干才得以保持绿色。也正是在这种循环往复中，人类的智慧之树才得以长成参天大树吧。

位照国

精神科医生、心理治疗师、心理督导师

2023 年 10 月于深圳

推荐序 2

当听到牛顿、贝多芬、狄更斯、凡·高等人的名字时，你的脑海中立刻浮现出来的词是什么？

"天才""伟人""楷模""榜样"等词语似乎都不足以描述他们所展现出来的超常天赋和非凡成就。然而，除了这些耀眼的赞誉标签外，天才的背后可能还有一些不为人知的共同秘密，这足以解释他们时而孤僻、时而偏执、时而癫狂的"疯子"举动。这些曾不被人理解的"疯子"举动，常常因为天才的光环而被人们讹传为名人逸事，让旁人只觉得他们可爱而忽视了他们所遭受的痛苦，这也被称为出丑效应①。

今天，这份痛苦已逐渐被精神病学家和心理学家认定为一种名为双相障碍的疾病，即本书中所说的躁狂抑郁症。当人们被这种疾病缠身时，就仿佛坐了一趟情绪过山车——时而冲向云霄，快活至

① 又称仰巴脚效应、犯错误效应，指的是精明的人犯点小错，反而更显其可爱。

极；时而跌落谷底，悲伤难抑。大起大落之间，经受的是常人难以想象的折磨与痛楚。

不过，本书中文版的书名《天才候选人》点出了控制这种疾病的关键，即当人们能认识到这种疾病并不再被强烈的感觉所奴役，试着在不断的训练中将其巨大的情绪能量发挥到正途（比如创作、学习）上而非琐事（比如冗思①、抱怨）上时，天才候选人终能进一步蜕变为真正的天才。

本书的作者之一朱利安·利布博士是精神医学领域的传奇人物。他在担任耶鲁－纽黑文医院达纳精神科门诊部主任期间，进行了大量有关躁狂抑郁症与创造力之间的关系的探索，为我们今天关于创造力和双相障碍相关性的研究奠定了坚实的基础。在那个聚焦人的异常远超人的天赋的年代，从某种程度上来说，他是临床中关注人类积极心理的先驱。

虽然本书所列举的多为双相障碍与天才之间的联系，但双相障碍的存在其实比我们想象中更为普遍，且多数未得到有效的治

---

① 也称思维反刍，是一种试图用反复性的思考模式或过度的思考频率来避免不愉快体验的认知过程。研究表明，陷入冗思的人更容易变得沮丧、抑郁。

疗。这种疾病容易产生非常严重的后果：根据相关研究估算，12% ~ 48% 的双相障碍患者实施过轻生行为，这比没有该疾病的人高出了 20 倍（Goodwin & Jamison，2007），在本书中我们也将看到许多天才早逝或陨落的案例(比如在躁狂期与人决斗的普希金)。

最后，限于利布博士所处的时代和本书所举天才所处的年代，我们可能会误以为得了"天才病"（即双相障碍）就无药可医，我需要就这部分做一些澄清。一方面，双相障碍的药物治疗在今天已经取得了重大的突破，以锂盐为代表的心境稳定剂的发展有助于双相障碍患者更好地控制心境的起伏和抑制极端的行为；另一方面，随着认知行为疗法等具有实证支持的心理治疗理论与技术的发展，目前已有很多具体的认知行为治疗手段（如认知重塑、正念等）可以帮助我们摆脱该疾病的困扰，其效果不亚于药物治疗。

故此，当前医学界对于治疗双相障碍相对乐观，认为双相障碍患者康复的机会很大。此刻，对于双相障碍，我们已经拥有了比当年更深的科学认识及更多的医学支持，能全面看待双相障碍并接受科学的系统治疗会让患者好得更快且复发概率更低。

能参与本书中文版的审校工作让我倍感荣幸。我相信，这本书能同时引起专业人士与普通读者对双相障碍的浓厚兴趣，也衷心希望每位读者都能在阅读完本书之后真正了解双相障碍这种已经并不罕见的情绪疾病。很多人可能会在这漫长的一生中遭遇心境的起落挑战。但不管是天才还是普通人，我们都值得发自内心地尊重、理解与关怀自己。

汪　瞻

临床心理学家、斯坦福大学心理学博士、

中华医学会第七届委员会委员、

深圳市循程与元认知心理科学研究中心研究员

2023 年秋于深圳

推荐序 3

历史性与现代性的完美结合
——《天才候选人》的癫狂叙事

英国批评家、诺贝尔文学奖得主艾略特（T.S.Eliot）在《传统与个人才能》（Tradition and the Individual Talent）一文中提出："任何诗人，任何一门艺术的艺术家，都没法使其意义自足"（"No poet,no artist of any art,has his complete meaning alone"）；"你没法单独去评价他；你必须把他放在已作古的人中间去对比和比较"（"You cannot value him alone；you must set him,for contrast and comparison, among the dead"）。他还认为,在文学艺术的传承上，"过去应该被现在所更改，正如现在被过去所指引一样"（"the past should be altered by the present as much as the present should be directed by the past"）。艾略特关于文学中传统和创新之间关系的表述使人印象深刻。两名美国作者的新著《天才候选人》（*Manic Depression and Creativity*）似乎为这种观点提供了新的注脚。

疯狂是从古典到现代的西方文学的一个重要主题。法国哲学家福柯（Michel Foucault）在其《古典时代疯狂史》（*Histoire de la folie à l'âge classique*）中，从知识考古学的角度，用富有哲理、有时几近诗性的语言，叙述了西方社会的疯狂史，回顾了疯狂者遭理性排挤、压抑和迫害的命运，展现了疯狂话语的无穷魅力。福柯认为，自从1494年布兰特的《疯人船》面世以来，疯狂形象一直萦绕在西方人的脑际，理性—疯狂的关系构成了西方文明一个特别的维度。

以美国文学为例，就有可以追溯到浪漫主义时期的爱伦·坡、霍桑、麦尔维尔等人书写疯狂的传统，涉及的作者有安德森、菲茨杰拉德、福克纳、纳波科夫、贝娄、塞林格、冯尼古特、凯鲁亚克、鲍德温、莫里森等小说家，有奥尼尔、威廉斯、密勒等剧作家，还有洛威尔、金斯伯格、普拉斯等诗人。国内学界对一些经典作品，如《厄舍古屋的倒塌》《红字》《白鲸》《喧嚣与骚动》《洛丽塔》《长日入夜行》《钟形罩》《最蓝的眼睛》等中的疯狂主题、疯狂形象、疯狂叙事都有文章探讨，形成文学评论中一道独特的风景。《天才候选人》可以说是美国文学这一传统的新的延续。

《天才候选人》通过深入研究历史上患躁狂抑郁症的天才人物的经历和取得的成就，为读者展示了这种疾病如何激发罹患者的想象力和创造力，从而催生了哲学、宗教、艺术、科学、工业等众多领域的非凡成就。本书融历史性和现代性、专业性和文学性为一体。就历史性而言，作品回顾了从犹太—基督教传统，到文艺复兴和新教改革的思想家、艺术家的观点，到后来启蒙运动影响下人性和精神观念的发展历程，这些观念的变化影响了人类对精神疾病的理解和对其治疗方式的选择。就现代性和专业性而言，书中介绍和评价了治疗躁狂和抑郁的锂剂量和抗抑郁剂的应用，这些药物和治疗手段的发现与使用改变了人们对精神疾病及其治疗的看法，是人类社会对精神疾病认识的一次跨越。

本书的作者一位是执业精神病医师，一位是小说家，他们凭借自己的专业背景和对西方癫狂叙事与人物传记写作传统的熟悉，构思了这部独具一格的匠心之作。

无论你是心理学爱好者、创造力研究者，还是名人轶事、前卫小说的追风者，都可以通过这部融医学文化、人物传记、烧脑故事为一体的畅销书，去经历一次既有历史纵深、又有鲜明的时代特征，既长知识、又能带来审美愉悦的别样的文学之旅。

本书的英语原作选题独特，内容的专业性强，行文有时略显晦涩，理解和翻译颇具挑战性。大而言之，翻译不是两种语言的简单转换，而是原语和译入语两种思维的协商和融会贯通。英语和汉语属于不同的语系，句法结构和思维模式迥异，译者在翻译前对原作进行认真解读，然后以译入语的思维模式和表达习惯对原文进行重组，使译文既保留异域文化和思维的色彩，又尽量照顾译入语读者的阅读习惯，为他们提供一部可读可赏的译本。

在技术层面，由于内容的复杂性和专业性，也由于两种语言和文化的巨大差异，翻译中意义和审美效果的损失在所难免。为了止损，翻译中的变通和补偿（accommodation and compensation）势在必行。这种变通和补偿，用英国翻译理论家蒙娜·贝克（Mona Baker）的话来说，就是"通过强化、弱化或更易原叙事（按：对蒙娜·贝克来说，翻译也是一种'叙事'）或原话语的方方面面"（"by strengthening, weakening or modifying aspects of the original narratives or discourse"），针对目标读者和文化语境，对原文作一些灵活处理，以便失之东隅，收之桑榆，使译文尽量接近原文的效果。

好一个 modify！不是大刀阔斧，而是精雕细刻。或删繁就简，或敷衍铺陈，淡妆浓抹，工笔写意，貌似随意挥洒，妙手偶得，实则尽见艺术家的匠心和功力。至于具体的翻译补偿方法，则因人而异，因翻译目的和目标读者而异。在通常情况下，这些手段或方法可能包括在相辅相成的两种翻译策略取向（如异化与归化、直译与意译）之间寻求某种动态平衡，自然和人文背景信息的多样化呈现，译文中不同风格、语体和行文方式的适当"混搭"（一种特别现代和"年轻"的审美取向），以及根据需要提供一定的副文本（前言、后记、注释之类）等。眼前的译本反映的翻译理念和技巧，包括对语言和思维、直译和意译之间的辩证关系的认识和把握，对翻译中变通和补偿方法的使用，以及对一些细节的处理，都体现了译者一种自觉的时代意识和读者导向，以及对不同翻译手法和技巧的灵活运用，令人印象深刻。

蒋坚松

湖南师范大学英语教授、博士生导师、前院长

中国翻译协会资深翻译家

曾担任中国英汉语比较研究会副会长、湖南省翻译协会会长、

国家出版工程《（汉英对照）大中华文库》英译者和英文审读专家

2023 年 11 月于长沙

目
录

前　言

D. 贾布洛·赫士曼

　　如今，我们对抑郁症的看法正经历着重大变化，对躁狂抑郁症的看法也是如此。回想 20 世纪 70 年代末，当时我到耶鲁大学的医学图书馆查阅躁狂抑郁症的资料，这些研究后来便催生了本书的第一版。当时图书馆里关于躁狂抑郁症的书籍寥寥无几，一只手便能将其全部带走，这让我很是惊讶。当时的学界对情绪失调的研究也少得可怜，即便有，对患者而言也鲜有价值。当时的公众对精神疾病也关注甚少。直到后来，由于毒品泛滥，许多孩子进了医院，这使得精神病患与有问题的正常人这两者的区分变得模糊，这时公众才开始重视精神疾病。

　　如今，世界已经变了。抗抑郁药已成为许多畅销书的写作主题。制药行业投入大量资金用于研发新的抗抑郁药，同时在电视、杂志和地方报纸上为这些产品大做广告。关于抑郁症的研究报告更是每月都有更新，其中也有关于躁狂抑郁症的。这些研究有关于抑郁症症状的，也有关于症状背后的神经学机制的；它们有的发表于科学期刊，有的发表于大众杂志。10年前，大众认为抑郁和焦虑只能由精神科医师来诊治，但如今连初级护理医师都能对此开药来减轻病症了。不仅如此，患者只要自己愿意甚至都不用寻求医护人员的帮助：如今，在药店和折扣店都可以买到一种名为圣约翰草 a 的纯植物抗抑郁药。

我的周遭好友对抑郁症的态度也发生了巨大变化。我有一个朋友曾患抑郁症多年，以前一直没有认识到自己身上发生了什么。最开始，她认为自己感到生活不如意是工作造成的，但当她不用再工作时，她又觉得待在家里无聊。当时她感到孤独和自卑，一开始觉得是因为还没生孩子，有了孩子后将自己的抑郁症归咎于初为人母时经历的种种考验。这种心理的形成与她的成长经历分不开：她从小生活在一个从不谈论内心感受的家庭。在她家人看来，哪怕是最轻微的精神失常都是最黑暗的耻辱，哪怕出现一点抑郁症症状都会被指责为懒惰、放纵和道德松懈。她的家人至今仍这么认为。当她最小的孩子出生后，医生告诉她她患上了产后抑郁症，并将她转到精神科医师那里接受药物治疗，从此她对抑郁症的看法开始改变。她开始接受抑郁症是一个医学问题，而在发现药物确实起作用时，她意识到抑郁症是可以通过药物治疗的，它是一个医学问题而非一

① 目前部分研究显示，圣约翰草的效果与低剂量的其他抗抑郁药的效果相当。但美国国家健康研究院在2002年的一项大型研究中发现，圣约翰草的效果与安慰剂的效果之间不存在显著差异。——审校注

种性格缺陷。她开始和身边的朋友们分享、交流，并发现抑郁症并不罕见。再后来，她能够辨识家里其他成员的抑郁症状。这一切对她来说是个莫大的安慰，让她能问心无愧地接受自己曾经深埋心底的这一部分和这段经历，从而在今后必要时对自己进行鼓励。她对抑郁症的性质和症状有了新的认识，这也让她丈夫的生活轻松了不少，一旦遇到她症状发作，他也不再无助地旁观。

抑郁症是如今极为常见的一种精神疾病。现在甚至有专门针对抑郁患者和躁狂抑郁患者的 12 步治疗法。到底有多少人遭受着抑郁症的折磨？面对这个问题，没有人能给出答案，也没有人能给出一个可靠的数字。但事实上我们每个人的生活或多或少都会受到它的影响。有时是我们自身经历痛楚，有时是身边的亲朋好友遭受折磨。在互联网上，有成千上万的网站都提到过抑郁症或躁狂抑郁症。关于此类主题的书籍也是五花八门。

既然市面上已有如此之多的相关书籍，本书为何还要来凑这个热闹呢？抑郁症已是家喻户晓的一种疾病，但除了精神疾病领域的专业人士之外，躁狂抑郁症仍鲜为人知。医药界若能找到一种比锂盐更赚钱的方法来治疗躁狂抑郁症，那么到那时人们或许对它会有更多认识，但那个时代还未到来。

目前，即使是那些见多识广的非专业人士，他们也对躁狂抑郁症不太了解。《华盛顿邮报》前发行人凯萨琳·格雷厄姆曾讲述过自己患有躁狂抑郁症的丈夫的经历。在弥留之际，格雷厄姆的丈夫饱受痛苦，行为十分不稳定，因此格雷厄姆夫人不得不把他送进了医院。从医院回家后，他便自杀了。直到发病晚期，他才被确诊患有躁狂抑郁症。在与心理学家、畅销书作家凯·杰米森的一次交谈中，格雷厄姆夫人才对其丈夫的病情有了更深入的了解。杰米森创作了一本关于患有躁狂抑郁症的艺术家的书。她本人其实也是一名躁狂抑郁患者，她在自传中就描写了自己的病情。然而，在格雷厄姆夫人的印象中，她的丈夫平时没有太多躁狂抑郁症的迹象。她的丈夫富有魅力和智慧，并拥有十足的精力、干劲，以及社交能力和创造力。她知道这些看似是他性格中积极的一面，实则是他的躁狂和天赋结合的表现。本书的目的之一就是让读者熟悉躁狂抑郁症中的躁狂部分。

仅通过一些常见的临床表现，依旧很难诊断出躁狂症。像抑郁症一样，躁狂症在程度上也有轻重之分。大多数患者的躁狂发作会穿插在正常状态中。这种躁狂表现使得他们在生活中精力充沛、积极乐观、开朗友善、做事富有成效。处于这种状态的患者往往会在他们的职业领域非常成功。他们不会对着精神科医师抱怨不止。只有少数患者会陷入极度躁狂的状态，人们给他们贴上了精神病人的标签，把他们当作精神病人对待。无论是穷苦之人还是富贵之人，无论是在监狱还是在神坛，无论是在收容所还是在比弗利山庄，躁狂抑郁患者的身影都随处可见。本书不是描述单独某个躁狂抑郁患者，而是躁狂抑郁患者群体的写照。

迄今为止，还没有哪本书能充分揭示躁狂抑郁患者对文明的特殊贡献。如果没有躁狂型天才的热情、活力和勇气等，那么一些伟大的艺术作品和智力作品就根本不会诞生。不论是我们人类引以为豪的成就，比如艺术、科学、工业、学术，还是那些对人类而言祸福难料的事情，比如战争和政治，其中都有躁狂抑郁患者的身影。这一点在本书及其姊妹篇《暴君的手足之情》中将得到揭示。

我在本书前言的开篇提到，一场变革正在进行，这场变革改变了公众对抑郁症的态度，并在一定程度上改变了公众对其他精神疾病的看法。罗纳德·费夫博士在其著作《情绪波动》中曾谈到治疗精神疾病的三次变革。我稍后会讨论前两次变革，而目前的第三次变革表现为锂盐和抗抑郁药在治疗躁狂和抑郁中的作用。无论是治疗方式的变化还是公众态度的变化，都表明现在的人们对人性和精神性质的认识发生了根本性的变化。这种变化可能会像哥白尼的日心说一样对人类产生深远的影响。为了解释这种关于人性和精神的新观点，有必要先介绍一下传统的观点和概念。

基督教传统观念为西方文明提供了一种关于人性和精神的静态观念，它盛行了大约1000年——从罗马帝国的衰落到文艺复兴前。这种传统观念至今仍有许多拥护者。支持文艺复兴和新教改革的思想家、艺术家、神学家虽然没有放弃这一传统观念，但他们开始用不同的方式脱离天主教会的权威，为重新定义人性和精神而扫清障碍。启蒙运动于17世纪开始，这一思想运动更是提供了一种截然不同的观念。

启蒙运动时期的哲学家不再认为人类是被驱逐出伊甸园的弃儿，也不再认为人类因为违抗上帝旨意吃了智慧之果而有原罪。哲学家对人性的这种认识，最终对治疗精神疾病产生了深远的影响。人们不再将异常的行为视作恶魔附体，因此病人不必再被捆绑、鞭打，不必再受到各种驱魔仪式的折磨。启蒙运动的追随者相信，精神疾病与身体疾病一样自然，两者的区别在于精神疾病可通过理性来治疗。该理论应用于实践花了一定时间，直到1791年，精神病学家菲利普·皮内尔才在法国的精神病院里引入了对患者的人道疗法。尽管在18世纪的大部分时间里，一些治疗机构仍通过戴锁链等形式来折磨精神病患者，但皮内尔确实引领了费夫博士所说的精神疾病治疗的第一次变革。

法国哲学家、数学家笛卡儿，以"我思故我在"的主张创建了自己的哲学流派，从而吹响了启蒙运动的号角。启蒙运动学说认为，逻辑思维能为人类提供一切可以想象到的益处。牛顿运用逻辑成功解释了太阳系运动，这似乎证明了理性可以解开大自然的所有秘密，并引导人类走上永无止境的进步之路。启蒙运动产生了一大批思想家。英国哲学家约翰·洛克的思想对美国和法国都具有影响力。他认为，人的心智犹如一块白板，一块可以在上面写任何东西的空白蜡板。若这个观点成立，那么只要辅以正确的培养方法和教育方法，人是可以变得完美的。德国哲学家康德则认为，人类拥有始终正确的良知，他将其称为"实践理性"。在他看来，实践理性是人类道德操守的可靠指引。后来，这一观点受到了弗洛伊德的挑战。

启蒙运动的理论家认为，理性会让人们找到一种合乎自然且能实现人类幸福的政体类型。启蒙运动经济学家提出的术语"自由放任"就建议政府任由其人民在理性的引导下开展贸易，从而使所有人都实现财富最大化。自由放任理论在现在仍具有影响力。该理论催生的又一理论是，股票价格是理性选择的结果，因而股票市值总是公平的。在这个经济伊甸园里，股票市场不会崩盘，甚至不会波动。

启蒙运动信仰的逻辑结果是，人类不再需要等到死后去天堂才能找到完美的幸福，理性就能将人们直接引向幸福。这种观点较为激进，但较弱版本的启蒙运动乐观主义至少仍然存在于最近的美国，具有这种观念的人相信进步是理所当然的，每一代人都会比父辈更成功、更幸福。

小说家、社会评论家（在18世纪的法国这是危险职业），同时也具备偏执妄想特征的躁狂抑郁患者（即使是偏执妄想者也是有敌人的）让－雅克·卢梭，是启蒙运动向浪漫主义运动过渡的代表人物之一，而浪漫主义对19世纪思想的统治长达数十年。卢梭完全摒弃了"原罪"的观点，他认为人类生来高贵纯洁，却为文明所腐蚀。人类仅存的纯洁只能在野蛮人和儿童中见到。

虽然这个观点并不完全否定理性，但卢梭之后的浪漫主义者更进一步，坚持认为情感高于理性，情感越强烈越好。在浪漫主义者看来，艺术天赋是生命的最高形式，而艺术是最高尚的事业。在著名的浪漫主义者中，不少都是躁狂抑郁患者。躁狂症和抑郁症的许多症状都变成了浪漫主义的特质。正如法国作曲家柏辽兹描述的那样，灵感迸发与极端躁狂发作（包括躯体幻觉）无异。

浪漫主义者对理性的蔑视，为费夫博士所说的第二次变革（即弗洛伊德的精神分析疗法）扫清了道路。人们日益认识到，逻辑在人类事务中所起的作用是有限的，而弗洛伊德的理论既是这种认识的代表，同时也推动了这种认识。弗洛伊德几乎不相信自由理性是可靠的，但他自己的理性除外。他自己的理论基于他对患者的话所做的解释以及他从中得出的结论。他收集数据的方法与苏格拉底十分相似，并没有什么革新之处。弗洛伊德延续了启蒙运动运用（精神分析式）理性这一传统，来探索和描摹患者的精神迷宫，然后引导患者走出困境。弗洛伊德式精神分析疗法的革命性在于其内容而不是方法。弗洛伊德抛弃了康德假定的"实践理性"（即完全可靠的良知），代之以一个可能被童年经历扭曲的"超我"概念。根据弗洛伊德的理论，人的心智背后有 3 个巨人在争夺统治地位。其中一个叫"本我"，具有强烈的原始欲望；另一个叫"超我"，同样不讨人喜欢，像是警察和教堂学校老师的混合体；而剩下的"自我"则夹在本我和超我中间，试图在纯粹的自私和外部世界的要求之间找到一条中间道路。弗洛伊德就好比史学家荷马，只不过他呈现的史诗不是历史，而是科学。

尽管弗洛伊德提出了许多无法验证的理论，但他确实消除了人类对心智的最后一丝畏惧。他开始抹去精神疾病的污名。对之前的精神科医师而言，其观察和治疗的对象局限于那些被关在精神病院的人，而弗洛伊德将注意力转向了那些陷入困境的普通人，这些人仍可自由行走在城市街道上。只要有时间和金钱，任何遭受精神疾病之苦的人都可以接受精神分析，而不必等到躁狂发作时才引起精神分析师的注意。精神疾病的平民化为西方关于人类思想观念的第三次变革播下了种子，精神疾病的治疗理念也得以革新。

　　精神疾病治疗的第三次变革就是我们当今所处的时期，其特点是通过药物来改变大脑的化学过程。人的心智不是像笛卡儿认为的那样从松果体演变而来。"心智"这个术语指的是，大脑除了维持自身及控制身体运作之外所做的事情。思维、情感、记忆、感觉，这些都是大脑内的神经冲动不断跳跃的结果。这种活动依赖于神经细胞的状况，以及在相邻的神经细胞之间穿梭的神经递质的情况。如果很多神经细胞死亡或濒死，那么变得痴呆或迟钝是不可避免的事。而血清素太少则会使人陷入抑郁的深渊，改变人的性格、外表，以及人对世界和自己的信念——这甚至会改变一个人看待周围事物的方式。躁狂抑郁患者体内并没有什么恶魔，也不像人们通常认为的那样"生病"或"有病"。这些人的大脑中的化学成分在一些时间段可能与普通人不同，而在其他时间段又可能与普通人无异。从常态（不论怎么定义它）到精神错乱是一个连续体，而不是一系列泾渭分明的离散状态。没有人能在健康与患病之间划出明显的界限，因为这样的界限本身就不存在。在某些药物的影响下，任何人都可以变得躁狂——同理，任何人也可以变得抑郁——这再次表明躁狂抑郁症是个化学问题。躁狂抑郁患者不是来自外太空的异类，而是我们之中的一员。

　　西方关于心智概念的第三次变革不是由哲学家提出的，而是由现代科技带来的。它是实验室的产物，而不是理论研究的结果。它带给我们的一个启示是，人的心智并不像以前认为的那么与众不同。笛卡儿曾相信只有人类才能思考，而动物只不过是对刺激做出反应的肉身机器。但最近的研究表明，黑猩猩能解决问题、造句，甚至对驯兽员表示蔑视，这似乎表明黑猩猩能思考。人类的神经系统与其他物种相比并没有那么不同，否则神经科学家通过动物实验学到的很多东西对人类而言就没有价值了。

总而言之，西方关于人类心智的三次观念变革带来了一些让人受用的启示。第一次变革确立的一点是，理性向人类揭示了自然世界的奥秘，包括人类自己。要是没有这次变革，我们就无法想象此后的现代科学技术世界。第二次变革则告诉我们，不能把理性高估为人类行为的唯一原因，因为许多其他因素在任何特定时刻都可能凌驾于理性之上。否则，就不会有那么多人戒不了烟了。而目前正在进行的第三次变革已经表明，人类的心智活动以及心理健康，都是由神经细胞的状况和大脑具体的化学状态所决定的。因此，精神病患不是孤单的异类，而是可以通过适当的药物进行治疗的。以上的观点可能不够文雅，但是这三次变革确实改变了我们的文明，甚至改变了我们称之为家园的地球。

本书将带着我们在第三次变革的道路上再迈出一步，这一步需要我们重新审视文明本身。本书只是开了一个头，而现在正是时候去意识到：人类文明是多么受益于那些心智与众不同的人，即患有躁狂抑郁症的天才。

第 1 章

解读天才

天才是一种关系

一些人在生前或死后得到大众的证实，能创造出具有极高价值的艺术作品、科学作品或其他智力作品。拥有这样的创造能力的人往往被我们定义为天才。若要所做工作得到认可，必须具备某些条件。天才候选人必须能产出、发现、表现出或创造出具有极高价值的东西。如果作品过于前卫，那么人们可能就会忽视或嘲笑它；除非某件作品能保存下来留给后人欣赏，否则它可能永远得不到认可。

如果作者在世时能将其作品公之于众，且其作品在某种意义上与同时代的人的需求和精神相关，那么在这样的情况下作者最有机会受到认可。一旦作者离世，即使他们曾获得过高度赞赏，他们的遗作也可能无法出版，莱布尼茨[①]的例子就是如此。有些人至死依

---

① 德国自然科学家、数学家、哲学家。他被誉为 17 世纪的亚里士多德，和牛顿并称为微积分的创始人。（下文如无特别说明，均为译者注，不再单独说明。）

旧默默无名，而他们的作品通常也不会闻名于后世。

天才的头衔并非一成不变，而是会随着不同时期欣赏者数量和热情的变化而改变。18世纪的一位画家威廉·霍加斯认为，米开朗琪罗的某些作品近乎荒谬，但霍加斯之后的一些浪漫主义画家却非常崇拜这位雕塑家。一个人所获得的声誉能持续多久因人而异，这其实取决于他们各自所努力的领域。对于哲学家和数学家而言，他们可能会持续拥有天才的美誉数百年；而由于风格潮流的不断变化，演员们则会很快被人遗忘。此外，一个人是否能成为天才还取决于其推崇者的可信度。

因此，天才不是一种属性，而是天才头衔拥有者和社会之间的一种动态关系。它基本上表明了社会对天才的期许以及社会对天才的回应。总有一些天才暂时被埋没，但是这世上的天才终将会得到认可。一个天才往往是以这样的方式获得认可：他会最先得到同行们的认可，再由同行们将他们的判断传递给社会。

有时，一个人会因一时的名气被追捧为天才，可能与其成就没多大关系量毫无关系，反而是与其丰富多彩的生活、适时的曝光以及符合传统意义上天才形象的个性相关，这样社会便会忽略他不够天才这个事实。然而，一个人必须要有其他的原因才能赢得长久的天才头衔，我们关注的正是这样的天才人物。我们所定义的天才以非凡的技艺创造出了对社会有重要意义或有价值的作品。侥幸得到的意外之作并不能为作者赢得长久的尊重。此外，一个人若是把杰出的能力浪费在琐事上，那么他也无法得到认可。根据我们的定义，卓越的能力、价值重大的作品以及高度的社会认可才是成为天才的基本要素。

疯狂者与忧郁者：从古希腊时期到浪漫主义时期

人们对于天才的传统观点源于古希腊时期。亚里士多德将伟大的能力与抑郁症联系起来："所有在哲学、政治、诗歌和艺术方面的杰出人士显然都是抑郁患者。"在苏格拉底和柏拉图看来，天才诗人们都是疯狂的。苏格拉底曾说："只有在灵感迸发且失去理智时，诗人的创造力才得以显现。"柏拉图则认为："理智之人的诗歌永远都比不上疯子的创作。"

文艺复兴时期的哲学家马西里奥·费奇诺将亚里士多德的抑郁天才概念与柏拉图的灵感躁狂概念联系起来。他是将天才与现在所公认的躁狂抑郁症联系起来的第一人。

虽然18世纪的理性主义者推崇理智和聪明之人，但他们依旧认为绝顶聪明源于暂时性的精神错乱。诗人狄德罗说："这些沉默寡言的忧郁患者之所以拥有超凡的、如神般敏锐的洞察力，是因为他们的身体产生了暂时性的紊乱。人们也许会注意到这些紊乱是如何让他们的思想变得忽而崇高、忽而疯狂的。"

浪漫主义天才：典型的躁狂抑郁患者

小说家乔治·桑认为："天才和疯狂相差无几。"浪漫主义者热衷于天才，也喜爱疯狂。查尔斯·兰姆①在给朋友的信中写道："柯尔律治，在发疯之前，你连做梦都体会不到那些崇高且狂野的幻想。"其实兰姆无须向他显摆炫耀，因为柯尔律治本人就是个瘾君子。柯尔律治的许多浪漫主义同伴也常常通过使用酒精、药物，甚至用挨饿、干渴和疾病来压制理性。他们通过停止熟悉的思维模式来寻找灵感。艺术家们认为幻觉是最容易产生灵感的状态。

诗人拜伦曾说："人只有在喝醉时才会变得理性。最美好的人生不过是醉生梦死。"对诗人兰波来说，写诗和使用药物是他生命的一部分，大多数时候他活在错觉和幻想中。他觉得工厂看起来像清真寺，马车在空中飞驰而过。许多浪漫主义者都抱怨他们患有严重的抑郁症，所以他们会依赖药物和酒精来减轻他们的痛苦，并激发他们的创造力。

在浪漫主义者眼中，天才的概念包含了诸多躁狂抑郁的症状，这种想法似乎源于卢梭、拜伦和歌德等患有躁狂抑郁症的重要浪漫主义人物，以及其他许多患有这种疾病的浪漫主义者。根据浪漫主义者的观点，如果没有躁狂抑郁症带来的博大而强烈的情感，就没有天才的诞生。作家歌德曾感叹道："我无法总是怀有如此饱满强烈的情绪，没有这样的情绪，我便一无是处。"作家雨果曾说："诗人究竟是什么？诗人是拥有强烈感情的人，他们用慷慨激昂的语言

---

① 英国散文家。1796年，兰姆的姐姐因精神病发作，杀死母亲。由于姐姐的精神病经常周期性地发作，他便承担起了照顾姐姐的义务。兰姆本人也有一段短时间的精神错乱，可怕的精神错乱是他终身的阴影。

表达情感。"

李斯特[①]对作曲家、浪漫主义天才肖邦的描述或有些许夸张，但他确实例举出了浪漫主义者所期待的某些躁狂抑郁症状："肖邦拥有……强烈的激情，这是一种奔放的天性……每天早上，他都重复着开始一项艰巨的任务，那就是强压自己的愤怒、炙热的仇恨、无尽的爱恋、悸动的痛苦和狂热的兴奋。为了能撑下去，肖邦会陷入精神恍惚的状态——这样的疯狂状态是为了……让他在其中找到某种痛苦的幸福感。"作家卡莱尔坚称，天才会经历躁狂和抑郁两种极端体验："伟大的灵魂……在天堂和地狱之间徘徊。"

浪漫主义者延续了古老的传统，将严重的抑郁症与天才联系在一起。李斯特在给他的竞争对手瓦格纳的信中写道："阁下之伟大正是阁下之痛苦，两者密不可分。"浪漫主义者也会追寻躁狂的迹象，比如激动和亢奋。哲学家叔本华说过："天才的人生向我们展示，他们是如何像疯子一般经常处于持续不安的状态之中。"弗朗西斯·高尔顿在《遗传的天才》一书中将灵感与另外两种躁狂症状，即思维奔溢和一意孤行等同起来。他写道："如果天才意味着纷涌而至的灵感或思想……又或是为了实现任何特定的目标而产生的过度和强烈的欲望，那么这种状态便与精神病患者的幻听、癫狂或偏执的状态十分接近。"

尽管浪漫主义到1889年已经渐趋衰落，但它关于天才的观念

---

① 匈牙利著名作曲家、钢琴家、指挥家，浪漫主义前期最杰出的代表人物之一。

在当时仍占主导地位。因此，剧作家安东·契科夫认为，没有强烈的情感，以及没有失眠和高效这两种躁狂症状，就没有天才的诞生。他坦言：“我缺乏必要的激情，因此我缺乏文学天赋……我心中的火焰燃烧得平淡而沉闷，它从不爆发，也不咆哮，这就是为什么我从未在一晚上一口气写出五六十页。”

就古典主义时期人们对于疯狂的看法，浪漫主义者又增加了以下观点：天才为了获得非凡的能力付出了痛苦的代价。海涅曾说：“伟人的经历永远是一部殉道史。”小说家福楼拜坚称：“从来没有……一个伟人不曾被别人扔过土豆或用刀砍过。”这种观点是对历史的曲解。普遍看来，非凡的能力可以使人们从底层跻身于比其出身更优越的社会阶层和经济阶层，从而使他们的生活得到相应的改善。成功者所受的苦难与绝大多数穷人的痛苦相比简直微不足道。抑郁症引起的偏执和绝望导致许多浪漫主义者感受到了夸大的痛苦。

20 世纪的观点

很多人都认为，在杰出人士中，患有躁狂抑郁症的人数实在太多了。1931 年，恩斯特·克雷奇默出版了《天才心理学》一书。在书中，他不仅验证了许多天才患有躁狂抑郁症，也验证了天才人物家族中的躁狂抑郁因素。他认为躁狂抑郁患者在躁狂阶段极富创造力，而处于抑郁阶段时则缺乏创造力。他由此得出结论，虽然严重的躁狂抑郁症会带来很大伤害，但如果没有经历适度的躁狂，那么天才就不可以称之为天才。根据当时最新的有关躁狂抑郁症的生物化学研究，克雷奇默表示："天才的精神……并不是没由来的绝对的力量，而是严格受到血液中的化合物和内分泌腺的制约。"

1960 年，罗素·布莱恩爵士在《关于天才的一些反思》一书中表达的观点与克雷奇默稍有不同，他只谈到了躁狂抑郁症和天才是密切相关的。

近来对于躁狂抑郁症和创造力两者关系的讨论，并未探究各个天才之成就孰高孰低的问题。南希·安德里森研究了 15 位作家，证实了克雷奇默的结论，她发现严重的躁狂抑郁症会干扰或降低作品的质量。而轻度躁狂和抑郁状态可以在一定程度上促进创造力。她还将马丁·路德在历史上的巨大贡献部分归功于他的躁狂和抑郁，并得出结论："大量的艺术家、作家、政治家、哲学家和科学家都患有情绪障碍。"

在《情绪波动》一书中，费夫博士曾指出：轻度躁狂可以增强创造力。来自各个领域的众多知名人士都患有躁狂抑郁症。他与克雷奇默不谋而合，躁狂和抑郁分别就像是在创作时奔涌的创造力和枯竭的创造力，但他否认了创造力与躁狂抑郁症密不可分这一说法。

天才与躁狂抑郁症

克雷奇默、布莱恩、安德里森、费夫和其他一些就创造力和躁狂抑郁症有过讨论的人，研究了影响精神紊乱和天才之间关系的各种因素。但这个话题有待进一步说明，躁狂抑郁症是不是成为天才的基本要素？对于这一关键问题，目前仍未有定论。其他各个领域的研究都为我们提供了大量拥有创造力的躁狂抑郁患者的例子。但是这些信息能提供的价值是有限的：不同个体的经历，无法给出确凿的证据来证明大多数拥有创造力的天才是否存在躁狂抑郁患者。要确定那些在世且有创造力的天才患有这种疾病实属不易，因为人们对于"谁拥有创造力""谁是天才"之类的问题还没有达成共识。若要评价已逝人群中该疾病带来的影响，又会产生另一个问题：人们无法掌握与逝者相关的全部信息。

不过，若能给出正确的信息，通过推导就可以获得用统计方法无法得到的信息和结论。我们倾向于认为躁狂抑郁特质对天才来说几乎是不可或缺的。因为躁狂抑郁症的症状能为天才带来一定的好处。如果这世上存在没有躁狂抑郁的天才，那么这个人也是天才这个群体中的个例。

克雷奇默、布莱恩、安德里森、费夫等人都支持"躁狂抑郁症对天才有一定好处"这一说法。假设有两个人，他们都是音乐学院的毕业生，并立志成为作曲家。他们拥有相同的天赋，经过相同的后天训练，其中一个是躁狂抑郁患者，另一个不是。那么，努力创作、拥有更多想法、更具独创性、有点完美主义的那位毕业生，会创作出更好的作品。抑郁可以使一个人成为完美主义者，而躁狂则会带来其他的天赋。如果该毕业生对自己的才华也抱有极大的信心，拥有雄心壮志和魅力，并且不屈不挠地推销自己，那么他的作品就更有可能获得认可。躁狂会使人拥有上述这些特点。在其他创造性的领域中，我们不难找到许多类似的例子。因此，我们可以得出以下结论：在具有同等天赋并接受了同等训练的条件下，躁狂抑郁患者比普通人更有机会获得天才头衔。由此可见，与正常人相比，躁狂抑郁患者在天才人群中占大多数。

可想而知，这世上可能只有极个别人不依赖躁狂抑郁症，仅凭他们自身的非凡天赋赢得天才的称号。基于这个原因，我们相信躁狂抑郁症几乎是成为天才的根本因素，但不是绝对唯一因素。躁狂抑郁症既不能替代与生俱来的天赋，也不能替代后天刻苦的训练。病症甚至会干扰天赋和训练。并不是每一个受过训练、拥有天赋的躁狂抑郁患者都会成为天才。天赋的高低、训练的质量和躁狂抑郁的类型都决定了一个人是否能成为天才。

这种疾病可能是一种破坏性疾病，会使患者一事无成，甚至使其无法正常生活。浪漫主义诗人海涅曾问道："为什么诅咒笼罩着所有伟大的天才？"尽管不是所有人都认同这一诅咒，但浪漫主义者认为痛苦是天才的代价。这一观点确实有一定的道理。但是，这种痛苦事实上是由躁狂抑郁症引起的，而非天赋本身所有。

这种疾病对拥有创造力的人的生活和事业既有积极的影响，也有消极的影响。它能提升一个人的才能，同样也能破坏一个人的创造力。至于结果如何，这取决于疾病的严重程度和病程发展。疾病程度轻则看似与常人无异，重则需要住院治疗。躁狂抑郁症也会使人做出酗酒等行为，这往往会对他们的工作和生活产生破坏性影响。有些人甚至在还未完成创作时就选择结束自己的生命。然而，对于另外一些人来说，在他们生命的某个阶段，这种疾病却可以实实在在地带来无与伦比的成就。

古希腊神话中的普罗米修斯从天界偷走了火种送给人类。作为惩罚，宙斯用锁链将他禁锢于山上，让神鹰啄食他的肝脏。浪漫主义者把普罗米修斯当作饱受磨难的天才的象征。这个神话故事也象征着一个具有创造力的躁狂抑郁患者，以其充满痛苦和悲剧的生命为代价，造福于人类。

抑郁症与创造力的瓶颈

有创造力的人所遇到的"瓶颈"和拥有的"灵感"并不像有些人认为的那样，简单地等同于抑郁期和躁狂期。"瓶颈"和"灵感"其实是创造过程中表现出的抑郁现象和躁狂现象。

重度抑郁患者的智力活动会受到损害和抑制。他们的记忆力、解决问题能力、理解力以及思考能力，甚至组织完整句子的能力最终都会下降。在达到极端抑郁状态之前，抑郁患者仍然能正常工作，但在这种状态下所做的创造性工作的质量相对较差。抑郁患者常常昏昏欲睡、容易疲劳，需要更多休息和睡眠。患者也会渐渐失去工作的意愿，不愿意付出任何努力。

因工作能力受到抑郁症的影响，在达到最严重的状态之前，患者可能早已失去了工作的动力。患者也会丧失享受乐趣的能力，包括从工作中享受乐趣的能力。最终，没有任何东西能提起他的兴趣。他开始挑剔自己从事的工作，会认为它毫无价值并且放弃它，甚至会毁掉它。抑郁症往往会使人绝望，让人对任何正在进行中的工作抱有悲观的想法。抑郁患者也会觉得他的天赋是镜花水月，有可能会消失殆尽。

无论从事何种职业，抑郁症都会导致人的精力、动力和智力下降，从而丧失创造力。

躁狂与灵感

对于许多哲学家、科学家以及其他学术工作者来说，他们的智力活动在躁狂状态下都得到了普遍提升。其表现为，拥有超强的记忆力、广博的见识、独创性的思想、强大的理解力，以及构建和处理复杂思维的能力。所有这一切都快速展现在了人们面前。躁狂症赋予了作家和诗人更多的词汇量、灵活应用修辞的能力、丰富的想象力以及更好的口才。处于躁狂状态的艺术家会对外部世界更加敏感，并且他们会更注重自己作品中的视觉传达。创造性工作领域的躁狂患者不仅能从那些有助于工作的天赋中受益，也能从其他各种天赋中受益。躁狂也会带来超乎寻常的能量与活力，以及让人坚持下去的冲动与欲望。对于一个富有创造力的人来说，这是一种干劲，是一种创造欲。

非创造性工作领域的躁狂患者也会体验到更多的能量和干劲。他们拥有敏捷的思维、惊人的记忆力、丰富的词汇量、更强的感官知觉，还会出现思维奔逸。然而，由于缺乏如同有创造力的人那样的天赋、训练和动力，他们无法将这几个方面全都整合到一起，并专注于一项工作。而有创造性的人则可以将躁狂状态下的兴奋、能量、速度和思维奔逸运用到作品中，并将这种状态称为"灵感"。

发现创造力

一些研究表明，在艺术和科学领域取得卓越成就的人在孩童时期往往感到害羞、孤独，他们与周围的孩子截然不同。在许多情况下，如果孩子认为自己与众不同，那么这往往表明其拥有不同寻常的能力。害羞和冷漠可能都是抑郁症的表现。在某些情况下，态度傲慢、任性、强势等这些躁狂抑郁症的特征会导致社交困难，而且这个疾病足以让孩子自己感觉与别人有所不同。不管是什么原因，那些逃避游戏和玩伴的内向孩子，往往能在独自进行的活动中感到满足，他们由此养成的习惯和态度正是创造力所需的品质。

除非一个选择创造性工作的成年人的天赋很早就显现出来，否则他不得不在开始相关训练之前赌一把，赌自己在这一行拥有足够的天分，以便自己能有所成就。正如画家夏尔丹所说："天赋并不是瞬间展现出来的。"一个人是否愿意冒险赌一把，可能取决于他是否处于躁狂状态，因为当一个人处于躁狂状态时，他就会相信自己拥有未经验证的天赋。福楼拜就拥有这种天赋。他说："我对自己充满信心，我拥有跳跃的灵魂，我的整个人格有着某种冲动的元素。"

因躁狂而坚持

或许无伤大雅的自命不凡，或者任人非议依旧我行我素的信念，可以让一个人坚持不懈地工作并取得成就。大多数有创造力的人和知识先驱都经历过工作得不到赏识、不被理解或没有回报的时期，有时这些充满挫折的岁月甚至会伴随他们一生。他们在世人的批评和冷眼相待中依旧坚持，支撑他们的可能是他们的自负。诗人斯蒂芬·斯彭德曾说："显然，支撑着诗人的是他们对自身使命的信念，这是种神秘而强烈的力量。"其实，在其他领域也是如此。

无须外部刺激，躁狂本身就可以激励人从事创造性工作。创造性工作会激发人心中的快感和狂热，这种感觉虽不可靠，但会让人对工作成瘾。

因抑郁而专注

如果一个人把工作看作人生中最重要的事情，那么他就更有可能在艺术上创作出伟大的作品，或在科学上取得重大的进步。凡·高曾说："我的工作就是我的身体和灵魂，为此我不惜冒着失去生命和理智的危险。"然而，如果对工作不够热爱，就无法为了取得成就付出大量的时间和精力。抑郁使人害怕被拒绝、不善沟通以及需要独处。在独处时，人们会在创造性的工作中寻找乐趣来代替社交生活。像一些抑郁患者表现出的那样，只有当一个人对爱情和友情持谨慎态度，他才会将自己对爱情和友情的渴求转化为对创造性工作的渴求。作曲家瓦格纳这样说："我热烈地渴望着爱，在生活中却得不到满足，于是我将满腔热爱倾注到艺术之中。"

抑郁症带来的痛苦可以转化为一个人从事创造性活动的专注

力。当一个从事创造性活动的人，因为过于沮丧而无法将其情绪转换到躁狂状态时，保持注意力集中能分散其痛苦的感觉。因此，若抑郁症没有严重到使人丧失正常工作能力的程度，那么患者往往就会选择继续工作。即使他不喜欢这份工作，且认为工作成果毫无价值，但只要能减轻他的痛苦，他就会继续。他可能会害怕闲下来，同时渐渐对工作产生情感依赖，因为工作会使他一直保持忙碌。作曲家柴可夫斯基说过："没有工作的生活对我来说毫无意义。"他认为，音乐是真正的朋友、避难所和慰藉。为了音乐活着，生活才有意义。绝望可能才是创造性活动的源泉。

抑郁症也会使创作者远离各种干扰工作的活动。画家瓦萨里认为："学习艺术之人应当逃离人群。"大多数从事创造性工作的人都需要独处和合作。而这里的合作指的是诸如表演艺术和科学研究方面的合作性活动，并非社交性活动。热衷于交际的、从事创造性工作的人也会面临一个风险，那就是他可能会花费过多时间、精力与朋友在一起，从而忽视了自己的工作。对于躁狂抑郁患者来说，他们在抑郁时期默默无闻地努力工作，在躁狂时期获得成功却失去了继续创造的动力，是很正常的一件事。躁狂会激发他们参与社交活动，因此他们会花费很多精力在娱乐活动上。当他们功成名就、家中高朋满座时，他们的工作效率往往会降低。

追求卓越的动力

诗人亚历山大·蒲柏说过："自信是伟大事业的第一要素。"——

乐观或许是第二要素。躁狂患者既拥有自信也是乐观主义者，他们可以做到对困难视而不见。如果他们意识到了困难，就会将其视为挑战。画家夏尔丹曾说："从艺之人若不能感受艺术之难处，那么他将一事无成。"躁狂患者会思考并执行复杂而困难的项目，而理智之人压根不会考虑接手这样的项目。通常情况下，理智之人所做的选择是正确的。但躁狂患者偶尔完成的这看似不可能的任务，却使人类向前迈进了一大步。躁狂使人任性、叛逆、大胆，当将这些特点用于创造性活动时，可能会推动人类文明的发展。天才经常挑战权威和传统，进而开辟出一条新的道路，让更多明智之人竞相追随。

争强好胜通常是躁狂患者性格的一部分。尽管创造很困难，但竞争可以激励有创造力的人去承担更重要的工作。数学家莫里斯·克莱因在谈及自己的职业时肯定了竞争在创造中的作用："我认为在研究中，你会想要满足你的自负。你想要的是比其他人抢先一步……数学家们对于创造先后顺序的分歧和争论数不胜数。"

只要自负没有破坏躁狂患者的辩证思维，它就不仅会驱使躁狂患者超越别人，还会使其试图超越过去的自己。爱德华·吉本认为："我是有史以来最伟大的历史学家。"这样的想法也让他要求自己一直保持最佳的状态。像他那样自负的人是不会自我懈怠，任由别人超越自己的。

抑郁症也会影响一个人对卓越的追求。若抑郁症没有严重到对智力产生影响的程度，它反而有助于创造性工作。它可以提供辩证的判断力，它还可以使人更加冷静、耐心、严谨，进而有助于推敲琢磨。这是大多数创造性工作所必不可少的。

小说家辛格表示："写作必将经历痛苦。痛苦大概就是人生。"抑郁可以使艺术家的作品富有情感，也可以为他提供与人类经历相关的灵感。抑郁也可能迫使艺术家通过艺术的形式，去尝试超越人类的邪恶以及人类对死亡的恐惧。

哲学家提出的许多问题都受到过抑郁患者的启发，他们需要寻找自己痛苦的原因。抑郁症让人们对生命、死亡、善恶、人性以及宇宙的性质提出终极问题。躁狂抑郁患者多变的情绪、感知和观点可能会引导他思考哲学问题，这样他就可以确定什么是事实。他渴望找到一种稳定且可靠的方式来解释事实，于是他就这样走进了科学领域。

来自经验的证据

下一章将介绍有关躁狂抑郁症的最明显的事实。本书通过观察天才们的生活来证实躁狂抑郁症对他们生活的影响。本书的主人公们从自己的角度表达了对各种事件的看法，此外，其他了解他们的名人也补充了较为客观的观点。

我们选择了若干在生前或死后被人们视为天才的人作为研究对象。他们来自不同的民族，拥有不同的出身、文化背景和经济背景，处于不同的时期，从事不同的领域，并且他们的躁狂抑郁经历也各不相同。为了简单起见，我们的讨论只使用男性代词"他"。女性之所以没有被纳入作为我们的研究对象，是因为与男性相比，关于有创造力的女性的传记并不多，且不易获取。

增强创造力

对于有创造力的人来说，生活中遇到的各种问题往往会降低他们的工作效率和质量。关于欧洲自文艺复兴时期以来的艺术家的传记材料显示，他们的生活充满了苦难和不幸，这在很大程度上是由他们精神上的疾病引起的。没有任何证据表明艺术家与其他有创造力的人在这方面有什么不同。本书的最后一章"增强创造力"讨论的是限制有创造力的人发挥潜能的各种心理问题。

第 2 章

躁狂抑郁症

据记载，最早提到精神紊乱的是古希腊人。在公元前 5 世纪，希波克拉底就意识到躁狂和抑郁都是医学问题，他也认识到它们都属于慢性病，但他并不知道躁狂和抑郁其实是同一种疾病的不同阶段。公元前 2 世纪，另一位与希波克拉底齐名的古希腊医生阿里图斯认识到，躁狂和抑郁可以在同一个人身上交替出现。他描述了如下几种与人类不同情绪相伴的性格类型：自我牺牲、满心虔诚、有负罪感的抑郁患者；任性喧闹、狂热轻率、鲁莽躁狂的享乐主义患者。在阿里图斯之后，躁狂抑郁的概念从医学文献中一度消失，直到 19 世纪，法国精神病学家报告了环性心境障碍（cyclical disorder of mood）的存在。德国精神病学家埃米尔·克雷佩林正式描述了这种疾病并将其命名为"躁郁性精神病"（manic-depressive insanity）。在 1889 年出版的《精神病学》一书中，克雷佩林几近全面地描述了躁狂抑郁患者的情绪、行为习惯和思维模式。克雷佩林之后出现了许多关于躁狂抑郁症的资料，这些资料是过去 30 年间社会学、生物化学和药理学的研究成果。

美国精神医学学会制定的《精神障碍诊断与统计手册》对躁狂发作阶段的症状描述如下："在一个特定的时期，患者往往会出现情绪高涨、过于开朗、易怒等特征，同时伴有躁狂综合征的相关症状。躁狂综合征的相关症状包括亢奋、高谈阔论、思维奔逸、自命不凡、睡眠减少、注意力不集中，以及因精力旺盛而去参与过多会引起痛苦后果的、不被大众认可的活动。"与之相反，抑郁发作阶段是"在一个特定的时期，其基本特征要么是易烦躁，通常抑郁居多，要么对几乎所有日常活动和消遣活动失去兴趣。这样的情绪紊乱非常明显，且相对持续时间较长，同时伴有抑郁综合征的相关症状。抑郁综合征的相关症状包括食欲减退、体重变化、入睡困难、躁动不安或反应迟缓、身体疲乏、无价值感或自责，难以集中注意力或难以思考，以及有死亡、自杀或企图自杀的倾向"。

轻度或中度的躁狂抑郁症可能会在不知不觉中逐渐恢复正常。因此，非专业人士通常无法识别这种疾病。但是，当疾病已经严重到需要引起医生关注的程度时，它经常会被误诊为精神分裂症。因为医学教材里写着幻觉、妄想都是精神分裂症的诊断症状。因此，许多躁狂抑郁患者错过了使用抗抑郁药来缓解病症的机会。

社会文化和当代价值观强烈地影响着人们判断行为和评价行为的方式，这两者经常会在我们鉴别躁狂抑郁症时成为干扰因素。因此，在某个时代被视为离经叛道的行为，在另一个时代不仅有可能被容忍，甚至能得到赞扬。在当代西方社会，幻觉被认为是疾病的反映，但一些原始社会却十分重视拥有幻觉的能力。此外，社会角色也对我们理解某种行为存在影响。以拿破仑为例，躁狂的行为可以驱使一个人开启伟大的军事生涯，但躁狂引起的自我膨胀以及对他人行为的漠视，则可能会阻止一个人成为医生、教师或律师。

精神病学方面的书籍未曾对躁狂抑郁症的各种症状做出合乎逻辑的描述，因为每个躁狂抑郁患者都有独特的个性和病史。然而，所有躁狂抑郁患者的生活和个性都存在相似之处，也有特定的模式可循。躁狂抑郁症的情绪表现涉及人类的各种体验。愤怒、焦虑、恐惧、悲伤、喜悦、兴奋、嫉妒、性欲、野心、气馁、无聊、灵感……这些只是躁狂抑郁患者可能持续经历着的一部分强烈感受。同样地，躁狂抑郁症的行为涉及人类所有正常的行为。在极端情况下，这种疾病的患者会表现出极不正常的病态行为，包括自残、随意使用暴力、自杀等。躁狂抑郁患者会进入妄想的状态，表达不正常的想法和信念。在躁狂状态下和抑郁状态下都有可能出现幻觉。

躁狂抑郁患者通常有正常的个性，哪怕在最坏的情况下，他们也只是有些行为古怪而已。大多数躁狂抑郁患者都存在表现正常的时期，而当处于非正常时期时，有些人会约束自己，尽量避免与外界接触。许多患者尤其是那些症状较轻的患者，并没有意识到他们的情绪存在问题。绝大多数躁狂抑郁患者不会变得行为怪异，而他们也不会经历太多的痛苦或者给周围的人造成过多困扰。因此，他们没达到需要住院接受治疗的地步。躁狂抑郁患者在得知诊断结果时大都会感到惊讶，而当医生向他们推荐锂盐疗法时，表示愤怒的人也不在少数。

躁狂和抑郁有时会在几天或几周内逐渐发作，有时会突然爆发。病情程度的变化因人而异，无论病情好转还是病情加剧，有时可能出现病程减缓，有时可能出现病程加剧。患者的情绪会在狂躁和抑郁之间循环交替，有时每24小时或48小时为一个周期，但如此规律性的变化十分罕见。有些人的情绪随季节变化而变化，比如托尔斯泰；而有些人的情绪变化一年一循环。女性患者可能会在经期出现抑郁和躁狂症状。躁狂和抑郁的持续时间为几小时、几天或几周，甚至长达14年。

抑郁过后不一定会紧接着进入躁狂，躁狂之后也不一定会陷入抑郁。在抑郁期和躁狂期中间，患者也有可能会回到正常状态。但正如躁狂和抑郁一样，我们无法预测正常状态能维持多久。躁狂和抑郁通常交替发作。抑郁阶段可能持续时间长且剧烈，而躁狂阶段可能持续时间短暂且不明显；或者有时也可能出现正好相反的情况，但这样的情况极为罕见。在这两种极端之间，任何可以想象到的变化都有可能发生。躁狂抑郁症常见的模式是：先度过一段正常的时期，然后是轻度或重度的抑郁期，而后转变为全面的躁狂，接着又出现抑郁，随后回归正常。或者，有可能一种状态连续出现多次，而另一种状态会在某个时期突然出现并打破原有的状态。在抑郁发作期间，可能会突然出现一段时期的躁狂。有些看似痊愈的患者可能依旧受到以下症状的困扰：判断力下降、失眠、易怒以及难以集中注意力。有些患者在两次发作期间感觉并未有所缓解，但他们的症状并不明显。有些躁狂和抑郁的发作似乎是由某些事件引发的，但在绝大多数情况下，躁狂和抑郁的发作都是"突然"的，并无明显诱因。如果患者在抑郁之后出现躁狂状态，那么人们常常就会误以为患者痊愈了，因为这时抑郁的所有症状都消失了：患者不再忧郁，焕发出了活力，其焦虑和悲观也变成了快乐和乐观。曾经无精打采的他现在活力四射，准备挑战这个世界。

程度不太严重的躁狂症被称为轻躁狂。"环性心境障碍"这一术语指的是那些情绪波动强度还未达到躁狂抑郁症诊断标准的患者。轻躁狂的症状表现不明显，很难将它们与正常的快乐和兴奋区分开来。轻度抑郁同样具有误导性，因为传染病和内分泌失调等疾病也可以引发轻度抑郁。众多躁狂抑郁患者认为自己的抑郁是某种疾病或性格缺陷，而他们的躁狂则是其状态良好、健康最佳的时期，柴可夫斯基也是这种想法的持有者之一。

目前，还没有可靠的方法来预测谁会患上躁狂抑郁症。评判躁狂抑郁症高风险的唯一指标就是：如果某人的血亲中有人存在情绪波动问题或者已被确诊为躁狂抑郁症，那么此人患躁狂抑郁症的概率是正常人的 15 倍。遗传的方式很复杂，没有特定的公式可以预测拥有躁狂抑郁症病史的家庭中的哪个成员会受到影响。拥有家族病史的家庭成员也不见得都受其影响，但这种疾病也有可能出现隔代遗传。

阿隆佐·格雷夫斯是一个躁狂抑郁患者，他曾记录自己的生活以及躁狂抑郁发作的各个时期。他家族中的每个人或多或少都受到了这种病症的影响，这样的案例并不罕见。据格雷夫斯描述，他的父亲是典型的社会功能未受损的躁狂抑郁患者，他从不去看医生，也从未被诊断出有病："他像打了鸡血似的。""休息、放松和沉思似乎都与他的性情格格不入。""当他开始从事一项新工作时，他会预先设想各种理想的结果，但过不了几个月，他就会失去兴趣，并且他还会为是否有必要摆脱该项工作而苦恼。"格雷夫斯细数了他父亲参与过的 15 种不同的生意，其中包括饲养设得兰矮种马、采矿、修理自行车。在众多生意中，仅有一种实现了收支平衡。别人评价格雷夫斯的父亲"看人不太准"。"他对每个青睐他的女人都言听计从。"他经历过很多次短暂的抑郁期，也可以说是"一阵又一阵地气馁"。然而，他很少花费心思和金钱来揪饬自己的外表，这点倒不像是躁狂抑郁患者。

　　格雷夫斯的母亲曾多次处于歇斯底里的状态。大儿子去世后，她大部分时间都躺在床上，假想自己患有心脏病。格雷夫斯的姐姐嫁给了一个有"精神失常"症状的男人，而她是一个极有语言天赋的音乐家。她曾试图自杀，在她生下第一个孩子后不得不入院治疗。姐姐具有躁狂型人格："（她）精力特别充沛、善于社交、精通专业，此外还特别任性、独立。她很健谈，而且总喜欢支配她的弟弟妹妹。"格雷夫斯的妹妹生完第一个孩子后，曾多次住院治疗，她产生了幻觉，以为自己收到了"来自另一个世界的神秘信息"。

　　与普通家庭相比，躁狂抑郁患者的家庭成员更有可能自杀、酗酒、吸毒或者嗜赌。这些行为通常只是潜在的躁狂抑郁症最明显的症状表现。通常，沉迷于酗酒和赌博的人，与他们那些患有躁狂抑郁症的亲属的症状表现相似，在某些情况下，他们的情绪变化会随着酗酒时狂欢的节奏或赌博时的输赢得失而波动。有些患者会用酒精来缓解长期性的抑郁，而有些患者则会在躁狂发作时把酒精当作镇静剂来使用，或者他们会在躁狂发作期间通过喝酒来释放情绪、延长快感，又或者只是喝酒庆祝。在 19 世纪，酒精是治疗情绪波动的唯一药物，而在现在，许多有助于改善情绪的药物已经问世。酗酒、赌博以及其他不可预测的行为往往会导致严重的婚姻问题和家庭混乱。另外，躁狂抑郁症本身就是引起婚姻和家庭冲突的一个重要因素。

针对躁狂抑郁症的两个阶段，人们现在已经成功使用了锂剂和抗抑郁药进行治疗，这也为研究抑郁发作和躁狂发作的生物化学机制的人指明了方向。现有研究表明，中枢神经系统中的化学控制系统似乎与情绪的调节有关。起初，人们认为儿茶酚胺的代谢紊乱是导致躁狂和抑郁的关键因素，但现在人们怀疑前列腺素、环核苷酸和钙元素也起着关键作用。

轻躁狂

轻躁狂和躁狂之间的本质区别在于程度上的差异。这两种状态有许多相同的症状，但当患者处于躁狂状态时，症状更强烈，他会失去理智，通常会出现妄想或幻觉等精神病性症状。当一个人的性格中含有轻躁狂的因素时，此人会表现出轻躁狂的脾气或性情，而不会有明显的阶段性发作。

　　轻躁狂通常对社交和收入有一定的益处。一些轻躁狂患者由于不愿休息而长时间从事艰苦、高强度的工作，他们也因此获得了"勤奋"的赞誉。由于他们的思考速度和反应速度很快，他们显得非常聪明，并且他们的工作效率令人惊叹。挫折和失望都不会拖慢他们的脚步。他们拥有良好的精神风貌，和善友好，并且对他人表现出浓厚的兴趣，这些都会使他们在人群中广受欢迎。

　　得益于轻躁狂症状的作用，作为商人和艺术家的患者对于细枝末节有着清晰的记忆。但当躁狂加剧时，患者就会变得心不在焉，无法集中注意力，好记性也随之消失。轻躁狂患者有时自我放纵，有时兴高采烈，有时愉快或易怒，他们既不会过于健谈也不会沉默寡言，其活动频率也是适度的，他们偶尔也会因为话多而泄露机密。他们的身体状况总体不错，他人能从他们身上感受到幸福的气息。与重度躁狂患者不同，轻躁狂患者仍处于理性的状态。

　　轻躁狂可以促使患者对一切事物产生浓厚的兴趣。一些轻躁狂患者反应迅速，因此他们可以发现别人注意不到的各种想法之间的联系。这对诗人、喜剧演员、企业家、科学家以及其他需要具备创造力或敏锐判断能力的工作者来说，具有特殊的价值。轻躁狂患者有讲笑话的天赋，说话风趣。他们总是心情愉悦、满怀希望，对艰巨的任务毫不畏惧。

　　但是并非一切事物都是尽善尽美的。轻躁狂患者也会被冲动所驱使，此时他们会坚持使自己的需求或欲望立即得到满足，并且他们拥有钢铁般的意志。轻躁狂使他们的自制力稍差，让他们容易屈服于本能的冲动。于是他们不再礼貌懂事、循规蹈矩，而是开始变得敷衍了事，工作时仓促匆忙，不在乎工作的结果。他们只做自己喜欢做的事情，会忽略无聊或无趣的工作。在不自知的情况下，他们的想法会从一个极端跳到另一个极端，因为他们经常忘记原来的想法。他们会给人留下反复无常、不可信赖的印象：通常，他们的活动没有太多连续性。由于缺乏足够的耐心或者出现了更有吸引力的事情，他们可能会放下手头的事情去做另一件事、丢下眼前的人转身去找另一个人，他们甚至可能会完全放弃他们正在做的事情。部分轻躁狂患者渴望变化，并热衷于改变。他们是许多新运动的先锋人物——总是最先加入，也最早离开。他们总是不安于现状且容易感到厌倦，这就会促使他们追求新鲜事物，比如频繁地更换工作、性伴侣或住所。不断的变化也可能会导致他们的成就无法得到应有的认可。有时他们会因为同时承担过多的事情而失败，但他们很少从失败中吸取教训。

有些轻躁狂患者无法持续保持坐着的状态，喜欢来回不停地踱步。这样的行为对于某些商人和专业人士来说并不显得突兀，也不会引来旁人异样的眼光，但是这样的行为对于那些需要长时间专注力的职业来说是不利的。有些轻躁狂患者拥有足够的自制力来克服他们的冲动和想法，尽管同时受到内心因素与外部因素的干扰，但是他们依旧能有条不紊地完成工作。相比之下，偏执型轻躁狂患者却截然不同，他们经常卷入一连串的诉讼之中。他们讨厌被别人训斥、纠正或下达命令，甚至可能会以愤怒反击。他们无视规则，会蔑视那些有权威或权力高于他们的人。

若一个人的快乐情绪富有感染力，那么此人可能会被诊断为轻狂躁。尽管如此，这个人往往会一直生活在快乐之中，至少他会比偶尔享受快乐的人生活得更幸福。但是，轻躁狂患者并不总是愉快的，有时也会变得非常易怒。但凡对他们的自尊有一点轻视，或让他们遭受一点挫折，都会突然破坏他们的好心情，让他们变得难以相处。当他们心情好时，他们并不在乎旁人的意见以及他们给旁人留下的印象。轻躁狂患者对陌生人和上司经常表现出不同寻常的亲密态度，这让他们看起来很好相处。他们既喜欢向别人吐露心声，也喜欢聆听别人内心的想法。轻躁狂患者渴望赢得大量赞赏，他们对别人以及整个世界的兴趣往往局限于，他能在多大程度上控制别人并从中获利；他们的利他主义其实只是自我炫耀的幌子而已。轻躁狂患者擅长操控并利用他人的自尊，他们拥有一种神奇的本领来感知人类的脆弱以及人与人之间的冲突。他们的傲慢和自以为是促使他们干预他人的事务甚至支配他人。他们永远无法洞悉自身的问题：一个如此自命不凡的人怎么可能会有问题呢？尽管他们可能自认为完美无缺，但他们中有些人却冷酷无情，撒谎成性。许多高管和成功的政客都患有轻躁狂症。他们的干劲、想象力、魅力以及其他轻躁狂所拥有的优点，是众所周知的，但他们的问题却被掩盖了起来。

如果不经历轻躁狂期，那么有些人根本就交不到朋友。轻躁狂患者通常会变得非常善于交际，坚持与他人为伴。约翰·康斯坦斯是一名躁狂抑郁患者，他描述了自己的这种感受，以及他是如何让自己显得既理性又令人钦佩的。许多轻躁狂患者都会这样做。

一种交流感促使我接触所有自己遇到的人。这种感觉不仅是在想法或想象中存在，更对我的行为产生了实际的影响。因此，当我陷入躁狂状态时，我并不反对与各种阶层、各种背景的人聚集在一起——这在公立精神病院里也是不可避免的。这时，阶级障碍不复存在，或者说没有任何意义了。有时我确实会对我的某个病友生气，但我发现这种争吵能立刻得到和解。我拥有一颗仁爱之心，我的内心不断牢记"要爱你的敌人"这句话。

叛逆、分心以及缺乏自律等症状可能会让患有轻躁狂的孩子惹出麻烦。这些孩子通常无法无天，在学校带头惹事。他们成年后可能会继续扮演"带头者"这种角色。逃学、被迫转学、肄业、考试不及格都是轻躁狂患儿的特点。即使是最有天赋的孩子，最终也只能断断续续地学习知识。尽管他们拥有敏锐的洞察力，但他们的学习进程总会受干扰，他们的逻辑也不够严谨。而那些天赋不高的孩子，则对世界的了解相当浅薄。他们做出判断的速度太快了，没有足够的耐心等待自己努力之后的成果。此外，他们还会冲动地摧毁自己的成果或他人费尽心思建立起来的成果。

将两种不同表现的轻躁狂患者进行比较，我们很难相信他们患的是同一种疾病。一个亵渎神灵，而另一个则超凡脱俗；一个因为淫乱而臭名昭著，而另一个人则倡导妓女清除运动；一个机智诙谐，而另一个则酷爱争吵；一个会去旅行，而另一个则沉迷于购物；一个魅力十足，而另一个却妒火中烧。

躁狂

如果你在半夜接到一个长途电话，对方并无要事，而且他能兴高采烈地讲述索然无味的事情，那么你有理由怀疑对方可能是一名躁狂患者。失眠、兴奋、喜爱社交，再加上一时的冲动促使他拨打了这通电话。躁狂患者有强烈的沟通需求，特别是通过说话来沟通，即使是自己独处或声音沙哑发不出声时，他也要说话。他会时不时地打断别人，若他人继续讲话，他就会生气。一旦脑海中闪现出什么想法他就会说出来，而且他无法控制自己的思想，这可能会造成尴尬的局面。躁狂患者不仅能言善辩，且风格夸张，其措辞华而不实、晦涩难懂，主要是为了卖弄炫耀、引人注目。他会大量使用外来语、隐喻，在说话时辞藻泛滥——名词、形容词、同义词不计其数，最后还会追加一连串夸张的惊叹号！！！他说话声音大、语速快。与情绪低落时相比，处于躁狂状态的音乐家往往喜欢声音更强、节奏更快的演奏。躁狂还会导致患者写出更多的信件、日记和文章。

一些躁狂患者的性欲会增强，这点在他们的各种行为中都有体现。其中有的患者只是性欲被激发，而有些患者尤其是女性，则认为自己已经坠入爱河或者被别人倾慕。她们所爱之人或她们认为倾慕自己的人，既有可能是普通朋友或者素不相识的人，也有可能是敌人或者大名鼎鼎之人。有些患者会有乱伦的冲动，甚至曾经有过乱伦之举；而有些患者只不过是想入非非，讲些污言秽语罢了。躁狂患者的性行为的频率会增加，有可能达到滥交的程度。在症状较轻的情况下，躁狂患者可能会相信自己被别人倾慕或坠入爱河，而当他们进入抑郁期时便会停止这种想法。旁观者不太可能分辨得出他们的哪些念头是因妄想而产生的。

躁狂症中最先出现同时也是最后消失的一个症状就是思维奔逸，随后，症状会变得越来越严重，直至患者精神完全崩溃。躁狂患者很难集中注意力，无法专注于一件事情。太多外界刺激不断轰炸着他，他无法将它们拒之门外。而他自己混乱的思绪也侵占了他的大脑，需要他的关注。与躁狂患者交谈时，他经常会从一个话题跳到另一个话题，毫无逻辑可言，而他也无法沿着一条思路继续说下去。通常情况下，他无法讲述复杂的事情，除非与他交谈的人打断他无关的话题，通过询问的方式将他拉回原来的话题。躁狂患者说话比较"唠叨"，因为他会不断围绕着一个点重复，而不是有逻辑地从一个点展开论述。

躁狂发作时，患者的身体活动和精神活动都会增加，他们开始变得躁动不安，想要不停走动或工作。就好比你想让一个多动的孩子停下来非常困难那样，你也不太可能让他保持静止状态。躁狂患者缺乏耐心，且无法忍受限制与控制。尽管精神紊乱会导致工作效率低下，但他依旧想要工作。他可以比平时工作更长时间却不感到疲劳，也不怎么能意识到其他的身体不适，比如热、冷、饥饿、口渴或疼痛。

躁狂患者睡得很少，但与普通人相比，不会那么快受到失眠的影响。上文提到的躁狂抑郁患者康斯坦斯就很享受他的失眠。"有好几个星期，我每晚睡眠时间不过两三个小时。然而，我处于精神亢奋的状态，这使别人完全看不出我身上有任何疲倦。我当时沉溺于这种持续存在的不正常的精神状态和身体状态，这种状态在我的记忆中留下了非常好的印象。"如果让他体验一下某个躁狂患者所经历的痛苦，那么他可能就不会这么想了。那个患者连续一周没有睡觉，入院后的头两晚依旧失眠。安眠药可能对躁狂性失眠不起作用，安眠药能否起效主要还是取决于躁狂症的严重程度。

情绪紊乱初期，躁狂患者可能喜欢吃东西，体重也因此增长。当他的身体代谢加快时，体重不再上升；当身体代谢量超过身体摄入量时，体重便开始下降。那时，他可能会有些厌食，有时甚至会不记得吃饭。

躁狂症最显著的特点就是情绪变化非常快。躁狂患者可能会在眨眼间突然泪流满面或勃然大怒。从愉悦状态到易怒状态是躁狂症最常见的情绪转变。反对躁狂患者的愿望或观点，强迫他做他不想做的事情，甚至是委婉的批评都会破坏他的好心情、让他怒火中烧。处于易怒状态的躁狂患者会有不满足、不宽容、爱挑剔、容易暴跳如雷等表现，他会破坏东西、殴打妻儿。不管事后有多么后悔，躁狂患者在愤怒状态下还是会失去控制，他根本无法抑制他的敌意和怒火，而处于暴怒状态的患者可能会威胁要杀人甚至真正杀人。

妄想型躁狂以及躁狂性精神病

妄想型躁狂患者通常表现出某种程度的自大，其程度范围从轻度躁狂状态下的过于自信，到严重躁狂状态下的妄想。在妄想产生时，患者会把自己当作某个名人或宗教人物。躁狂患者会排斥别人，或者鼓动别人崇拜自己，并接受自己的支配，就像塞缪尔·约翰逊①对待詹姆斯·博斯韦尔②那样。躁狂患者相信自己是被命运选中的天之骄子，注定要完成一些历史性的或者超凡的使命。躁狂患者往往高估自己的重要性、能力与优点，这对他自己和别人都会造成灾难性的影响。那些人居然天真地相信他、愚蠢地依赖他。喜欢夸大其词的人能成为优秀的推销员、骗子和煽动家。躁狂患者的夸大妄想甚至带有一些迷信的色彩：他认为自己可以驱赶魔鬼，或者认为自己肩负让全世界摆脱毒瘾的神圣使命。他坚信教皇会来拜访自己，或者自己将成为上帝。躁狂患者的偏执妄想常常带有夸大的色彩：他坚信自己的短波无线电正受到敌对国家的监听，或者有不明飞行物正监视着他的房子。

---

① 英国作家、文学评论家和诗人。经过9年的奋斗，他编成了《英语大辞典》，即《约翰逊字典》，从此扬名。

② 英国文学大师、传记作家、现代传记文学的开创者。1763年结识塞缪尔·约翰逊，立志为约翰逊作传，著有《约翰逊传》。

伴随着夸大的症状，一些躁狂患者还会产生"牵连观念"[①]。躁狂患者会认为许多人对他们感兴趣，认为他们与许多无关的事件有联系，认为别人是在对他们评头品足，但事实却与他们无关，他们甚至还认为素未相识的作家将他们写进了书中。克利福德·比尔斯[②]为自己的牵连观念披上了宗教色彩："如今，我会把最微不足道的事情都解读成上帝传达给我的信息。"

当躁狂患者出现幻觉（幻视或幻听）、严重的意识紊乱并且对现实只有模糊的认知时，这样的状态被称为重度躁狂或躁狂性精神病。在此状态下，他为多种躁狂的情绪状态所支配，有时欣喜若狂，有时性欲高涨，有时焦虑不安，有时勃然大怒，有时甚至万念俱灰。若不去刺激他，他就会短暂地安静下来，之后，若受到言语刺激，他就又会惊声尖叫。思维奔逸使他的想法和冲动如同一场飓风般席卷而来。这时，重度躁狂患者可能会祈祷，嘴里嘀咕着毫无意义的内容，或因为紧张而身体发软。若患者在轻躁狂时期过度活跃，那么他在重度躁狂时期可能就会变得具有毁灭性。重度躁狂患者可能会扰乱演出、在大街上唱歌或尖叫，或者向人行军礼。他们经常制造麻烦，不讲道理、不服权威，容易对别人暴力相向。躁狂患者偶尔也会对自己施暴。他们会因为判断失误、对痛感不敏感而在不经

---

① 牵连观念（ideas of reference）指将无关的外界现象解释为与本人有关，而且往往是恶意的，可成为妄想的先兆。

② 24 岁时，比尔斯因精神失常从 4 楼跳下，被送往精神病院治疗。在 3 年住院期间，他经历了种种非人的待遇。病愈后，他将自己在病中的所见所闻写成了一本自传，即《一颗找回自我的心》，这标志着近代心理健康运动的开始。

意间伤害到自己。他们可能会中暑昏倒、晒伤或冻伤，也可能会为了微不足道的小事而去冒生命危险。在战争时期，这些行为会被误认为是勇敢的表现。

抑郁

抑郁症是指一系列突然出现或者因为压力而出现的症状和行为，它通常由重大损失引起。当抑郁的症状长期地影响一个人的人格时，这个人便拥有了抑郁型人格。尽管并非所有正常人都能幸免，但拥有抑郁型人格的人比正常人更容易患上重度抑郁症。

抑郁型人格是躁狂型人格的对立面。抑郁型人格者更倾向于安静、内敛，不喜欢被过分关注。他们无法充分享受生活，总是以消极的眼光看待事件和人。他们总是悲观消极、容易哭泣、缺乏自信、勤勤恳恳、吃苦耐劳，他们还会感到害羞、胆怯、焦虑。他们宁愿选择逃避也不愿意参与某项活动。

轻度抑郁

像躁狂症一样，抑郁症的严重程度的范围也较广，从轻微至重度。处于轻度抑郁状态的患者会被误认为是疲劳、懒惰或者身体疾病发作；处于精神紊乱状态的抑郁患者状况较为严重，他们会陷入极度痛苦或者产生紧张性麻木。当处于抑郁初期时，患者可能感觉不到任何悲伤的情绪。通常，在刚进入抑郁状态时，患者能注意到的自己的第一个变化就是难以抉择。他们不愿做任何不熟悉的或令人感到疲惫的事情。他们既不想拜访朋友也不想招待朋友，宁愿天天晚上待在家里也不愿出去。他们发现自己的工作很无聊，并且与同事共事也令他们感到厌烦。尽管他们意识到幸福正与他们擦肩而过、他们的生活过于单调，但似乎没有其他更好的解决办法。他们曾经关心的人似乎也变得不那么重要。由于他们变得越来越冷漠，与他们进行有意义的沟通也变得越来越困难。过去的日子似乎要好得多，现在的日子则令人厌倦，而未来似乎是没有希望的。抑郁患者会开始怀疑自己是否有能力达到人们的期望和要求。对抑郁患者来说，每件小事似乎都有出错的可能，每天都有更多的事情要担心。随着抑郁的加剧，他们对现实的厌倦程度也逐渐加深，这使患者痛苦不堪，悲伤的心境支配着患者的情绪。

重度抑郁

重度抑郁患者的外表与其处于正常状态时和躁狂状态时大不相同。在这个时期，面部肌肉组织往往会失去张力，嘴角向下。他们眼神呆滞、皮肤干燥粗糙，指甲也不再生长。与看上去容光焕发的躁狂患者相比，抑郁患者看起来显得早衰。抑郁患者经常没有兴趣与动力捯饬自己，可能会天天穿同一件衣服。

许多抑郁患者还患有各种疾病，包括偏头痛、结肠炎、过敏、内分泌失调、月经紊乱等。他们经常缺乏活力和耐力。当上述这些症状伴随着忧虑和悲观一起出现时，抑郁患者会容易患上疑病

症 [①]，而他们中的很多患者确实患有疑病症。

许多抑郁患者每天都会经历情绪的波动。有时抑郁情绪在白天最为强烈，到了晚上会有所改善；有时情绪在晚上最强烈，到了白天又会有所缓解。抑郁也会影响患者的洞察力和判断力。抑郁患者常常否认自己生病，并将他们的困难归咎于压力、婚姻、工作或孩子，这样的情况并非少数。

大多数抑郁患者会经历一定程度的精神忧郁，他们中的许多人都很容易感动落泪。有些人会因为小小的失望而哭泣，一哭就是几个小时。抑郁患者会觉得生命正在悄悄流逝。抑郁症剥夺了人们对事情、工作以及他人的兴趣。无论以前的爱好多么吸引人，现在都变得索然无味、毫无意义。孤僻的抑郁患者往往不想再见到朋友。就算见到朋友，他对他们也无话可说，而且他害怕朋友看到他生病的状态。抑郁患者的性欲通常会降低，他对生活没有兴趣、没有动力、没有热情，只在自我中沉沦。对他来说，只有孤独才是安全的。

焦虑和恐惧通常先于抑郁症的发作，而且它们也属于抑郁的症状表现。在情绪上，抑郁患者可能会出现担忧、忧虑或恐惧；在生理上，他们可能会出现腹泻、出汗或心悸。抑郁性焦虑通常表现为恐惧症，即对环境、人或动物产生毫无根据的恐惧。恐慌是抑郁性焦虑最极端的表现。而一些焦虑性抑郁患者会对自己或外界产生不真实的感觉。抑郁性焦虑被称为"人格解体"，焦虑性抑郁则被称

[①] 疑病症在今天的临床诊断中多被称为疾病焦虑障碍或健康焦虑障碍。——审校注

为"现实感丧失"。

焦虑性抑郁患者总是在不停地担心过去发生了什么事、现在正在发生什么事、未来可能会发生什么事。他害怕遇到全新的考验。面对考验，他无法维护自己的权益，并倾向于息事宁人，但这对他的职业前途和社会声望往往有百害而无一利。他试图取悦别人，让别人喜欢上他，但是当他被拒绝时又很容易受到伤害。怀有敌意的抑郁患者也可能会产生焦虑情绪。但是他的抑郁状态会导致他批评自己的同伴，并且站在道德制高点上对他们评头品足。他心胸狭窄，复仇心强，对任何人和任何事都持批评态度。

激越性抑郁的特征是躁动和失眠，而迟滞性抑郁的特征则是心理和生理活动减慢、睡眠增加。激越性抑郁患者的失眠表现为入睡困难、夜间频繁醒来，早晨醒来后无法继续入睡，或者上述所有症状同时发生。激越性抑郁患者的不眠之夜常常被痛苦的想法和因为思考真实的或臆想出来的自己曾做的错事所困扰，或者因为对未来感到恐惧而困扰。

迟滞性抑郁患者通常难以集中注意力，思路不清晰，思维迟缓。缺乏自信和难以集中注意力导致了他们的另一个缺陷，那便是优柔寡断。失忆在抑郁患者中是很常见的症状，他们尤其记不住最近发生的事情。有时，由于大脑活动受到了抑制，患者无法完成比如阅读这样简单的事情，而这种症状往往先于其他的抑郁症状出现。患者说话速度变慢，且说话声音没有起伏，音调也会下降，他们甚至说不出一句完整的话，回答问题时也会比较迟缓。就这点而言，抑郁患者与躁狂患者截然不同。躁狂患者会因为思维奔逸而变得思绪纷乱,抑郁患者在与人交谈时会敏感地意识到自己存在思维障碍,他的大脑一片空白,无法与人交谈。这种大脑空白的状态被称为"思维贫乏"。

在对迟滞性抑郁的描述中,格雷夫斯列出了下列迹象,以此"证明我的大脑活动受到了抑制"。

以下表现证实了我正在失去某些能力:我无法专注于写作,对曾经在工作中养成的习惯感到不适应……在与人交谈时,我会走神……我注意到自己现在只能记住一个日期、一组符号、一个名字……从前我可以记住一整套熟悉的材料……我有些笨手笨脚、行动缓慢,连做家务活都有些困难。我不知道下一步该怎么办,因为我在做事时开始变得不灵活。

我觉得自己思维缓慢,而且我讨厌行动。其实这是意志力缺失的缘故,因为只要别人将他们的意志施加于我,我就会在生活的细节上服从他们的想法。此外,我也不想再为以后的生活做出任何努力了。

当抑郁发展到严重的程度时,患者可能无法照顾自己,也无法处理日常工作事务或完成简单的家务。他们会感到无助,同时又希望能有其他人接替他的责任。当处于抑郁状态时,患者的自尊心以及自信心通常也会降低。

抑郁症毁掉了许多人的生活。它会消耗精力、干扰睡眠,破坏一个人体验快乐的能力，并且经常扰乱患者的注意力并损害患者的记忆力。药物治疗无效的那些患者可能患的是精神衰退性疾病。抑郁症带来的明显危害包括酗酒、吸毒以及自杀。尽管不那么明显，但抑郁患者也常伴随着免疫功能缺陷，该问题正引起研究人员越来越多的兴趣。

在所有导致自杀的因素中，抑郁症是迄今为止最常见的一个因素。若患者身体健康、拥有良好的家庭环境并且没有酗酒的习惯，那么他不容易产生自杀的倾向；若患者近期有过失败的经历，拥有自杀的家族史和充满敌意的性格，那么他很容易产生自杀的倾向。在抑郁患者中，那些心怀敌意、情绪激动、拥有妄想症的人自杀风险最大。

虽然抑郁症和躁狂症相当不同，但它们存在许多共同的症状。和躁狂患者一样，若抑郁患者没有采取自杀的方式来终结自己的生命，说明这名患者还是有一定自控力的。无论患有躁狂症还是抑郁症，患者都很难集中注意力，工作效率也都会降低。在这两种状态下，人都有可能产生失眠、焦虑、激动、易怒和暴躁等症状。在极端状态下，抑郁症和躁狂症还有可能引发偏执、妄想、幻觉和紧张性木僵等症状。躁狂症和抑郁症在发病过程、发病强度、持续时间和症状表现几个方面都是因人而异的。没有一个患者会同时表现出躁狂症和抑郁症的所有症状。

抑郁性妄想

在抑郁状态下，患者往往持有消极的想法。他们曾经对自己、对外界、对未来持有积极的想法，如今却对一切都感到绝望。抑郁性妄想指的是人在消极状态中出现不切实际且不可动摇的信念。许多抑郁患者会产生错觉，以为自己得了不治之症，死亡对他们来说也是极其可怕的；而对其他抑郁患者来说，被动接受因死亡而产生的压迫感也是一种煎熬。有些抑郁患者会没来由地产生一种信念：死亡即将来临。这种信念会随着情绪的好转而消失。尽管生活舒适富足，但抑郁患者依旧会认为自己经济拮据。因此他们害怕花钱，即使购买必需品也会非常吝啬。他们会把自己当成罪人，有着满满的负罪感，由此可以看出抑郁患者是多么痛苦。他们会认为自己是失败者。他们觉得自己有缺陷、有污点，不应活在这个世上。类似这样的认知根深蒂固。妄想性抑郁患者会认为自己"不够好"或"被人轻视"。有些患者会无端地责备自己不孝顺父母、忽视孩子、背叛上帝、成为战争之源，或纵情于性事。那些有负罪感的患者会觉得只有极端的惩罚才能让自己赎罪。

患有疑病妄想的抑郁患者认为偶尔出现的头痛是由脑癌引起的，或者出现皮疹一定是患上了梅毒。有的患者则认为他的肠子正在腐烂、大脑正在化为尘埃，其实他患上了身体型妄想。幻觉伴随着身体型妄想出现，比如有的抑郁患者会认为自己身体的某些部位崩溃了、腐烂了、脱落了，或者发生了其他奇怪的变化。

妄想性抑郁患者会产生消极的牵连观念。他们会觉得某些事件，甚至是遥不可及的事件，都是没来由地针对他们。因此，邻居每天戴领带这样一件小事，经过他们一系列揣测，都有可能被曲解成邻居恶意为之。牵连观念有时候体现了患者绝望的一面，有时候体现了他们偏执的一面。一些抑郁患者会认为某人或某群人试图控制他们。如果发展到极度消极的程度，那么他们就会将生活中所有的不幸归因于上帝的迫害。

在最极端的抑郁状态下，毫无疑问会发生可怕的事情。抑郁症引起的各种症状不仅会达到让人难以忍受的程度，还会引发幻觉、紧张性木僵和自杀行为。一旦患者陷入木僵状态，他对周围环境的意识就会变得模糊，他的语言（如果还能说话）也会变得混乱不清。在紧张性木僵状态下，患者可能会保持一个不舒服的姿势，因为他动弹不得。有些患者会产生持续性的石化幻觉。比尔斯这样描述他所陷入的幻觉："大家都认为皱巴巴的枕头是日常物品，掉在地上的抹布、毛巾，以及床上的折痕也是如此。然而，当大脑被恐惧所困扰时，如此简单的东西却能在大脑中呈现为极其恐怖的事物。渐渐地，我的眼睛开始能分辨这些可怕的事物，后来，不管我往哪个方向看，我看到的都是等待折磨我的魔鬼，这些魔鬼似乎比我看到的实物要真实得多。"有的患者听到了逝者的声音，有的患者甚至看见了他们。这种幻觉会导致暴力的发生。下文所述就是乔治·桑看到的阿尔弗雷德·德·缪塞[①]在威尼斯的经历：

> 3个月前，由于极度焦虑，他好像疯了一整夜。他想象着自己身边围绕着幽灵，于是他恐惧地失声尖叫。现在，他总是心神不宁。今天早上他几乎不知道自己说了什么、做了什么。他哭泣着，而且还无缘无故地抱怨。他想要回国，还说自己快死了、快疯了。我写道："昨晚太可怕了。"他的疯癫状态持续了6个小时，尽管有两个身体健硕的男人试图控制他，他还是赤身裸体地在房间里跑来跑去。他哭泣、唱歌、叫喊、大笑。哦！天哪！这是怎样一番景象啊！他吻得我差点窒息。那两个男人都无法拉开他、让他松开我的衣领！

躁狂抑郁患者

躁狂和抑郁的许多相对的症状往往会在同一个人身上发作，要么交替出现，要么同时出现。发作时，要么躁狂的特征占主导地位，要么抑郁的特征占主导地位。在像霍华德·休斯[②]等躁狂抑郁患者身上表现出的是躁狂自大与抑郁遁世并存；而在另外一些患者身上则表现出了抑郁悲观和躁狂冲动的结合。

情绪变化可能是有益的。轻度抑郁可以让人培养工作需要的同理心、敏感性和纪律性；轻躁狂也有利于提升效率、提高创造力。

艺术家们会经历这样的情绪变化，而且这样的变化主要取决于

---

① 法国剧作家、诗人。曾与乔治·桑相恋。

② 美国企业家、飞行员、电影制片人、导演、演员。

他们创作的进度。艾略特和狄更斯在抑郁状态下开始写小说，但随着小说的进展，这种抑郁状态又会逐渐消失。狄更斯一写完小说，就会变得躁狂，而艾略特却没有变化。每天都经历着情绪变化的艺术家懂得抓住最佳的时间来进行创作。贝多芬会在情绪高潮期，也就是在夏季构思他的作品。而在情绪低潮期，也就是在冬季，他会更多地进行机械性的编曲工作。

但是，总体来说，极端的情绪变化对躁狂抑郁患者的生活具有破坏性。那些试图与躁狂抑郁患者一起生活的人往往很痛苦。极端的情绪变化加上患者的古怪行为，往往会导致问题产生，而这些问题会很快对患者的生活产生坏的影响。我们将在本书几位主人公的人生中看到这一过程的发展。躁狂抑郁患者本人就是灾难的创造者，然而他们对此却无力应对。

躁狂抑郁症的症状和特征

心理机能	
抑郁	**躁狂**
思维缓慢	思维奔逸
注意力分散	注意力分散
自我怀疑、失败主义	过度自信、争强好胜
恐惧	大胆、无视危险
阴暗	欢乐
悲观	乐观
冷漠、无聊	兴奋、渴望
小心翼翼	狂妄、恶意
谦虚	傲慢
克己、胆怯	野心、没有克制
害怕失去	贪婪
对批评过于敏感	对赞美和奉承上瘾
孤独、社交恐惧	社交达人、喜爱热闹
嫉妒、缺乏安全感	友善、妒忌
吝啬	慷慨
对批评、反对或受挫感到绝望	对批评、反对或受挫无法容忍

妄想	
抑郁	躁狂
罪恶	虚无主义
丑陋	魅力无限
有罪	无罪
失败与无能	成就与能力
贫穷	财富或即将有钱
不被爱、不受欢迎、被拒绝	被爱、被渴望、被接受
负面地夸大：最糟糕的人	正面地夸大：最伟大的人或最好的人
疑病症，感到即将死亡	感到自己刀枪不入
认为自己毫无价值	认为自己完美、他人渺小
谦虚	傲慢
有生理缺陷和心理缺陷	超能力

与人交流的方式	
抑郁	躁狂
避免接触、害羞	合群、好客、友善
征求意见	自愿提供意见
抱怨	奉承、批评、嘲笑、戏弄
冷漠	亲密
忽视他人	拥有魅力和说服力
冷漠或敌意	爱、敌意、仇恨

与人交流的方式	
抑郁	躁狂
自我贬低	自吹自擂
性欲与性行为减少（偶尔增加）	性欲和性行为增加
试图逃避关注	卖弄炫耀
顺从、被动	控制、好斗、操纵、欺骗报复、威胁、诿过于人、喜爱诉讼
交流减少	沟通增加

行为举止	
抑郁	躁狂
缺乏意志、犹豫不决	任性、冲动
语速缓慢、言语简洁	说话语速快、强迫性讲话、玩笑、诙谐的评论、双关语
轻声细语	大声讲话
循规蹈矩	富有创造力、机智聪慧
放弃兴趣与活动	频繁变更活动和兴趣
拖延	仓促
哭泣	大笑
避免改变	追求创新
吝啬、自我否定	奢侈、享乐主义、活泼快乐
自我轻视	打扮自己
谨慎	粗心、冒险
遵守、顺从	不墨守成规、不服从、胡作非为、恶作剧、非法行为

行为举止	
抑郁	躁狂
约束自己	缺乏约束
企图自杀	玩笑嬉闹

健康状况	
抑郁	躁狂
疲惫、无精打采	充满活力、烦躁不安
心神不宁	身体舒适
消化不良、头痛、胸痛	饥饿感、痛觉、疲劳减弱

外表	
抑郁	躁狂
没有吸引力、显老	充满吸引力、显得年轻
憔悴、病态	精力充沛、容光焕发
穿着随便	穿着时髦、引人注目
没有表情或表情痛苦	表情丰富

抑郁与躁狂的相同症状

思想和行为由情绪支配、行为怪异、情绪夸张、注意力不集中、记忆力差、情绪不稳定、易怒、敌对、嫉妒、吹毛求疵、暴力、破坏性、愤怒、偏执、食欲增加或减少、牵连观念、失眠、自我中心主义、酗酒、药物滥用、失业、婚姻不和谐、破产。另外，躁狂抑郁患者群体的车祸率要高于普通人群。

重度抑郁与重度躁狂的相同症状

幻觉、妄想、方向感丧失、困惑、对自己和他人使用暴力、紧张症，以及自杀（尤其是处于抑郁状态时）。

第 3 章

牛顿

世纪之子

　　17 世纪的欧洲大陆几乎一直处于战争之中，它在整个世纪只维持了 7 年和平。对英国来说，这是一个充满变革和革命的世纪，既存在和平又充斥着血腥。1625 年詹姆斯一世去世，他的儿子查理一世继任王位。1649 年，经历了 7 年内战后，查理一世被斩首。在之后的 4 年里，英国成了共和国，直到奥利弗·克伦威尔①掌权。最终，他建立军事独裁，掌握政权，直至 1658 年 9 月去世。克伦威尔的儿子继任，并于次年 5 月被迫下台。一年后，议会宣布查理一世的儿子查理二世成为国王，他于 1685 年去世。查理二世的弟弟，天主教徒詹姆斯二世继承了王位，但 3 年后就被赶下王位，取而代之的是威廉三世和玛丽二世，他们于 1689 年一起登基。此前许多年里，议会承担了国王的部分权力，使英格兰成了一个君主立宪制

----

① 英国政治家、军事家。

国家。1694 年，在玛丽二世去世后，威廉三世独自统治英国，直到 1702 年去世。

牛顿在一生中也一直与其他科学家斗争，他一直在改变。他在另一个方面跟随着那个世纪的潮流。他的一只脚迈入了现代世界，而另一只脚却停留在中世纪。对大多数欧洲人来说，宗教是日常生活中不可或缺的一部分。宗教既能解释现实，又能约束个人行为。在 1612 年以前的英国，异教徒和亵渎神明的人会被处死；而在法国，直到 1748 年，这样的人还会遭受迫害。牛顿对宗教相当痴迷，他写了 17 本与宗教相关的著作，这超过了他所写的科学著作的数量。他的同事罗伯特·胡克发现化石可以证明地球的实际年龄比《圣经》所提到的更久远，然而牛顿却更相信《圣经》的观点。胡克曾进行过真正的化学实验，而牛顿却通过化学研究来寻找永生之物。牛顿既相信数学，也相信奇迹。但是，在那个世纪，世俗力量已逐渐取代宗教的影响力。政治、哲学以及科学也开始与宗教内容无关，牛顿的生活也反映出了这样的变化。他选择了科学作为事业，而不是像他的一些家族成员那样选择在教堂任职。

在 17 世纪的欧洲大陆和英国，巫术盛行，而对女巫的迫害也因此增加，直到世纪末这种情况才得以平息。在英国，接下来的那个世纪依旧有女巫被处决，而反巫术法直到 1736 年才得以废除。只要关于超自然现象的信仰在人们心中根深蒂固，科学思想的推行就会受到极大的抵制。1633 年，宗教裁判所对伽利略进行了审判，因为他支持地球围绕太阳旋转的新观点。在那个世纪中，即使是思想最自由的人，也会把科学带入死胡同。就像那些经院哲学家，他们就是因为过于依赖逻辑而把科学带入了死胡同。尽管哲学家、数学家笛卡儿推进了数学的发展，但是他否认真空、重力和磁性的存在，因此阻碍了物理学的发展。此外，科学仪器的缺乏和简陋也阻碍了科学的发展，当时的显微镜和望远镜还不够精密，精确的温度计也还未被发明出来。在那时，从事化学这门学科的人只是收集各种配方，他们没有统一的理论来解释原理；而生命科学则依旧在古希腊时期的水平原地踏步。

然而，在这样混乱的局面下，一个崭新的科学时代正在到来。突然间，科学在贵族和皇室眼中成了一种时尚：皇室建立了科学学会，贵族纷纷加入并在经济上给予支持。他们投入资金用于建造第一批科学博物馆和动植物园。动植物样本和各种实验也是第一次被仔细记录了下来，并配有相应的插图。从这些活动中，我们可以看到人们态度的根本变化。人们不再满足于参考古代的权威关于事实、真理和实验的观点，而开始对这些观点加以验证。这样的做法正成为科学的各个组成部分。也许是因为发展其他科学所需的技术还未成熟，在科学时代到来的初期，新兴的科学精神在数学这门学科中得到了最大的体现。数学以其严谨性和精确性成为包括哲学在内的其他知识学科的典范。本世纪两位著名哲学家笛卡儿和斯宾诺莎的作品都极具数学色彩。笛卡儿以及另一位哲学家莱布尼茨也对数学做出了重大贡献。

建立科学学会已成为当时的一种现象。林琴科学院于 1603 年在意大利成立，英国皇家学会于1660年在伦敦成立，随后欧洲各地纷纷建立了许多类似的机构。英国皇家学会在牛顿的生活中占据着非常重要的地位，牛顿对英国皇家学会来说也十分重要。这是一个松散的组织，人们会聚集在一起阅读科学论文、介绍实验、讨论感兴趣的各种科学问题，其中也包括国外的最新科学新闻。或许该学会最有意义的地方在于它是一个由知识分子运作、为知识分子服务的机构。学会成员包括诗人、建筑师、贵族、科学家。其中的科学家都是些兴趣广泛之人，比如胡克，他是一名画家、风琴师、化学家、天文学家、物理学家，他还写了一部关于显微镜的重要著作。

　　20世纪以前，英国和欧洲大陆的知识分子的生活都是由宗教机构主导的，就连大学都是由天主教和新教的利益集团创办和控制的。后来，科学学会兴起，大学也变得世俗化，于是知识分子就有其他机会获得来自教会之外的认可和资金支持。自古典文明衰落以来，人们第一次看到了世俗知识分子崛起的曙光。除了教会的学者之外，还有一些自由学者，他们通常依赖于贵族或赞助人的慷慨解囊。后来由于识字率不断增长、印刷成本降低，他们开始能依靠出版著作来取得收入。尤其是在英国，当时的学者和科学家已经可以像牛顿一样摆脱教会和统治阶级的限制，他们不再需要"报纸的好评"。新的自由知识分子正在赢得自己的地位，就像那些有权有势之人一样生活，牛顿就是其中之一，他积累了数目十分可观的财富。

　　在当时，世俗性学术机构的数量日益增长，这促进了越来越多知识分子的发展。除此之外，邮政系统的普及也进一步推动了国际学术界的发展。由于跨国邮件剧增，政府都没有能力限制邮件信息的流动，甚至无法追踪邮件轨迹。因为当时发出的信件数量太多了，政府无法对所有信件逐一检查，因此人们得以跨越国界相互联系，他们共享有关政治、商业以及其他方面的信息。人们对于信息共享的需求与日俱增，这催生出了一些新鲜事物，比如科学期刊以及相对专业的刊物。第一份英国报纸于1621年出版，第一份日报于1702年出版。那时，新闻业已成为一个相对成熟的行业。知识分子聚集在富人和贵族的沙龙里，而有些知识分子，比如牛顿，已经拥有了属于自己的沙龙。对天才来说，这是一个充满机遇的世纪，人们可以从任何社会阶层到达成就的巅峰。

天才的家族和青少年时期

牛顿的家族似乎并不是一个能创造历史的家族。他的家族中只有两个成员让人印象深刻，而且他们受到关注的原因令人唏嘘。在人们的印象中，牛顿的父亲是一个狂野、奢侈、软弱的人。对于一些取得了很高成就的躁狂抑郁患者来说，拥有这样一个有躁狂气质的父亲并不奇怪，拿破仑、贝多芬和狄更斯的父亲也是如此。而牛顿的侄子（译者注：也可能是外甥）则可能属于另一种躁狂类型，他是一个丑闻缠身的牧师，经常被牛顿严厉斥责。

牛顿出生于1642年的圣诞节，他的父亲在他出生前3个月就过世了。刚出生时，他又瘦小又虚弱，似乎不太可能活下来。出生在一个没有父亲的家庭，并在逆境中生存了下来，这促使牛顿日后坚信自己注定能成为伟人。在他3岁时，他的母亲再婚了。她和新婚丈夫搬去了另一个镇生活。牛顿是家中独子，于是他的母亲把这个还在蹒跚学步的孩子留给了祖母抚养。在某种意义上，牛顿成了孤儿。牛顿在年轻时就表现出了一些躁狂抑郁症的特点。有一次当他去看望母亲和继父的时候，他的暴怒发作了，而这种暴怒的症状一直伴随着他，折磨了他一生。他后来回忆道："当时我威胁继父和母亲，扬言要将他们烧死，还要烧毁他们的房子。"10岁时，他独自离家去读了一所寄宿学校。第二年，他的母亲再次丧偶，带着她第二次婚姻所生的3个孩子回来了。

伴随牛顿一生大部分时间的那些抑郁症状，都是在这几年出现的。一个认识他的女性回忆起那时的牛顿，说他是"一个清醒、沉默寡言、善于思考的孩子。他从不和到处乱跑的孩子们一起玩那些无聊的游戏；他宁愿选择待在家里，甚至和他那些同母异父的妹妹待在一块儿"。他从不会去找其他的孩子玩耍，在他成年后，他也没有做过类似的事情。躁狂的症状使他不受欢迎，从而导致他处于自我孤立的状态。当他和其他孩子一起玩耍时，他总能以智取胜，并且一直控制、支配他们。

这个男孩把躁狂的精力花在建造微型磨坊、手推车、机器和一些其他小发明上。他把收到的每一分钱都花在购买各种工具上，在闲暇时间，他的房间里总是充斥着锯子和锤子的声音。手工活提高了他的灵活性，使他懂得如何使用工具，让他将概念转化为实物。对当时的物理学家来说，在这些早期训练中获得的能力都是必不可少的，因为那时候他们必须自己动手制造设备。尽管他内心感到愧疚，但即使在安息日，他也无法停下这些手工活。在寄宿学校里，他的注意力从手工活转向了绘画，他不停地绘画，在房间的墙壁上画了动物、植物、人、船和算数片段等。

能在长时间的艰苦工作中发挥自己全部的力量，这样的能力是让一个人取得最高成就的重要因素。如果一个躁狂抑郁患者想要完成复杂的事情，那么他就必须拥有超强的注意力。因为面对躁狂和抑郁，注意力是在众多能力中最先败下阵来的能力之一。正如牛顿的朋友、他的第一个传记作家威廉·斯蒂克利所述，牛顿从小就有非凡的专注力："从格兰瑟姆回家的路上，他通常在小镇尽头牵着一匹马爬上陡峭的斯皮特盖特山。艾萨克爵士一直专注思考着，他忘了到达山顶可以重新上马，于是他一直牵着马一路走回家，走了8千米……有一次，那匹马偶然挣脱了缰绳，自行回了家，而艾萨克爵士手里依旧拿着缰绳继续往前，生怕丢了马。"

与其他许多天才的父母一样，牛顿的母亲并没有意识到这个孩子的天赋，反而为他制订了与他的特殊天赋相悖的计划。牛顿的母亲不满他读了那么多书，而是希望他能经营家庭农场。牛顿的老师费了相当多的精力说服他母亲，为的是她能同意让牛顿备考大学，最终她同意了，仅仅是因为她不必为他支付学费。有人可能会疑惑，为什么他的母亲要把他留在家中？这是因为在牛顿17岁时，他的暴脾气令他的家庭备受煎熬。他曾记录道："冲撞了很多人""冲我母亲发火""对我妹妹发火""和仆人吵架""揍我妹妹"。他还经常使用侮辱性的言语，这给他的家庭造成了更大的伤害。因此，当他离家去上大学时，仆人们都很高兴。

万有引力与学士学位

作为剑桥大学的减费生，牛顿需要干一些仆役活来作为补偿。他一直过着勤奋、节俭的生活。在他那如清教徒般的个性之中，隐藏着抑郁的气质。有几次，他与同学们一起在小酒馆里赌博，这也只是因为那段时间他的躁狂发作了。他在大学时代的笔记本上记录了他的悲伤、焦虑、恐惧以及对自己的贬低。总体来说，他与同学们保持着距离，只专心于自己的学业。为了消遣，他会自己制作各种科学仪器并进行打磨，还会抛光仪器镜片。在众多同学中，他只交过一个朋友，朋友形容第一次见到他时的场景，说他"孤独而沮丧"。

1662 年，牛顿经历了一次严重的抑郁发作，这次发作表现出了一些宗教色彩。他被自己的罪恶感所束缚，有些罪恶感在现实中有迹可循，有些则是他凭空想象出来的。他细数自己从童年起犯下的罪行，罗列出最近犯下的过错，直到抑郁情绪过去。从下面这句含义模糊的话语中，我们可以读出牛顿易怒的情绪以及自杀的念头："祈盼死亡，期待死亡。"1664 年，他自认为那时的精神崩溃是由于过度工作和熬夜观察彗星导致的。其实可能性更大的原因是躁狂或轻躁狂发作而引发的过度劳累和失眠。通常情况下，这段时期过后，随之而来的便是一段抑郁期。

1665 年 1 月，牛顿获得学士学位。当时黑死病从伦敦传播开来，大学也关闭了，于是他就回到了家中。他在家待了两年，直到疫情平息。在这段时期，牛顿看到了苹果落下并提出了万有引力定律。毫无疑问，1665 年和 1666 年的这两年，也就是他和母亲待在一起的这两年，是他一生中最有创造力的时光。他构想了万有引力和光的基本理论，尽管那时他还没有发明微积分，但这些成就足以使他成为爱因斯坦之前最伟大的科学天才。牛顿在 70 岁回顾自己的一生时说："我的这些成就都是在 1665 年和 1666 年取得的，在那两年，瘟疫肆虐。在那段时间，我正处于创造的黄金时期，那时的我比此后任何时候都更关注数学和哲学。"

剑桥隐士

牛顿回到了剑桥大学。1667 年，他被任命为大学的研究员，因此他拥有了一定的安全感和社会地位。他有时会出现短暂的躁狂症状。例如，他会突然买回一个漂亮的衣柜，为自己的住所添置新的家具。他又花了大笔费用将房子重新装修一番。他在富丽堂皇的新居招待客人，在酒馆里展示他优雅的衣着。他活了 20 年，才开启这种生活方式。在接下来的两年里，牛顿发明了反射望远镜，他还被任命为卢卡斯数学讲座教授[①]，获得这个职位使他的工资翻了一番，他每周也只需要讲一次课。利用空闲时间，牛顿成了像达·芬

---

① 英国剑桥大学的一个荣誉职位，授予对象为数学及物理相关的研究者，同一时间只授予一人。

奇一样博学多闻的人。斯蒂克利说过："他对解剖学非常了解。他精通每一门学科，他什么都研究。"

牛顿在一生中可能经历着季节性的情绪循环变化，但人们一直无从考证，直到他的助手汉弗莱·牛顿注意到他的主人在春秋两季的精力值达到巅峰。汉弗莱写道：

> 他很少在凌晨两点前睡觉，有时要熬到凌晨五六点才睡。他会（在床上）躺四五个小时，特别是在春天或秋天。在那两个季节，他会在实验室里待上大约 6 个星期，晚上烛火通明。就像我有时会熬一整夜一样，他也会通宵达旦，一直坐着，直到他完成自己的化学实验。他做实验时态度极为认真，以确保万无一失。我无法知悉他的目的，但他的痛苦与勤奋……让我觉得他的目标是某种超越人类艺术和工业的东西。

躁狂症不仅使牛顿夜以继日地工作，还使他感觉不到饥饿，他甚至都没有耐心坐下来吃饭。汉弗莱继续写道："他十分专注且认真地学习，这导致他吃得很少，有时他甚至连吃饭都忘了。有时候走进他的房间，我发现他的饭都没有动过。当我提醒他时，他就会说：'我吃过了！'然后走到桌子旁，站着扒拉两口。我之所以这么说，是因为我还未曾见过他独自坐在桌子旁吃饭。"即使到晚年，若牛顿正通宵达旦地做着自己感兴趣的事情，在事情完成之前他也是不会放下手头的工作来吃顿正餐的。

除了季节因素，另一个因素也影响着牛顿在躁狂状态和抑郁状态之间的转换，这就是他所从事的科学工作。在躁狂的状态下，他会开始一个新的项目或进入一个新的研究领域冒险。这种状态能让他充满想法和能量。很显然，他的大脑在不分昼夜地工作，因为他曾说过自己的许多想法都是在睡梦中产生的。躁狂使他有信心研究最困难的问题：万有引力、光的性质和运动模式，以及某种新的数学。汉弗莱这样描述牛顿那躁狂性灵感的表现："当他（在花园里散步）转一两圈时，有时他会恍然大悟，突然站起来，转过身来，像阿基米德一样跑上楼梯，站在书桌旁奋笔疾书，连拉一把椅子坐下的时间都没有。"有时，当牛顿发现了他一直在寻找的问题的答案时，他就会欣喜若狂，这也会使他无法继续工作。

牛顿在这种躁狂状态下所保持的高度专注力也会使他陷入心不在焉的情况。汉弗莱写道："有几次，他打算在客厅里吃饭，但他却转向左边，径直走到了街上。当他发现自己走错了就会停下来，匆忙转身走回去。然而有时他并不是回到客厅，而是回到他的房间。"因为躁狂，他对饥饿的感觉变得模糊。牛顿常常没有注意到自己已经错过了饭点。即使到了餐厅，他也可能一坐下来就陷入沉思，他都没有注意到上了一道菜，然后菜又被撤走了。在他躁狂发作的时候，他会邀请别人到他的房间喝酒。但如果他在另一个房间取酒的时候有了一个新的主意，他就会坐下来研究，完全忘记了有客人正在等他。他聚精会神的能力并不能使他免受躁狂症引起的思绪混乱的折磨：在进行炼金术实验时，他已经记不住具体的日期，他的实验记录中记载的日期简直匪夷所思。

在牛顿的科学生涯中，他的灵感充斥着躁狂的特性，面对工作，他不知疲倦。有时，工作还未完成，他就进入了抑郁期。此时，他会将工作放到一边，除非他的朋友们不断催促他完成工作。如果他在完成工作后立刻进入抑郁期，那么这会导致他的研究成果推迟发布。当批评从四面八方向他涌来时，牛顿就会变得暴怒，拒绝在该领域继续研究，并想要退出那个科学学会。抑郁使他听到批评时变得沮丧，使他难以忍受争议。尽管牛顿事业有成，早年声名显赫，但只有不断地刺激他，才能促使他发表自己的研究成果，并使他的成果暴露在同行科学家的质疑声中。因此，他对自己的微积分研究一直保密，直到莱布尼茨声称是自己先发明的微积分，牛顿才同意公布。如果没有他的朋友、天文学家埃德蒙·哈雷反复劝诫，牛顿就不会发表他的重要著作《原理》。

除了1667年和1668年这两年，他在剑桥过的都是禁欲的生活。牛顿在躁狂发作时不停地工作，在抑郁时也同样精力充沛，因为大脑的不断运作可以使他摆脱忧郁。此外，抑郁症也夺走了他休闲活动的乐趣。他不再参与社交活动，所以除了工作和学习，没有什么可以填补他的空闲。汉弗莱是这样描述的："我从没见过他参加任何娱乐活动或消遣活动。他既不会骑着马出去呼吸新鲜空气，也不会散步、打保龄球或参与其他运动。除了研究，剩余的时间他都在思考，因此他很少离开他的房间。"约翰·康迪特娶了牛顿的外甥女。他证实，牛顿在大学期间十分孤独，并且十分热爱研究："在大学里，绝大部分时间他都待在屋子（寝室）里，当他对哲学研究感到疲惫时，他唯一的放松和消遣方式就是去研究一些相对轻松的学科，比如历史学、年代学、神学和化学。他对这些学科进行了逐一研究，并写下了许多论文。牛顿这样安排日常活动，无疑使得他的生活枯燥单调，但他的研究效率和工作效率却有了极大的提高。

斯蒂克利将牛顿描述为"一个完全沉浸在孤独、静止、冥想和研究之中的人，你无法想象他在漫长的岁月中如此劳心伤神，他却乐此不疲"。教学活动并没有改变牛顿孤独的生活，正如汉弗莱所说："去听他讲课的人很少，能理解他的人也很少。"如果一个听众都没有，那么牛顿就会不讲课，然后回到自己的房间。然而，没有证据表明牛顿在剑桥期间因极少与人社交而感到痛苦。此外，他对性不感兴趣，也没有任何性行为的迹象。他对其他人不感兴趣，很少关心别人的事情。他也从不过问其他科学家的研究进展如何，除非他们的研究影响到了他自己的研究。他如此孤僻的性格可能都是由抑郁症引起的，同时，他的工作性质也可能是他孤独的原因之一，因为当他结束多年的科学研究时，他的社交活动变得稍微多了一些。无论如何，他与别人都是点头之交，甚至在剑桥认识他的人很少能说出与他相关的回忆，那些名气还不如他的人反而被人熟知。他的同事几乎没有机会见到他。汉弗莱曾这样描述牛顿的独居习惯："他总是埋头于他的研究，很少出去拜访，除了两三个人偶尔来访，很少有其他访客。"汉弗莱补充道，"他很少到会堂用餐。即使在公共假期，如果没有人提醒他的话，他也会非常随便，踩着鞋跟，袜带也没有系好，身披白褂，头发也几乎不梳理。"

牛顿极少与别人待在一起。即使参与社交，他也会尽量减少与别人的交流。和其他抑郁患者一样，他很少与人交谈。汉弗莱写道："他回答问题时十分敏锐，但他却很少问别人问题。"在剑桥大学教书的近 20 年里，人们发现牛顿只写过一封私信给同事。抑郁症还使他成为一个忧郁的人：据汉弗莱所说，他们在一起的 5 年时间里，牛顿只笑过一次，那次是因为有人问他几何究竟有什么用。牛顿那抑郁性的逃避心态使他对名望心生厌恶。他曾要求以匿名的方式发表一篇论文，因为"对我来说，我并不觉得赢得大家的尊重并维持这样的尊重有什么可让人高兴的。或许人们会更熟知我，但我并不想被别人熟知"。他于 1669 年写下了上面这段话，当时他还没有与学会的成员们闹得不愉快。

被灼伤的孩子：牛顿和英国皇家学会，1672 年至 1674 年

1672 年，牛顿向英国皇家学会递交了一篇关于颜色理论 ① 的论文，随后他受邀加入了该学会。他关于光线和颜色的研究方法前所未有，具有革命性意义。因此，在接下来的 4 年里，他一直面临着来自英国和欧洲大陆的科学家同行的抨击，并努力进行着反驳与辩护。1674 年，牛顿背离了科学，投身于神秘而复杂的炼金术。次年，他的朋友约翰·柯林斯这样写道："为了不打扰他专注于化学研究

---

① 颜色理论，牛顿曾进行有关颜色的现象和光的本性的研究。他用三棱镜研究日光，并得出结论：白光是由不同颜色的光混合而成的，不同波长的光有不同的折射率。

和实验，我已经有十一二个月没有给牛顿先生写过信，也没有见过他。"与同行们的争论让牛顿灰心丧气，那年他想从英国皇家学会辞职，并写信给学会的秘书："先生，我希望您能批准我离开英国皇家学会。虽然我尊敬这个学会，但是我对其他成员来说并无益处，而且我住得较远，无法参加他们的集会，因此我希望退出。"居住距离远只是牛顿退出的借口，显然没有人相信。在他加入学会之初，距离对他来说就不是一个问题，而且他住的地方一直没有改变。学会并没有接受牛顿的辞职，反而免除了他的会费，这件事就这样不了了之。在他写给哲学家莱布尼茨的信中，牛顿透露了自己想要退出的真正原因，那时的莱布尼茨还没成为他的对手，"因为光的理论引起的争论让我备受困扰，我对此感到自责。为了追逐名利、获得认可，我居然轻率地放弃了安逸幸福的生活"。

　　一年后，牛顿感到抑郁、沮丧，他甚至放弃了科学研究。他写道："我打算不再关注哲学（科学），因此，如果你发现我不再从事哲学（科学）研究，希望你见谅。或者更确切地说，希望你能支持我的决心，尽可能地阻止与我有关的、对我有争议的哲学信件。"在另一封信中，他补充道："我发现自己已经成了哲学的奴隶，但是……除非是为了自我满足，否则我会坚决地与它告别，或者把它留到我死后予以公布（他打算死后再发布他的作品）。因为我认为一个人要么下决心决不创新，要么成为守卫创新的奴隶。"在这段绝望的时期，牛顿曾尝试用他的数学教授职位换一个法学教授职位来做，但别人抢先获得了法学教授的职位。

在接下来的两年内，牛顿信件的内容显示他达到了躁狂和偏执的程度，这也是他在1693年爆发重度精神病的一个预兆。他的这次发作让科学界知晓了他的疾病。1677年至1678年这段时期是他的妄想期。像研究科学时一样，他热情地投身于炼金术研究。他一边从有关中世纪的疯子和骗子的奇闻中收集大量的信息，一边将自己的奇思妙想以实验的形式呈现出来。他现在痴迷于宗教，这在躁狂抑郁患者身上并不罕见。他对一个叫雅各布·伯麦的神秘主义作家很感兴趣。1696年，当牛顿离开剑桥时，他花费了大量时间来解释《但以理书》和《启示录》两本书中神秘莫测的预言，他用《圣经》相关的著作来计算自创世以来已经诞生了多少代人。牛顿的一个朋友约翰·克雷格认为在牛顿的一生中，他花费在宗教上的时间和精力远多于他花费在科学上的时间和精力。这种状态一直持续到1684年8月，他的天文学家朋友哈雷向他提出了一个关于行星运动的问题，牛顿才着手研究另一个重大的科学项目。

多疑的性情

牛顿的人际关系，特别是他与科学家们的关系，通常不是建设性的关系，因为他往往表现出暴虐、躁狂的性格。一旦别人与他意见存在分歧或者没有奉承他，就会为自己招来麻烦。有一次，朋友理查德·本特利不认同牛顿对《圣经》的解读，结果牛顿一整年都不和他说话。牛顿曾推选威廉·惠斯顿[1]接替他在剑桥大学的卢卡斯讲座教授的职位，后来牛顿也与他断交了。惠斯顿解释说："在与他相处的 20 年里，他给予了我很多恩惠。但是他后来发现，我不能像他的其他挚友那样对他言听计从。当我和他存在分歧时，他就无法忍受。"牛顿变得十分专横，他坚持要求他的朋友只能与他意见一致。有一段时间，他与挚友哈雷产生了一点矛盾，因为牛顿认为哈雷对宗教不够虔诚。和其他专横的躁狂患者一样，当朋友们不认同自己时，牛顿就会被激怒。斯蒂克利博士在没有事先征得牛顿同意的情况下担任了英国皇家学会的秘书，于是他就被牛顿移出了好友之列。斯蒂克利说："有两三年的时间，艾萨克爵士对我表现得很冷淡，但我遇到他时依旧保持尊敬的态度，后来他又重新对我变得友好。"若其他朋友之间发生争吵，即使内容与牛顿无关，他们也会受到他的指责。此外，他还坚持要求别人完全按照他的方式做事。若要他领导团队，那么这个团队必须具有挑战性，否则他的参与度就不高。当他的对手兼同事胡克去世后，他才同意成为英国皇家学会的会长。

偏执是影响牛顿人际关系的因素之一。他会和朋友们保持一定的距离，而他的朋友们也学会了提防他。他的朋友洛克建议，与牛顿相处时要小心一点，以免冒犯这个"太容易无端猜疑"的人。惠斯顿说牛顿"是我所知道的脾气最可怕、最谨慎、最多疑的人"。

---

[1]　英国数学家、宇宙学家、神学家。

由于牛顿常常臆想朋友轻视他、伤害他，他们的友谊也因此中断数年。当大家不能满足他的要求时，他就认为他们已经背叛他了。他的举止神秘，表现得冷淡而又拘谨。牛顿的朋友们以及他的对手都见识过他暴怒的情景，因为他经常发怒。

朋友们常常觉得牛顿很难相处，而他的对手则觉得他冷酷无情。他们认为他是一个骗子，做事不公正，生性残忍。他既不承认他们的科学成果，也对他们不留情面。他疯狂地喜欢复仇的快感。他会抨击活着的人、死去的人以及各种制度。他反复强调，所有人都是"撒谎者""真理的破坏者"和"冒名顶替者"。在后来的几年里，他在铸币厂任职，通过惩罚那些造假币的人，他获得了极大的满足。牛顿似乎需要一直寻找目标来发泄他的愤怒。胡克死后，牛顿又与莱布尼茨杠上了。莱布尼茨于1716年去世，之后，牛顿又与法兰西学院院士就《圣经》年代学的问题发生了争执。在之后躁狂更严重的那几年里，他的心态发生了变化，他开始变得咄咄逼人，好像总是在找架吵。

数学体系的创造

1685年，牛顿进入了另一个躁狂时期。他变得喜爱社交，他想在剑桥创办属于自己的科学协会，但由于缺乏支持者，最后未能成功。如果协会创办成功，那么它很有可能影响其正在着手研究的重要科学工作。在1685年和1686年这两年中，牛顿的躁狂症状再次出现，他开始废寝忘食，这种状态持续长达18个月。其间，他写下了一部多达 550 页的著作。为了回应哈雷的鼓励以及竞争对手胡克的不同主张，牛顿提出了 20 年前自己曾思考过的一些想法，运用了他在那时自创的数学方法，即用公式推算和数学证明的方法来描述物质世界。他的描述范围十分广泛：从微小的物质到太阳系，从地心引力到空间和时间。他写的这部三卷本中有两卷非常难懂，只有顶尖的数学家才能读懂。牛顿这部人类智慧史上里程碑式的著作一直无人超越，直到大约两个半世纪之后，爱因斯坦才发表了相对论。尽管起初很少有人能读懂 1687 年出版的《自然哲学的数学原理》一书，但正是这部著作把牛顿从一个只有少数同行知道的物理学家和数学家，变成了一个享誉全球的名人。他的生活开始变得不一样了。成名使牛顿从一个抑郁的人变成了一个躁狂的人，这也使他脱掉了自我封闭的外壳，从此进入权力和财富的世界。

在他的代表作《原理》出版的那一年，他从抑郁导致的孤独中走了出来，他开始关注公共事务，这一变化表明他的躁狂状态还在继续。当时，詹姆斯二世企图将以新教势力为主的剑桥大学交由天主教控制，牛顿加入了由教职工组成的抗议小组。他们强烈的抗议最终成功地阻止了国王的计划。1689 年是牛顿离开剑桥大学后以全新面貌度过的第一个年头，他被选为参加国会的大学代表。在国会解散前的 13 个月里，他一直居住在伦敦。在这一时期，牛顿结交了几个重要的朋友，其中包括作家塞缪尔·佩皮斯、哲学家约翰·洛克和年轻的科学家法蒂奥·德·杜利尔。从他与杜利尔的友谊中，我们最能看出牛顿的变化，这是他成年后与家族以外的人保持过的最亲密的一段关系。同年，牛顿的母亲去世，他的家族又减少了一员。牛顿不再满足于剑桥曾经的平静生活，于是他委托新朋友为他在政府部门谋一个待遇优厚的职位。

"精神失常"

在1690年和1691年这两年间，牛顿的生活依旧充满了躁狂性的活力和创造力，包括他更深入地对宗教进行了研究，但这种亢奋状态于1692年1月终止。暴风雨来临前的第一个征兆就是他经历了一段偏执妄想期。由于查尔斯·蒙塔古[①]没能帮助牛顿谋取一个理想的职位，牛顿便指责老友"失信于我"、不重视自己，并且他认为朋友对他"积怨已久"。3周后，牛顿打消了这种不公平的怀疑，但他的情绪并没有恢复平静。根据剑桥大学的学生亚伯拉罕·德·拉·普林的日记，在2月的某天，牛顿去教堂做礼拜时，一场大火意外地烧毁了他家中光学方面的一些研究成果，他因痛苦而精神崩溃。普林写道："当牛顿先生从教堂回来看到这一切，大家都认为他会发疯，他实在太痛苦了，一个月后他的精神就失常了。"牛顿很快就会面临他一生中最严重的一次精神危机。那年秋天，在他50岁生日即将临近时，他开始经历长达一年的失眠和食欲减退期，这种情况非常严重，连他自己都注意到了。在来年的春夏两季，他完成了一部五卷本的著作，他非常希望这部著作对炼金术的意义就

---

① 曾任英国财政大臣，是牛顿的学生。

像《原理》对物理学的意义那样重要。然而，炼金术是一门伪科学，其目标是不可能实现的，比如把破铜烂铁变成黄金。当其他人都专注于理性的化学实验时，牛顿却在歪门邪道上花费了如此多的时间和精力。在他受挫后，他开始划掉已经写好的部分，最终还是将这部作品搁置一旁。令他更失望的一点是，他与杜利尔的关系破裂了，他们的关系曾经非常亲密。

1693年的夏天，牛顿的疾病持续发作了两周。在此期间，牛顿产生了幻觉，甚至开始与空气对话。他出现了错乱、记忆丧失、厌食、严重失眠、暴怒和偏执等症状。汉弗莱描述了这个时期的牛顿："牛顿在静止不动和焦躁不安的状态间交替，在这期间，他有时会拼命工作，有时会在房间里踱来踱去，有时会出现精神病发作的症状。"在这样的状态下，他的躁狂会导致重度失眠和多动，而抑郁会导致行动迟缓。在发病期间，他的病情也有好转的时候，这时他可以运用逻辑思维进行数学、化学和神学方面的写作。这种行为表现与轻度抑郁和轻躁狂的状态是一致的。

当焦躁不安平息后，牛顿陷入了深深的绝望，他试图与所有朋友断绝关系。处于偏执状态下的他开始无端指责朋友们，一次他甚至愤怒到想要他的朋友洛克去死，这一切在他写给佩皮斯和洛克的信中全都表露无遗。在给佩皮斯的信中，牛顿说："我对自己陷入这样的状态感到万分苦恼，这12个月来，我寝食难安，我的思维也大不如前了。"他已经意识到这一年来自己的精神不太正常，而且现在仍感觉不佳。接着他又补充说自己不想再和任何人来往了，这是一种典型的重度抑郁的症状："（我）现在意识到，我必须远离熟人圈。如果我可以悄悄地离开的话，那么我既不想见到你，也不想见到其他朋友。"3 天后，他写信给洛克，为自己的妄想向他道歉：

我认为你企图用女人和其他方式缠住我。所以当有人告诉我你病入膏肓时，我竟回答说"你要是死了就更好了"。希望你能原谅我的冷酷无情。我现在确信你所做的是公正的。请原谅我对你刻薄的想法。你在讨论观念的著作[①]中提出了一个原则，且打算在另一部著作中对这个原则展开讨论，我却说你摧毁了道德的根源，请原谅我把你当成了一个霍布斯主义者[②]。我还请原谅我曾认为你试图卖给我一个公职，认为你会将我卷入纷扰之中。

后来，牛顿却记不起他在给洛克的信中写了什么，于是他又写了一封信，解释他精神崩溃的问题："去年冬天，我经常睡在炉火旁，这导致我的睡眠出现了问题（失眠），脾气也变得更暴躁。今年夏天这种状况越发严重，而我也越发地混乱（这可能是他的臆想）。

[①] 此处指洛克的《人类理解论》。该书共四卷，在第一卷中，洛克首先解释了自己使用的"观念"一词的含义。在他看来，探求知识的第一步就是要研究观念的来源。

[②] 17 世纪的英国把不信教的人称为霍布斯主义者。霍布斯继承和发展了培根的唯物主义哲学，旗帜鲜明地批判笛卡儿的二元论、宗教神学和经院哲学。他认为物质是唯一的、永恒的，一切都是物质的变形，非物质的精神实体是不存在的。

在我写信给你的时候，我已经连续两周每晚睡眠时间不足一个小时了，甚至连着 5 天，我晚上压根没合眼。我记得给你写过信，但我不记得对你的著作（关于观念的著作）做过什么评论。"

不久，佩皮斯收到了这封令人不安的来信。佩皮斯写信给他与牛顿共同的朋友米林顿，表达了他对牛顿的精神状况的担忧："我最近收到他的一封来信。令我吃惊的是信中的内容前后不一，显得非常混乱。就我对他的了解，在所有人之中，我最不担心的就是他会存在这方面的问题。但是现在的情况使我备感焦虑，我的意思是他的头脑或思想陷入了混乱，甚至两者都可能存在问题。"米林顿去探望了牛顿，并回信给佩皮斯说：

我还没来得及问他（牛顿）任何问题，他就告诉我，他给你写了一封不太正常的信，对此他备感焦虑。他还说，写信时正值他的情绪问题（疾病）突然发作，他的头脑不受控制，这导致他连续 5 个晚上无法入睡。如果有机会，他希望我可以向你解释这一切，并请求你的谅解。他感到十分羞愧，竟对一个他如此崇敬的人做出如此粗鲁之举。尽管我担心他还有些许忧郁，但现在总体状况不错。我认为毋庸置疑的一点是他的理智已完全恢复，我希望他永远不再犯病。

其实牛顿并没有立即从"些许忧郁"中恢复过来，5 年之后，他才想要开启另一项重大工作项目。

与此同时，牛顿失去理智的谣言开始在英国和欧洲科学界传播开来。1694 年 5 月，荷兰物理学家克里斯蒂安·惠更斯从一个苏格兰人那里听说：18 个月前，著名数学家艾萨克·牛顿已经疯了。惠更斯补充道："最近他已经恢复了健康，能重新理解自己的著作《原理》了。"1694 年 5 月，牛顿又一次深陷抑郁，他的朋友们都无法劝说他再版《原理》。

理性主义者的妄想

那些处于重度躁狂状态的人往往自视甚高，在他们眼中，其他人都是微不足道的。他们的妄想中带有宗教色彩，这种情况并不罕见。他们会把自己当作先知或救世主，奉上帝之命来完成伟大的使命。牛顿不仅在病入膏肓时会产生这样的想法，而且在他一生中的大部分时间里，他都认为自己在现世肩负着伟大的使命，他相信传奇故事和民间传说早已预言了他将要获得的丰功伟绩。牛顿认为自己是唯一追求真理且工作具有重大意义的科学家，他觉得其他科学家的工作要么微不足道，只是对他的发现进行补充，要么他们剽窃了他的成果。在他的炼金术著作以及涉及宗教主题的著作中，牛顿曾指出，在同时代的人中，只有他被上帝委以重任，将真理带到人世间。牛顿更是认为世间一切有价值的东西都会向他显现，这也许就可以解释，为什么他期望自己能完成炼金术士们想要实现的奇迹。

在重度抑郁的笼罩之下，牛顿会产生以下几种典型的妄想症状。正如他在《启示录》和《但以理书》中写下的注解那样，他也对《圣经》中关于世界末日的预言着迷，并创造了自己的版本。他确信，

1680 年的那颗彗星几乎就要撞上地球了，而且很快就会坠落到太阳上，致使太阳温度升高，最终杀死我们地球上的所有生命。其他科学家从未持有这样的观点，但牛顿希望他们能与他的观点保持一致。如同许多经历过抑郁的人一样，他也患上了疑病症。他幻想自己得了结核病，还服用了治疗肺结核的药物。正如斯蒂克利所言，其实牛顿的身体十分强健："艾萨克爵士由于平时生活不放纵，天生体质健壮，到晚年健康状况一直不错。"许多躁狂抑郁患者容易患上偏执性妄想，这种症状也伴随了牛顿一生，毁掉了他的人际关系。

伦敦的骑士

1696 年，伦敦皇家铸币厂向牛顿提供了铸币厂监管一职，他接受了这个报酬丰厚的职位。7 年来，他一直想要谋求一个这样的职位。他搬到了伦敦，他的外甥女凯瑟琳·巴顿也与他一起生活。那时她 17 岁，她的父亲在 3 年前去世了。于是牛顿如父亲般照顾她、教育她。当凯瑟琳去乡下治疗天花时，从牛顿写给她的信中就能感受到他们之间温馨的关系："我收到了你的两封来信，得知乡下的空气适合你，我感到很高兴。虽然你还在发烧，但我希望你的症状能得到缓解，希望残留的天花水疱也能尽快消失……（我）打算下次找车给你带一些葡萄酒去……下次来信时请告诉我你的脸是否痊愈，以及你是否烧退。或许热牛奶能帮助你缓解症状。"信上的署名为"你亲爱的舅舅"。

自牛顿搬到伦敦后，他的生活方式发生了翻天覆地的变化，他性格中躁狂的一面表现得十分明显：溜须拍马取代了他那在剑桥时表现出的阴郁孤独的性格特征。他在许多场合都扮演着主人的形象，而他的外甥女则充当女主人的角色。他的家成了当时伦敦知识精英的大型聚会场所，连外国学者都前来拜访。他与贵族们来往密切，他本人也成了宫廷的宠儿。此外，贵族们也成了他的挚友，他把越来越多非科学家出身的贵族带进了皇家学会，从前也有人这样做，但数量不及他。斯蒂克利这样描述牛顿的社交能力："他左右逢源，甚至有时非常健谈。"斯蒂克利发现牛顿现在"随和、善良……他说话幽默、机智。在众人面前，他表现得非常讨喜，他彬彬有礼、和蔼可亲。即使不放声大笑，他也经常面带微笑"。

躁狂患者慷慨的一面也显现了出来。牛顿斥巨资奖励了许多年轻的数学家，推动了他们职业生涯的发展；他努力为詹姆斯·斯特林从政府那儿争取到了赦免，这位数学家得以重返英格兰。斯蒂克利赞扬了牛顿的善举，并向家人讲述了他的慷慨："他的亲戚人数相当多。他们大都获得了他的资助。只要有时间，他就会参加亲戚们的婚礼。在这样的场合下，他通常会放下严肃的一面，显得愉快、自在、不拘束。他会给女性亲戚100英镑作为礼物，也会安排男性亲戚从事贸易方面的工作。"

1697年，数学的火焰再次在牛顿心中点燃，但持续时间不长。瑞士数学家约翰·伯努利给他出了两道难题。根据他外甥女的记录，她的舅舅那天下午4点从铸币厂回来：（他）非常疲惫，但他熬到第二天凌晨4点，直到得出问题的答案。牛顿没有立即去睡觉，而是给英国皇家学会的会长写了一封长信，在信中他陈述了解题的方法。那一年，他依旧可以整夜应对智力上的挑战，这种兴奋劲儿是躁狂赋予他的。在伦敦居住的那些年，他一直因为躁狂而精力充沛，闲暇时间也不休息，而是做一些不必要的抄写工作。然而，躁狂再也没有把他带回到在剑桥时那样的巅峰创造时期。1698 年，在他为铸币厂全力以赴工作的同时，他还试图回到科学研究的工作中去，但他没有成功。

几年前，牛顿已经着手研究月球运动。他与天文学家弗兰斯蒂德 ① 合作，弗兰斯蒂德的观察为牛顿提供了研究数据。但最终这项计划以两位科学家的争吵而告终。1698 年，牛顿决心完成他的月球运动理论的研究工作，弗兰斯蒂德再次同意为他提供数据。然而，偏执和抑郁导致牛顿的思维变得迟钝，给他带来诸多不便，他抱怨有关月球运动的计算工作让他头疼得无法入眠。牛顿变得越来越暴躁和缺乏耐心，从而产生了偏执的错觉。他认为弗兰斯蒂德不仅故意妨碍他的研究，还隐瞒了研究必需的信息，疾病带来的无精打采和绝望的症状也干扰了他的工作。他又一次经历了精神和情绪上的危机，随后谣言四起。弗兰斯蒂德甚至听说牛顿死了，于是他写信给牛顿说："我为你的健康祈祷。"尽管牛顿告诉一些人他因为头痛和失眠已经放弃了月球运动理论的研究，但他仍然不放过弗兰斯蒂德，认为一切都是这位天文学家的错。他把弗兰斯蒂德逐出了皇家学会，最终掌握了这位受害者在天文学方面的研究。

牛顿再次通过剑桥大学竞选了国会议员，这也是他躁狂情绪回

---

① 格林尼治天文台的创始人，现代精密天文观测的开拓者。

归的标志。他从 1701 年 2 月开始任职，直到 1702 年 7 月国会解散。1705 年，牛顿再次自荐为候选人，但由于选民反对，他永久地告别了政治。

牛顿刚到铸币厂时，那里的工作并不轻松。当时，英国政府决定用新铸造的银币取代国内原来的铸币。为了避免经济崩溃，这个任务必须迅速完成。牛顿增设了几个辅助铸币厂，使得伦敦铸币厂的产量成倍增加。他最终完成了这项艰巨的任务。3 年后，他被提拔为铸币厂厂长。1703 年，他被选为英国皇家学会会长，他像专制君主一样统治着皇家学会。1704 年，他的巨著《光学》出版，这为他的辉煌成就增添了浓墨重彩的一笔，他在剑桥生活时完成了这部著作的主要内容。1705 年，他被安妮女王封为爵士。此后，虽然他又活了 22 年，却没有再次取得重大科学成就。他将全部精力都用到了与莱布尼茨争论谁先发明了微积分上。

牛顿的极端性格

如同许多躁狂抑郁患者一样，牛顿因其矛盾对立的性格特征而引人注目。他的传记作者认为他通常吝啬小气，有时却又慷慨大方；通常谦虚谨慎，有时却又狂妄自大；通常讲究原则，有时却又不择手段。他是一个逻辑缜密的人，是运用科学方法进行研究的典范；同时他也是一个充满奇特幻想的炼金术士。他的行为就像他的情绪和观点一样充满了反差。牛顿会对破坏铸币和伪造货币的囚犯大发雷霆，当这些人遭到殴打和处决时，他会毫不留情。然而，正如康迪特所述："他常常因为听到悲伤的故事而流泪，他对任何残忍对待人或动物的行为感到震惊不已；他喜欢讨论对人与动物要仁慈的话题。"他外甥女的女儿在他晚年的时候曾见到他对儿童是那么关爱，并觉得他是一个乐观开朗的人。

牛顿一生中经历了抑郁和躁狂两个极端,在这两种极端状态中，他表现出了不同的感知现实和回应现实的方式，也表现出了不同的欲望和妄想。在这样的过程中，他形成了矛盾的人格特征。根据记录，第一个情绪异常的征兆出现在牛顿童年时期，当时他威胁母亲和继父，说要杀死他们并烧毁他们的房子。在读大学期间，他表现出许多抑郁症的症状，其间，他的抑郁因躁狂性失眠和过度工作而中断。1665 年至 1666 年是他一生中最有创造力的时候，在后来的科学生涯中得以进一步发展的大部分想法，都是他在这段短暂的时间里萌生的。1674 年至 1675 年间，他情绪低落，打算从英国皇家学会辞职，放弃科学研究，并试图获得法学教授职位。1686 年，在历经 18 个月的躁狂性创造期后，牛顿完成了他最伟大的巨著《原理》。此后的 6 年里，他的躁狂行为表现得非常明显。他加入了反对詹姆斯二世、保卫剑桥大学的行列中。此外，他也参与政治，并于 1689 年至 1690 年在国会任职。两年后，他最严重的一次病症发作，从精神失常（paranoid manic psychosis）演变成重度抑郁症，疾病一直持续了两年，他才得以完全康复。1701 年，躁狂使牛顿重返政坛。

在他的整个成年期，牛顿表现出周期性的偏执、易怒和情绪激动。在晚年，他获得了许多奖赏和荣誉，作为名人在伦敦生活，且善于社交。但他会时不时地遭受重度抑郁症的折磨，比如1698年的精神崩溃导致他放弃了月球运动理论的研究。

牛顿在85岁时离开了人世。他是一个勇敢的人，这是他留给人们最后的形象。他与别人多年的争吵，他的愤怒、绝望和孤独都在此刻结束了。康迪特记录道："剧烈疼痛频繁地侵袭着他，这种症状仅有短暂的停歇。尽管他痛苦到汗流浃背的地步，但他从不抱怨、从不哭喊，也从不表现出丝毫怨气或不耐烦。在剧痛停歇的短暂时间里，他会像往常一样面带微笑，愉快地与人交谈。"最后这种折磨于1727年3月结束。

在他生命的最后时刻，牛顿超越了自己一直以来偏执的幻想，他不再认为自己已经获得了解开宇宙奥秘的钥匙，他说："我不知道自己在这世界上以什么面貌示人，但就我自己而言，我似乎只是一个在海边玩耍的孩子，自娱自乐，偶然发现了比寻常之物更光滑的鹅卵石或更美丽的贝壳。然而，真理浩瀚如海洋，我却一无所知。"

我们永远不会知道，如果没有那些躁狂带给他的能量和抑郁强加给他的孤独，牛顿是否能有如此的发现，并通过完成艰巨的工作证明他的这些发现。我们可以看到的是，连同他的情绪激动和偏执妄想，他的躁狂抑郁使他与众不同，使他运用自己的天赋从事科学研究。正如华兹华斯所写的那样，他是"一个永远在奇异的思想海洋中独自航行的人"。

第 4 章

贝多芬

拿破仑和贝多芬都是同一时期的人，就像当时欧洲各国经历着革命一样，那个时代的音乐也经历着革命。拿破仑战争破坏了音乐的经济基础，迫使当时的作曲家在社会中扮演新的角色并寻找新的收入来源。

约翰·塞巴斯蒂安·巴赫的职业生涯属于典型的革命前作曲家类型，他受雇于教堂或贵族，以此领取薪水。他的职责包括培训那些为教堂或宫廷演奏的歌手和音乐家，在需要时他也会自己演奏，此外他还会为赞助人创作指定场合（如生日、葬礼等）的演奏音乐。

教堂作曲家常被称作乐队指挥，他们为教堂仪式谱曲并兼任管风琴师。巴赫甚至要为唱诗班的男孩们教授拉丁语并训练他们的音乐水平。无论是受雇于宫廷还是教堂，巴赫创作音乐主要是为雇主工作，他自己很少主动创作。

18 世纪早期，乐谱的复制主要靠人工辛苦地手抄，并且大多数乐谱都无法得到传播。因此，那时宫廷和教堂都设有自己的音乐图书馆，里面藏有其麾下多年来历任作曲家的作品。在巴赫出生的时候，为德语国家的宫廷和教堂工作的作曲家就有340余名。在那个时代，音乐出版业还处于雏形阶段，巴赫的大部分音乐直到他去世多年后才得以出版。巴赫虽然在当时的音乐圈为人所知，但他的听众都是本地的，还算不上真正出名。

像海顿这样的宫廷作曲家会一直非常忙碌，因为他们几乎每天都在为演出做准备，包括小型室内音乐会、歌剧还有交响乐表演。在18世纪的德意志各邦国中，音乐方面的训练在贵族教育中十分重要，因此宫廷作曲家还要为贵族上音乐课。未经赞助人许可，海顿的作品就不得被复制或在其他地方演出，他也不能接受其他任何人的委托进行创作。海顿作为宫廷作曲家相当于赞助人的仆人。莫扎特的情况也与其相似，他的赞助人要求他和其他的仆人一起用餐。而贝多芬是第一个拒绝这样做的人，贝多芬像法国皇帝一样骄傲、大胆和专制。他在沙龙里彻底征服了维也纳贵族，就像拿破仑在战场上征服他们那样。他的赞助人纷纷讨好他，为他跑腿，乞求他演奏，还将他视为尊贵的座上宾。与法国皇帝不同的地方是，贝多芬的权力不能传给他的继承人，但他仍为作曲家群体赢得了声望和后世的尊重。

在贝多芬的一生中，音乐界发生了几个重要的变革。大键琴[①]被更加灵活有力的钢琴取代，由于音乐厅逐渐取代了沙龙，管弦乐

---

① 大键琴也称拨弦古钢琴，弹奏时虽是通过手指敲击琴键，但琴内的琴弦构造是用羽管拨奏而不是用琴槌敲击，大键琴可被视为现代钢琴的前身。

队的规模扩大了，乐器种类也随之增加。随着金属加工技术的发展，管乐器的制作更加精良，其音质得到改善，音域得到扩展，定音更加可靠。作曲家得以自由地创作比以前更宏大、更响亮、更复杂的作品。贝多芬有雄心也有信心来引领这场音乐革命。

音乐出版公司在欧洲各地如雨后春笋般涌现。那时作曲家得不到版权法保护，因此出版商可能会一次性向他们支付稿费，或者干脆就在其他地方盗版印刷。有时，一些畅销作品会被误认为出自某著名作曲家之手，而真正的作者反倒鲜为人知。

音乐的广泛出版虽未能为普通的作曲家提供保障，使他们拥有稳定的收入，却惠及了贝多芬、海顿和莫扎特这样重量级的作曲家。通过印刷，他们的作品得以接触国外听众，与此同时，人们对新作品的需求有所下降。当时的法律已允许汇编其他作曲家已出版的作品，因此为宫廷和教堂工作的音乐家不必再为每次演出都专门谱曲。这样，相较于谱曲，作曲家的身份更像是管弦乐队或合唱团的音乐指导、指挥、管理者。

随着这些变革的发生，音乐家原本的带薪职位大都消失了。在巴赫去世后的那个世纪里，欧洲版图被重新绘制了好几次。大约120个德意志邦国被较大的邻国兼并，因此宫廷的数量以及其所需的作曲家、音乐家和歌手的数量也随之减少。此外，拿破仑发动战争耗尽了音乐家赖以生存的贵族的财富，大多数宫廷再也供不起御用管弦乐队和作曲家。随着工业革命的推进，财富从拥有土地的贵族手中转移到了从事工业的平民实业家手中，这些新兴阶层并不会将音乐家养在家中。赞助并没有完全消失,大多数作曲家,包括莫扎特和贝多芬,也仍在寻求一份带薪的职位以及这个职位带来的其他收入,但他们都不得不成为自由职业者。莫扎特和贝多芬在世时的大部分日子都过得很好,莫扎特死时贫困潦倒,但主要原因是他过度挥霍,而贝多芬的遗产中则包括数量可观的银行股票。

在贝多芬职业生涯的早期,他有好几个收入来源:从当地贵族那里获得津贴,通过在音乐会上演奏自己的作品来获得收入,从出版商那里收取版税。此外,他还会在贵族举办的音乐晚会上为他们讲授音乐课,不过他并不总能从其中得到报酬。在他完全失聪后,除了作曲,他不得不放弃很多活动。但那时他的手稿在各大出版商之间已经很抢手,因此他仅靠版税就能过上好日子。

一旦作曲家成了自由职业者,他们便摆脱了原本受宫廷和教堂束缚的身份。他们不再需要像以前那样演出、指挥、授课,也不用操心乐师的聘用,合唱团和管弦乐队的排练,以及音乐创作,除非他们自己主动去做这些事。这就非常适合有着独立自主个性的贝多芬。然而,当作曲家写的音乐不适应潮流时,他们也会失去听众。当时许多已出版的作品就足以满足听众的需要,就算新作品不多也影响不大。当音乐家与听众失去联系,其作品成为生活点缀而非生活必需品时,那么他便背离了公众。艺术家在创作时选择取悦自己和同行,而不迎合大众甚至与大众背道而驰,这个做法可被视为浪漫主义者对那个时代进行反叛的一个缩影。贝多芬的作品在那个时代深受听众喜爱,而其实他也曾写过迎合市场需要的作品。后来他选择不再迎合，越到晚年他越认为，即使他的作品不被理解也不要紧。他的一些作品在当时确实不被理解，而他则表示这些作品是为未来而谱写的。一个半世纪过去了，虽然仍有听众未能参透那些作品的深刻内涵，但贝多芬的大胆创造现在看来却不无道理，他确实写下了一些人类最伟大的乐章。

前奏

贝多芬的一生相对平淡。他在 22 岁时移居维也纳，后来逐渐丧失了听力，他与侄子的关系紧张。除了音乐，以下这些都是他人生中值得注意的事件。他在维也纳安顿下来后，在那里度过了剩余的大半人生。他的人生的不同阶段有着奇怪的相似性，一遍又一遍地重复着相同的主题曲和变奏曲。终其一生，贝多芬经常发怒、疑神疑鬼，他常与人争吵，然后和解。他有过几次痴情不移的经历，到最后却是徒劳无功。他的身体患有疾病，此外，他还时常变更住址（自 1792 年起，他在维也纳平均每年搬家至少两次），经常雇用又解雇仆人，这点从他写给朋友的这段话中可见一斑："我来到这时胃疼得要死，又患上了重感冒。胃疼要拜我那猪一般的管家所赐，重感冒则是之前被我赶走、后来又重新雇回的那个粗鲁厨娘传染给我的。"

贝多芬的一生中反复出现了不少琐碎的问题，故不宜仅用历史叙述的方式来讲述。因此，下文会先简要地按年份叙述贝多芬的生平，而后对贝多芬的行为按不同的症状展开描述。

1770 年 12 月 16 日，路德维希·范·贝多芬出生于德国波恩。在他 5 岁时，他的父亲开始教他学习小提琴。9 岁时，他开始学习钢琴和管风琴。两年后，他的演奏水平已经达到足以替代宫廷风琴师的程度。1783 年，他的第一部作品出版，年仅 13 岁的他还在当地的剧院得到了一份钢琴师的工作。次年，他成为宫廷风琴师的助手。1787 年，他去维也纳待了 3 个月，其间还为莫扎特演奏，当他得知他的母亲去世后便返回了波恩。从 1787 年到 1792 年，他在波恩担任宫廷乐师，以此供养父亲和两个弟弟。他于 1792 年移居维也纳，无论在当时还是在之后的很多年里，这个城市一直被视为音乐圣地。他曾短暂地师从海顿等音乐家，并于 1801 年创作了第一部交响曲。而那时他出现听觉衰弱的迹象已经 3 年了。1815 年，他的兄弟卡斯帕去世，贝多芬便担负起监护侄子卡尔的重任。到 1819 年，贝多芬的听觉严重受损，甚至到了只能用纸笔和人沟通的程度。1827 年 3 月 26 日，贝多芬在维也纳去世。

贝多芬可能遗传了来自他父母双方家族的精神异常。贝多芬的外祖母是一个精神失常的酒鬼，她不知饥饱，最终在某个寒冷的雨天因露宿街头而被冻死。贝多芬的父亲则是一个才华甚少且缺乏自制力的乐师，他嗜酒如命，而且脾气暴躁。贝多芬的父亲还负债累累，因此贝多芬的母亲只能通过变卖自己的衣服和打零工来维持家里的生计。如果贝多芬的父亲醉酒晚归，他便会把还是个孩子的贝多芬从床上拖起来弹奏钢琴直到天亮，要是弹错了音符还会打他。这个父亲几乎每天都会打贝多芬，甚至把他关在地窖里。

贝多芬的母亲是家中精神状态最稳定的人。贝多芬所有的爱和尊敬都给了她。然而，这位母亲经常疏于照顾她的3个儿子。她将男孩们交由仆人照顾，可是没人操心整理他们的仪表。在贝多芬17岁时，他的母亲就去世了，贝多芬成了家里的顶梁柱。贝多芬的弟弟约翰在三兄弟中脾气最温和。贝多芬另一个弟弟卡斯帕则有着热情、暴躁的性格。兄弟三人要是待在一起，恐怕相互容忍不了多久。

贝多芬不喜欢自己的两个弟媳。其中，卡斯帕的妻子在成为寡妇后又有了一个非婚生孩子，而被贝多芬接到家里抚养的卡尔又被学校开除了。于是，这个弟媳和贝多芬之间展开了一场拉锯争夺战。虽然贝多芬赢得了监护权，但后来叔侄之间却冲突不断。尽管卡尔曾尝试去讨贝多芬的欢心，但这位作曲家常常脾气暴躁，这令身边所有人的日子都很难过。在卡尔20岁时，他竟朝着自己的脑袋开了一枪，但最终幸存了下来。所有这些不稳定的性格和不正常的行为举止，在躁狂抑郁患者的家庭中都十分常见。

摇摆不定的情绪

在一个人的生活中，若其情绪没有发生极端变化，要么是因为现有的证据不足以证明这个人患有躁狂抑郁症，要么是因为这个人不是躁狂抑郁患者。就贝多芬而言，有充分的证据表明他情绪多变。1801年11月16日，他在给友人的信中讲述了自己长达两年的抑郁症状。写信时他刚从闷闷不乐的情绪中走出来，因为他不久前坠入了爱河。他已经从痛苦和社交退缩的状态转变为欣快、乐观和身体健康的状态，同时他的精神状况也得到了改善：

　　自从与人来往更加频繁后，我现在过得更开心了。你很难相信在过去两年里我是多么孤独和悲伤。我糟糕的听力像幽灵一样缠着我，使我逃离人群、避免社交……但现在我发生了变化，这要多亏一个让我着迷的女孩，她爱我，我也爱她……但是，她和我处于不同的阶层——我是不可能与她结婚的……我真的觉得自己的青春才刚刚开始，因为之前我一直身体不好。在过去一段时间，我的体力和精神状态都在稳步恢复……啊！人生如此美好，要是我能拥有数千次生命该多好！

　　仅仅一年后，贝多芬的情绪又经历了一次波动，从夏天时的快乐变成了秋天时的悲伤。贝多芬乞求上苍再赐给他一天时间，以便他能享受不同寻常的快乐时光，他要的是"纯粹的快乐时光"。没有一个躁狂抑郁患者愿意将就。于是，贝多芬通过其风格激昂的浪漫主义音乐完成了他的愿望。他写道："当秋天的树叶枯萎凋零时——我的希望也同样破灭了……即使是巨大的勇气——那些勇气曾在夏日的美好时光里给予我灵感——（它们）也消失了——啊，上苍——再赐我一天纯粹的快乐时光吧——我的心已经很久没有感受到快乐了——啊，什么时候——啊，什么时候——我才能再一次感受……难道再也不能？——啊，那真的太残酷了！"

　　贝多芬在其他信件中也体现出了情绪极端变化的迹象。他曾写过"我们这些活在世上既可怜又幸福的人类"，仿佛人类除了可怜只能是幸福，两者之间不存在其他的状态。他还说过："你的讲述让我从喜悦的巅峰一落千丈，最终坠入悲哀的深渊。"对贝多芬来说，这是他情绪的常态。

他在1811年的信中写道："我凌晨4点才从酒宴回来，在宴会上我不由自主地笑了很久，而今天我却哭了很久。嘈杂的快乐常常能有力地让我回归到惆怅的状态中去。"如果说有些人不需要过渡阶段就能从躁狂状态直接转为抑郁状态，那么贝多芬就是其中一个。

对朋友们来说，贝多芬在情绪上的疯狂转变并不是什么新鲜事。从贝多芬30岁一直到其生命的尽头，他的朋友都曾提到过他如变色龙般多变的情绪。同为作曲家的车尔尼曾说："他偶尔会感到忧郁……其他时候他总是愉快、调皮、妙语连珠、善于逗笑。"另一个友人也观察到了贝多芬多变的情绪和强迫性的言语："有时他看起来精神很好，但更多时候他会走向极端。"要么"他的精神状况被忧郁笼罩"，要么"他的言语……变得非常活泼"。最终，贝多芬的朋友们学会了习惯他的情绪波动，他的一个朋友表示："只要你能让贝多芬高兴起来，贝多芬说话时一定比任何人都更有活力。可是，一旦你问错一个问题，或者稍有失言……那就足以让他永远疏远你。"这位作曲家的躁狂性愤怒和偏执常会破坏他的人际关系。

另一个朋友曾说："有一次贝多芬变得很健谈，这让在场的所有人都感到惊讶，因为他通常会沉默寡言、无精打采地坐在那儿，盯着前方发呆。"这样看来，尽管贝多芬也有热情洋溢的一面，但是在人们心中留下的最深刻的印象还是他的忧郁形象。很多时候，他会在情绪低落时将自己隐藏起来，但他消极的一面还是经常被人看到，人们将他视为一个"性格不好、粗鲁古怪、脾气暴躁、攻击性强的家伙"。贝多芬具有如此多的抑郁特征，因此有人认为抑郁是他的基本状态。

躁狂抑郁患者的外表通常能可靠地反映出这个人的情绪状态。这一点对贝多芬来说亦然。他的外表和他的情绪一样多变。他经历过衣品优雅、打扮得体、容光焕发的时期。1805年时，他就是这样的形象。在1810年，他又焕发了第二春，重新重视自己的容貌打扮，还请求他的朋友兹梅斯卡尔男爵送给他一面镜子，因为他不久前打碎了自己仅有的一面镜子。对于贝多芬而言，打碎东西并不是罕见的事情。身为一名钢琴家，他却异常地笨拙：他曾把墨水瓶打翻在钢琴上，他会把所有碍事的家具都弄脏、推翻，甚至打碎，他也从来没有学会跟着音乐的节奏跳舞。一个朋友还评论说："很难理解他是怎样刮胡子的，他脸上有许多刮破的伤口。"正如许多躁狂抑郁患者一样，贝多芬的笔迹也随着他的情绪而变化。他的情绪太过强烈，他的面部表情总能暴露出他的精神状态。

尽管在生活中手脚笨拙，但在1813年至1814年期间，这位作曲家的外表看上去仍比较体面。然而，在大多数情况下，贝多芬不修边幅的程度和他的才华一样醒目，他的外表无法一直保持干净整洁。人们注意到，当他抑郁时，他会变得更加不修边幅。虽然有时他也会感觉好一些，但可惜持续时间很短，不足以让他有时间悉心打扮。他的发型更是出了名特别。一位朋友回忆道："当他把手插进头发里时，他的头发依然朝着各个方向根根直立，看起来总是那么滑稽。还有一次当他脱下大衣后，我们发现他大衣的肘部有个洞。他一定记得这件事，因为他一穿上大衣就又脱掉并笑着说：'我想你们也已经看到了。'"就算经过精心打扮，贝多芬也不英俊。维也纳的一位女士曾说："他身材矮小，其貌不扬，难看的红色脸颊上长满了麻子。"

1821年，贝多芬完全忽视了自己的衣着打扮，导致他被警察找了麻烦。有次他像往常一样衣衫褴褛地出去散步，但在途中迷了路，他朝一户人家的窗户打探，希望认出熟悉的面孔，这引起了住户的警觉，还叫来了一名警察。贝多芬被拘留起来，他报上自己的名字，但警察不相信他，还说："你就是个流浪汉。贝多芬不会是你这个样子。"贝多芬就这样被关进了监狱，直到一个熟人前来确认他的身份才被释放。

这位作曲家表现出的躁狂性混乱不仅仅体现在他的穿着上："我并不总能把日常事务安排得井井有条——这或许是我唯一可以拿来自夸的作为天才的特质。"在这句话中表露的谦虚并不像是贝多芬的说话风格，但他所提到的杂乱无章却是他的真实写照。从拜访过他的人所描述的场景中我们便可看出："你正置身于你能想到的最脏乱的地方……一架古老的大钢琴，上面布满灰尘，琴身布满了涂鸦和手稿，钢琴下面有一个没倒干净的夜壶（这样讲一点都不夸张）……还有沾着墨渍的钢笔……然后，那里还堆放着更多的乐谱。椅子上摆满了餐盘，盘子上还残留着昨夜的晚饭，有的椅子上则堆满了衣服。"另一个来访者看到的景象是："书和乐谱散落在每个角落……未开封或喝了一半的酒瓶……地板上铺满了私人信件和工作信件……想要从中找到东西有时要花上几天甚至几周的时间。"可见，贝多芬作曲时丝毫不受夜壶的气味的干扰。

躁狂抑郁患者对待他人的态度会随着情绪而改变，因此不同患者对待他人的方式往往不同。这会使他们的孩子充满困惑，因为躁狂抑郁患者总是在不断改变家里的规则和标准。当孩子犯了错时，如果那天他的父母刚好处于欣快状态，那么他的错就会被父母忽略，甚至父母会觉得这是个有趣的错误。但是如果父母处于易怒或沮丧的状态，那么同样的错误可能会招致严厉的惩罚。当贝多芬把9岁的侄子接到家里时，自己是个45岁的单身汉，就算当时他的躁狂抑郁症没有发作，他所处的情况也已经很艰难了。这位作曲家没能成为一个称职的养父，他反复无常、脾气暴躁，同时十分渴望得到孩子的爱，但没有一个孩子可以满足他对爱的需求。前一刻他对侄子卡尔还宠爱有加，但一转眼他又会打侄子一顿。

在卡尔被贝多芬接到家里4年后，在一封贝多芬写给朋友的信中，我们可以看到贝多芬表现出了明显的情绪变化。这封信的开头就充满了愤怒，原因是卡尔"把他的手从我的手中抽了出来……于是我也把他从我的心里驱逐了出去，我为他流了多少泪？这个没良心的东西"。贝多芬痛心地说："我对他的爱已经消失了。"下面他又补充道："我除了为他支付生活费用和照顾他之外，不想和他有任何关系。"可是再往后他的语气却彻底转变了。"我仍然一如既往地爱他……甚至爱得更深。老实说，我经常为他流泪。"接着他的语气又回归愤怒："只要我活着，他这个怪物就别想见到我。他那晦气的母亲把他养成这个样子，现在她还伙同他的寄宿学校校长图谋不轨。"这封信包含的情绪很丰富：首先是排斥，接着是爱，随后是再一次排斥，以及对卡尔的母亲和校长有着偏执般的怀疑，全篇还贯穿了对卡尔无法割舍的情感。

贝多芬写给卡尔的信中也充斥着同样的情绪变化和偏执态度。此时卡尔已经16岁了，贝多芬在给他的信中写道："有人告诉我，你和你母亲又见了几次面……难道你就是这样报答我的？……如果我们之间要一刀两断，那就这样吧，但我相信任何公平的人在得知这件事情后都会指责你。"后来，他又写道："明天还是过来找我吧，不用担心，我只是有点多疑。"几天后，他又写道："我再也不能信任你了。"然后又转变了态度："我亲爱的孩子……快回到我的怀抱，我保证你不会听到一句严厉的话……快来吧——回到你伯父那颗诚挚的心里来。"

尽管贝多芬对卡尔的母亲又怕又恨，但当得知她病了后，贝多芬还是拿钱来帮助她。他写道："既然她病得如此严重，受了这么多苦，那么我必须要马上帮助她……我还会说服我那吝啬的弟弟也做点贡献。"但她康复不久后，贝多芬的同情心就消失了，他又开始刻薄地对待她。

贝多芬曾写道："一个人若想收获泪水，就会播下爱的种子。"他自己就证明了这点。他对卡尔的爱使得他自己、卡尔本人和卡尔的母亲都很痛苦。对卡尔的监护权之争甚至闹到了法庭。一位法官因贝多芬让卡尔多次转学而解除了贝多芬的监护权，然而经上诉后，贝多芬夺回了卡尔的监护权。那些年，叔侄之间吵得非常厉害，连房东也受不了了，只得赶走他们。

1826年，卡尔甚至尝试自杀。或许是因为卡尔自己也患有躁狂抑郁症，或许是他再也受不了贝多芬对他的所作所为，又或许两种原因都有。翌年，贝多芬退出了卡尔的生活，此后卡尔似乎就过上了安宁平和的生活。

贫困和奢侈

和许多躁狂抑郁患者一样，贝多芬在处理金钱事务方面会使自己变得很困惑，同时也令别人觉得困惑，他在处理其他方面的事务时也是如此。处在抑郁期时，他会变得很吝啬，试图跟别人借钱，因为他觉得自己是个穷人，但其实他一点也不穷。这是抑郁患者常有的妄想症状。而有时，他却会同时租3处住所。他会在餐馆随意点菜，因此花费不菲，然后又把饭菜退回去。尽管有时他花起钱来漫不经心，但他挣起钱来却一点也不含糊。他不允许出版商利用他，甚至会让出版商互相竞争，让那些不适合商业性演奏的作品卖个好价钱。然而，激励着这位作曲家挣钱的因素似乎并不是谋利，而是自尊。

贝多芬对金钱并不感兴趣。他说："世界上应该有一个艺术品仓库，艺术家只需要把自己的作品放进仓库，然后取走他所需要的其他物品。但是，一个艺术家必定得是半个生意人，但生意人的世界他又怎么能懂——天啊！这真的令我厌恶！"

处事时情绪的矛盾

贝多芬经常将自己的抑郁归咎于失聪。对他来说失聪是一场悲剧，对任何音乐家来说这都是悲剧。但是，尽管他的听觉不断恶化，最后到了完全失聪的地步，但是他的忧郁却并未随之加剧。无论是作为音乐家还是正常的人，失聪并没有摧毁他。失聪一方面终结了他作为钢琴家和指挥家的职业生涯，另一方面却使他专注于作曲，可以说他的不幸在某种意义上促使他创作出了惠泽后世的作品。

贝多芬的躁狂抑郁症可能使他感受不到一般音乐家失聪时遭受的绝望之苦。他说："只有艺术家和内心自由的学者才能将快乐随身携带。"不管这点对一般人是否适用，但对躁狂抑郁患者来说肯定是真的，因为他们的情绪与经历的事件没有直接关系。他们的快乐不需要理由，甚至遇到不幸时也能快乐起来。贝多芬在失聪的情况下依然成了一个成功的作曲家，可能是因为他的勇敢，也可能是因为他对音乐的热爱。他拥有"纯粹快乐"的躁狂时光，而这也正是他一直祈求拥有的体验。另外，他还拥有创作过程触发的躁狂状态，以及与躁狂相伴的自信和乐观。那些时光即使在贝多芬生活艰难的时候也依然存在，这使得贝多芬几乎在任何情况下都具有创造力。真正影响到他的只有身体的健康问题和抑郁症，而这两个问题时常同时找上他。

到 1822 年时，认识贝多芬的人们都意识到他的情绪时常不太正常。贝多芬的一个朋友对一个渴望见到贝多芬的年轻人说："他知道你想要拜访他，他本人是希望认识你的。但当我们见到他时，我不能保证他会不会临阵脱逃，因为他常常深受忧郁困扰，而有时他也同样会无缘无故地开心起来。他突然就会抑郁发作，没有任何理由，而且他无法控制这一点。"

躁狂发作

1822 年，一个朋友将贝多芬处于躁狂期时的情形记录了下来。此时这位作曲家的外表与他所表现的情绪是一致的。他衣着整齐，心情愉悦，为人友善，并且他兴致很高，爱开玩笑，十分健谈，似乎不需要特别的理由就很享受这段时光。这个朋友说：

他来到巴登①这座城市。这一次，他看上去很整洁，甚至很优雅……到了这个城市后，他一直表现出不同寻常的欢乐，有时甚至让别人都感到很欢乐，他想到什么就说什么……他的言谈举止看上去十分古怪，有些甚至可以说是无比奇怪。不过，这些举止反映出他对每个接触他的人都展现出了孩子般的善良、单纯和信任。甚至他咆哮着对别人展开长篇大论……也不过是他想象力的爆发和一时兴奋的表现……是狂热和诙谐的产物……一旦他处于这种状态，就自然而然会滔滔不绝地说

① 位于德国西南部。

出粗俗的俏皮话，产生滑稽的想法，发表让人既吃惊又兴奋的悖论……总之，我发现他也有特别快乐、特别幸福的时光。

自我与自大

似乎只有少数天才在被承认是天才时会感到惊讶。大多数天才认为自己被认可是理所应当的，他们反倒会因为认可来得太晚而感到惊讶。当一个天才认为自己是天才时，他很难把这种看法当作自己的妄想。由于没有更合适的用词，本章节采用了"自大"一词，来形容贝多芬认为自己十分伟大。因为他在没有任何客观证据表明他是个天才之前，就已经相信自己是个天才了。

这个信念很早就出现了，那时还尚未有任何证据证明他是个天才。就这点而言，他的确是"自大"的。当他还是个小男孩的时候，一个邻居抱怨他衣着邋遢，他这样回应："等我出了名，就不会有人注意这些。"20多岁时，他渴望人们能意识到他对自己的天赋的信心——不仅如此，他还要求别人相信这点。"那些因为我尚未出名而不相信我的人，我不会跟他们交往。"30岁时，他写信给一个朋友："只有当我真的成为伟人时，你才会再次见到我。到那时我不仅是一个伟大的艺术家，还是一个伟大的人……到那时我只为贫苦的人们发挥我的艺术才华。"这是体现贝多芬的冲动行为的一个例子，随着躁狂性灵感的消失，这种冲动就会稍纵即逝，很快被他遗忘。在贝多芬36岁时，他觉得处于躁狂状态的自己已达到了艺术成就的巅峰。当有人告诉他"大英雄拿破仑"刚刚打败了普鲁士人时，贝多芬情绪激动地说："可惜我无法像懂音乐那样懂兵法，不然我会征服他的！"大约同一时期，他给一位赞助人写信道："殿下！您之所以有现在的地位，是因为运气和出身。而我之所以有现在的地位，是因为我自己的努力。像您这样的贵族有很多，以后还会有成千上万的贵族出现，但贝多芬只有一个。"尽管话中道理确实不假，但这样的措辞在当时可谓狂妄自大。

1815 年，贝多芬变得十分自大。"你那里听说过我的伟大作品吗？"他在给一个朋友的信中这样说。他甚至狂妄地将自己与造物主相提并论。"我的作品虽然很伟大——但与造物主的作品相比，一切都微不足道……当你给我写信时，地址栏里只须写上我的名字就足够了。"

普通人和天才在一起时通常会感到不舒服，因为他们会怀疑天才看不起他们、认为他们低人一等。有时，情况确实如此，而天才可能会掩饰这种态度。贝多芬在日记中写道："永远不要让人注意到你对他的蔑视，因为你不知道将来什么时候会有求于对方。"傲慢是躁狂患者的另一个性格特点。

过度活跃与失眠

整日整夜四处游荡这种症状，只有在躁狂症加剧时才会出现。根据一个朋友的记载，贝多芬 53 岁时仍然会出现这样的游荡状态。他还补充到，这位作曲家有时好几天都不回家。在生命的最后一年，贝多芬饱受肝硬化的折磨，这给他的身体带来了巨大痛苦，然而他的医生却记载道："他经常凭借罕见的忍耐力在树木繁茂的山坡上作曲，即便完成了曲子，他仍有新的灵感不断闪现。他经常在荒凉的环境中游荡几个小时，不顾气温变化，甚至在大雪纷飞时依旧到处奔跑。"这种强烈的躁狂症状通常出现在夏天而不是冬天。当贝多芬在城里时，如果躁狂发作，那么他就会在街上疾走很长一段路，任何想要跟上他的步伐的人都会筋疲力尽。

躁狂性的兴奋有时会让人进入神奇的状态，在这种状态下，躁狂患者会感受到满满的爱，会感到自己与世间万物融为一体，并且与神明有了感应。贝多芬在森林中出现的躁狂状态有时就属于这种类型。1810年他曾写道："乡下的每棵树好像都在对我说着：'神啊！神啊！谁能把我对森林的痴迷之情完全地呈现出来呢？'"音乐家如果没有这种不寻常的情感体验，就不太可能创作出如同贝多芬的作品那样拥有足够情感广度和强度的作品。

即使只进行授课，贝多芬也曾有过躁狂发作的时期，其间他不知疲倦，对身体的不适浑然不觉。他的学生对此十分吃惊，还被他折腾得不轻。他的一个学生布伦瑞克女伯爵曾说："他不仅仅只持续训练我1个小时，他经常从下午1点开始，持续训练我到下午4点或5点，他会不知疲倦地弯曲我的手指，以前我学琴时都是伸直手指、（在琴键上）手掌放平。这个大音乐家最后肯定很满意了。连续16天，他一次都没有缺席。" 由于他过去经常对贵族女子产生感情，有人可能会认为，贝多芬之所以这样做是因为他的注意力更多地放在女伯爵身上而不是音乐上。但是，就算给那些不怎么吸引他的人讲课，贝多芬也付出了同样的努力。

思维奔逸

对于一个普通躁狂患者而言，当出现思维奔逸时，他的脑子里会充满各种没有关联的想法，每个新想法都会分散他对前一个想法的注意力。但对于才华横溢、训练有素、痴迷工作的躁狂患者来说，情况就大不相同了。他的想法可能会源源不断地涌现，但他会把这些想法充分用在工作中，新想法会从既有的想法中发展而来，形成一个有机的整体。当然，结果并不总是完美的，可能仍需大量修改。贝多芬就经历过许多这样的场景。但只要他处于躁狂状态，他就从不缺乏想法。"我的灵感都是不期而至的，"他说，"它们可能来自广阔的大自然，可能来自树木丛林，可能出现在我散步之时，可能出现在寂静的夜晚，可能出现在破晓时分。"他会将无法立即用上的灵感记在笔记本上，留待日后使用。

和许多艺术家一样，贝多芬经常在夜深时产生灵感，而且不记录下来就睡不着。贝多芬的躁狂在任何时候都有可能发生，有时发生在他交际活跃之时，这一点已有不少记载，而有时他的思维奔逸并不以音乐灵感的方式呈现。有目击者说："在这种情况下……他会不断地说出大量的想法，着实让人吃惊。"聪明又有学识的人其想法之丰富、口齿之伶俐，可谓让人惊叹。历史上给人留下这种印象的名人还包括作家塞缪尔·约翰逊、诗人柯尔律治和德尔莫尔·施瓦茨①。

社交活跃度

在通常情况下，除非处于躁狂状态，否则贝多芬一般不与人交际。而一旦与人交际，他就会全身心投入其中。贝多芬第一次见到作曲家卡尔·韦伯时，他就像对待一个失散多年的兄弟那般热情，尽管他既不喜欢对方的音乐，也不尊重对方。韦伯说贝多芬"以最真挚的态度接待我：他发自内心地拥抱了我至少六七次，最后还热情地喊道：'是啊，你这个家伙，确实不赖！'我们一起共度了午间时光，过得非常愉快。这个粗鲁而讨厌的男人竟然对我献殷勤，在餐桌上对我照顾有加，仿佛我是他追求的女人似的……看到自己被这个伟大的人如此眷顾，我感到喜出望外"。不过，躁狂状态下的友善是不可靠的。这就好比一个醉汉所表现出的一时的狂热那样，与狂热的对象没有必然关系。心情大好的躁狂患者只不过是在让自己的爱与快乐溢出，在那一刻表现出对他人的珍视。然而一旦他的情绪发生变化，他就会对自己之前欣赏的对象产生怀疑。即使处在抑郁状态，躁狂抑郁患者仍能持续付出自己的爱，但其情绪会大大影响这份爱的强烈程度。

在生命的最后一年，贝多芬仍能在躁狂的状态下积极社交。正如一个目击者所说的那样："总体上……他是格外愉快的，每听到

---

① 美国诗人、小说家、编辑。

一个笑话他都会开怀大笑……由于那时流行的传言说他是个非常忧郁和内向的人，因此这点倒是出乎我们的意料。"有时，贝多芬对于社交的狂热会转化成工作上的狂热。他的助手辛德勒曾看到贝多芬在灵感迸发时眼珠会突出来，并且不断转动，一会儿往上看，一会儿又往下看。辛德勒补充道："他会在参加聚会或走在街上时迸发灵感，通常还会吸引每一个旁观者的目光。"

玩笑与戏谑

贝多芬的朋友们会收到他的便条，便条中言辞诙谐幽默："我亲爱的伊格纳兹①小傻瓜，我的心肝宝贝……来吧，今天下午来我这里。你会发现舒潘齐也在这，我们两人将砰砰地给你的心注入快乐。献上来自贝多芬的吻，这个吻别名汤饺子。"

但有时贝多芬试图表现出的幽默也会适得其反。他写了一首歌给他这个身形臃肿的小提琴家朋友舒潘齐。他在信中写道："向胖子致敬，舒潘齐是个笨蛋、笨蛋、笨蛋！……是只肥胖贪吃的小猪，是个自大的傻瓜！你这笨蛋，舒潘齐，你这头驴……让我们一起唱：'你是最笨的驴！你这笨蛋！你这头驴！嗨嗨哈！'"而有时贝多芬的幽默中也带着污言秽语，他的言论惊世骇俗，这些都是躁狂的表现。一个名为音乐之友的团体曾想花钱请贝多芬写一首歌，贝多芬则写信给这个团体的代表说："敌对社团的头号人物……你不如

---

① 伊格纳兹·舒潘齐，奥地利小提琴家，与下文的舒潘齐是同一个人。

往最豪华的马桶里拉屎去吧。"在同一种情绪下他也会称呼自己的赞助人兹梅斯卡尔男爵为"我最低贱的男爵"或者"堕落城堡的领主"！另一位赞助人则被贝多芬称为"我最亲爱的常胜将军、时而犯错的公爵"！

当躁狂症患者变得易怒时，他们幽默的话语就会转化成讽刺的话语。贝多芬曾说，他的一位仆人"天生就是笨蛋王国（指的是众多笨蛋）的头号大笨蛋"（前面括号中的内容也是贝多芬的原话）。

躁狂好斗，争吵与和解，易怒与暴躁

贝多芬的坏脾气总是一触即发，这常将他卷入家事纷争。他的偏执多疑使他老把仆人和房东往最坏处想，而他的易怒脾气则常使他因为琐碎事大发雷霆。一位朋友评论道："他每6个月就想搬一次家，每6周就想换个仆人。"这样的行为并不全是出于贝多芬的随心所欲。贝多芬频繁搬家是因为他常与房东吵架而被房东赶走，或者他会在一气之下搬走。他的仆人没有一个能长时间让他满意的，如果他的无理要求吓不走仆人，那么当他暴怒时他也会自己赶他们走，有时候甚至会动手。

与贝多芬住在一起实在没有必要，因为和他住在一起就少不了动嘴或动手。而跟贝多芬交朋友不仅让一个人获得了与之干架的机会，甚至这种机会还特别多。到贝多芬34岁时，他说："在这世上，不会和我产生误解的朋友只有两个。"

后来，贝多芬的情绪发生了变化，他与别人决裂了的关系得到

了修复。贝多芬在与他人交往时表现出典型的躁狂抑郁特征。在怒火中烧的时候，他会与他人断绝关系。而在怒火平息后，他又会感到后悔，于是想尽一切办法和解。举个例子，贝多芬曾与他认识多年的朋友斯特凡·冯·布吕宁 [①] 住在一起。他们常为一些小事吵得不可开交，布吕宁一气之下便搬走了。随后贝多芬告诉人们说："我跟布吕宁没有什么可说的了……我们俩之间本就不该产生友谊，将来肯定也不会有交集。"可过了一段时间，他就改变了主意，他把一幅自己的小画像寄给了布吕宁，并附上一张纸条："我知道我伤了你的心，可是你一定注意到我的内心也已经受到了谴责……早在很久前我就准备将我的这幅自画像送给你。你一定清楚这点，我一直想把这幅画像送给一个人，伴着我的真心送给像你这样忠实、善良、高贵的人——如果我曾让你痛苦，请原谅我吧。我自己从中也感受到了一样的痛苦。只有当我长时间见不到你时，我才充分认识到你对我而言是多么珍贵，不论现在还是将来。"布吕宁无法拒绝贝多芬的诚恳道歉，两人便和好了，但两人再也没有住在一起。

还有一次，在贝多芬与另一个朋友发生冲突后，他像个孩子一样忧心忡忡、惴惴不安。"我一直都很友好，"他写道，"而且一直努力做到行为正直、态度真诚，不然你以前怎么会喜爱我呢？……啊！8个星期了，我惹怒了我最好的、最高贵的朋友……这简直不可原谅……哦，我真羞愧……我简直不敢向你请求和好了。"在信

---

① 　贝多芬幼时的伙伴、终生的好友。他在贝多芬去世两个月后也离开了人世。

的结尾，贝多芬用他一贯的热情写道："天啊！——我一定要过去见你，投入你的怀抱。"

尽管贝多芬敏感、暴躁、多疑，但贝多芬的爱也很热烈，他肯定很讨人喜爱，他的才华不足以使他如此被人喜欢和照顾。朋友们一次又一次原谅他，原因正如其中一个朋友说的那样："说到底，他是一个亲切的好人。只是当他那多变的情绪和暴躁的行为影响到他人时，他在别人眼中的印象会大打折扣。"

贝多芬曾写道："会克制自己激动情绪的人一定是受到了上帝的保佑。"可是他自己却没有直接受到过这样的保佑。在他的各种躁狂症状中，暴怒给他人造成的伤害最大，对他自己造成的伤害也最大。另外，易怒也给他的职业生涯带来了麻烦。1808年，他决定安排一场专门演奏自己作品的音乐会，他认为这对增加自己的收入很有必要。然而在排练时，他对乐队成员态度粗暴，除非他离得远远的，否则乐手们就拒绝演奏。有一个歌手甚至气得怎么也不肯上台，于是不得不另找他人。

即便贝多芬不工作时，他也会毫无征兆地突然发火。据他的一个好友说：

一天中午，我们在天鹅酒馆吃饭，服务员给他上错了菜。贝多芬说了服务员一两句，而对方并不是很礼貌，他便一手抢过餐盘——盘里装着带汤的小牛肺——朝对方的脸上扔去。这个可怜的服务员当时还端着一盘给其他食客的菜……他相当无助。汤汁顺着他的脸颊流下来，他和贝多芬扯着嗓子互骂，而其他客人无不哄堂大笑。

上述事件发生在贝多芬30岁出头的时候，在那个时期，他甚至还曾对他弟弟拳脚相加。

在贝多芬人生的最后10年里，年岁的增长本该让他的精力变得没那么旺盛，且让他变得更加成熟，可是他却更加频繁地发怒，而他的行为仍旧充满破坏性，甚至更加怪异。贝多芬有个6岁的学生，这个学生是他一个朋友的儿子。贝多芬曾用一根编织针击打孩子的指关节，这样的行为让他失去了这个学生。尽管贝多芬在1817年时耳背的程度已经相当严重，但他还教着一名学生。他听不见学生弹奏，但他能通过看学生的手部动作来判断其是否弹错音。一旦弹错，贝多芬就情绪激动。他的脸会变得通红，额头会发胀，同时青筋暴突。他会使劲捏这个可怜的学生，有一次甚至咬了对方的肩膀。又捏又咬与其说是惩罚，不如说是贝多芬愤怒的表现。随着躁狂抑郁情绪的迅速转换，贝多芬在下课后又会变得十分亲切。还有一次，贝多芬一怒之下掐住了侄子卡尔，贝多芬在暴怒时也会把书扔向他的仆人。

贝多芬还会无缘无故地发脾气。一天，他在酒馆里喝酒，对坐在旁边的一个人无端地心生厌恶。他朝着对方怒目而视，见对方没有走开，他又朝着地上吐口水。他反复地吐口水和怒视对方，最后他大喊道："真无赖的一张脸！"随后就跑出了酒馆。

又过了两年，贝多芬的躁狂症再次发作。画师在给他画像时请他摆好姿势，可他的状态过于兴奋，根本静不下来。他因躁狂而坐立不安，让他静止不动几乎不可能。有的时候，画师对着贝多芬专心作画，贝多芬却自己走出房间。画师只能尽量加快速度，请求这个没耐心的模特尽量配合。作画刚结束，贝多芬就发作起来，斥责画师在作画时要求他面朝窗户，认为这对他是不可原谅的冒犯。

对工作的狂热

作为一个敬业的艺术家，只要贝多芬的身体和精神状态没有差到影响工作的地步，他就会全力以赴。一个人只要不是完全丧失能力，他就算处于抑郁和生病状态也能有所作为，比如他们可以完成机械性的工作。但对于需要创造性的艺术工作而言，如果要创作出有价值的作品，则需要创作者的身体和精神处于良好状态。如果要创作出优秀的作品，则还需要更多东西。创作者需要灵感，包括活力、动力以及纷涌而至的想法，而躁狂状态就能带来这些。

许多艺术家都发现，在某种情绪状态下，创作会较为顺利而且质量极高。因此，他们会试着再现那些创作环境，让自己更好地进入状态。远在心理学家发现创作环境下的条件反射现象之前，艺术家就一直尝试着激发自己创作所需的状态。对于画家而言，只要一穿上工作服或一闻到颜料或松香的味道，就有助于激发他们工作的热忱。而贝多芬则喜欢走到户外去激发灵感。但即便是这样，能否达到理想的效果仍是不确定的。这种狂热的感觉不是每次都会有，或者虽然有但不够持久，或者时机不对。对艺术家来说，一旦出现狂热的感觉，就要及时抓住这个机会，这样做是十分有价值的。因此，当灵感到来时，其他事情都要先放在一边，直到创作完成或躁狂消退。对贝多芬来说，躁狂状态带来的灵感会优先于他的生活需要，并优先于他的学生和朋友。

1804年，贝多芬跟一个学生远足，这个学生后来记录道：

我们走得太远……直到快8点……一路上他一直在哼唱着，有时则大声喊叫，声音高低起伏。我问他唱的是什么，他回答说："我已经构思出奏鸣曲最后一个乐章的主题旋律了。"当我们回去后，他一进屋就跑到钢琴旁，连帽子都没摘。我在角落里坐下，而他很快就忘了我的存在。然后，他将奏鸣曲的华美终章即兴演绎得淋漓尽致，前后持续了至少一个小时。他站起来后才发觉房间里的我，他很吃惊，并且对我说："今天我没有办法给你上课了。我得再进行一些创作。"

这位作曲家在拜访朋友时偶尔也会突发灵感。一个朋友这样描述贝多芬在1814年的一次灵感突发的情形："他一下子把琴盖打开，开始进行即兴创作……几个小时过去了，贝多芬仍沉浸其中。他原本打算和我们一起吃晚餐，但当晚餐端上来时他却不容许他人打扰自己。等他再次叫我时，时间已经很晚了，他晚饭也没吃，便匆匆告辞了。第二天，一部杰出的作品便诞生了。"

当贝多芬作曲时，他的头会发热，对此他觉得时不时给自己降降温很有必要。他会把水倒在头上，水会流到地板上，并渗透到楼下。

当他产生音乐灵感而手边没有纸时，他就会把灵感记录在窗板上。这些涂鸦以及滴水的问题使得他与房东的关系十分紧张。

尽管贝多芬很想这么做，但他的创作工作有时不能持续进行，这是因为他的躁狂状态并不是说来就来的。有时候他在工作之余会花时间去消遣，有时候他则因遇到创作瓶颈而不得不休息一段时间。他写道："我之前从没有想过自己的生活可以像现在这么懒。如果偷懒之后我又能再一次拥有新的创作活力，那么我就会写出有价值的东西。"可见他在等待躁狂状态的再次到来。

躁狂状态下的贝多芬最富有创造力，他在这种状态下创作出的作品表现出的情感跨度非常大，从诙谐欢快到极度绝望。有时，极大的情感跨度在一首作品里就能得以体现。贝多芬的音乐中的情绪变化具有突然和极端的特性，这与贝多芬多变的性格如出一辙。然而，这位艺术家在创作时的情绪状态与他在作品中表现出的情绪并没有直接的关联。他在作品中表现的情绪很多源于他记忆中过往的感受，源于像矿脉一样深埋心底的潜意识情感。

工作时段与作品创作

1826 年，贝多芬在他弟弟约翰的乡间别墅过夏天，那段时间他会在早上 5 点半就开始作曲。他弟弟全家都会被他吵醒，因为贝多芬在创作过程中会大声唱和，并用手脚打拍子。全家人在 7 点半吃完早餐，随后他就带上笔记本外出，在田野间一边快走一边作曲。从中午到下午 3 点，他会吃午饭，然后继续在他的房间里作曲。然后他又会出去，一边作曲一边散步，直到 7 点半吃晚饭才回来。之后他回到自己的房间里作曲，直到晚上 10 点上床睡觉。任何做过创造性工作的人都知道，这样的日程安排即使对于一个年轻人来说也是强度很大的，而贝多芬那时已经 56 岁了，距他去世仅有一年的时间。躁狂状态让他克服了年龄问题和健康问题。

两年前，他的精力更加充沛。在那段时期，他的躁狂状态使他每晚只睡四五个小时，他常从午夜持续作曲到凌晨 3 点。躁狂不仅让他有更多的工作时间，还给他提供了完成大型作品所需的信心和雄心，也让他精力充沛地注重每个创作细节。在贝多芬眼里，付出再多的努力也不为过，哪怕做再多的修改也不乏味。与此同时，他的兴奋以及工作热情使他不知疲倦，直到大型作品最终完成。没有躁狂状态的帮助和支持，他的重要作品就无法完成。贝多芬的一个朋友称他为"有史以来最有活力的人之一"。

1801 年对于贝多芬而言又是多产的一年。他写道："我完全活在我的音乐中。我这一部作品还没完成，就开始创作另一部作品了。以我现在的作曲速度，常会出现同时创作三四部作品的情况。"能同时进行两个或多个项目的人必定高产。如果对一项工作感到厌倦，那么还可以进行另一项工作，这样就不会觉得枯燥。换换口味有助于重燃工作热情，因此也有效避免了抑郁的发生。如果没有其他干扰，那么贝多芬就可以持续工作很长时间。

然而，贝多芬并不是全年都保持高产。到了冬天，他的创作就进入了休眠期。部分原因是他在冬天经常生病和抑郁，部分原因是他最强烈的躁狂期大多发生在夏天。1825年，他写道："我在冬天创作得很少。我只能在夏天进行细致创作和谱曲。"当躁狂性的灵感尚未到来时，贝多芬仍可以完成创作中相对机械性的部分。然而，在生病的时候，即便是机械性的部分也只能放在一边。他晚年写道："只要我生病了，无论迪亚贝利和哈斯林格这两家出版商如何催我交稿，我都不为所动，因为我只有在进入状态时才能进行创作。我经常长时间无法作曲，可之后我的灵感又会突然回来。"他意识到了自己存在创作瓶颈期，而在抑郁阶段，创作瓶颈期带来的折磨更甚。正如一个朋友所言："他能否进行创作取决于他的情绪是快乐、烦闷还是悲伤。"

演奏

贝多芬在创作音乐时，或者身旁有好友和仰慕者时，会陷入不同程度的狂热，演出场合则同时具备以上这两种情景。他的演出往往和他的作品本身一样富有创造性。在那个时代，人们对音乐家的期望不仅包括会作曲，还包括通过即兴演奏来创作新的音乐。就贝多芬而言，他即兴演奏的一些素材后来就被写进了作品中。根据记载，他会进行即兴创作，"尤其是当他心情愉快或兴奋的时候……他会涌现出大量想法，产生丰富的情绪，运用诸多表现手法……可谓是才思泉涌"。这些都是躁狂的表现：兴奋、快乐以及灵感源源不断。20年后，同样的情景在一个晚宴上再次发生。贝多芬那时已经相当耳背了，但他在宴会上仍"开怀大笑"。一个他新认识的英国朋友这样描述贝多芬即兴演奏的情形："晚饭后，大家怂恿他来段即兴演奏……他充满激情地弹了约20分钟，有时力度非常强，总体上不失为天才的演绎。演奏结束后他站起来，显得相当激动。那晚在场的人没有谁比他更受欢迎了——他如此诙谐幽默。"

对于作曲家、作家或画家而言，根据情绪变化而自由安排工作，等抑郁期过去后再创作，然后在躁狂期弥补之前落下的工作，这些都比较容易做到，但这对演奏者而言却没那么容易。不管演奏者的情绪状态如何，只要他们在听众面前开始演奏，他们都必须发挥最佳水平。有人认为，像贝多芬这样情绪容易起伏的人，演奏状态也可能会有所起伏，事实正是如此。其他音乐家指出："贝多芬对同一首作品的演绎可能会非常不同——这一次可能才华横溢、手法独特，而下一次则怪异、另类，晦涩难懂，让人困惑不已。"一个音乐家只要一兴奋，他演奏起来就会更响亮、速度更快，对细节的把握则相对不足。贝多芬演奏时充满了躁狂的活力，甚至猛敲琴键，这对于那个时代的钢琴来说，是很有破坏性的。

英国哲学家罗素的祖父约翰·罗素爵士曾这样描述贝多芬某次即兴创作的生动画面："他一坐到钢琴旁边就进入了忘我的状态，仿佛整个世界就只有他和钢琴……半个小时内他都沉浸在如痴如醉的状态中，演奏风格多变，变调更是别具一格……他脸部肌肉紧绷，青筋暴突，目光如炬，嘴角颤抖，整个人看上去就像一个巫师，被自己召唤的魔鬼征服了。"凡是见过贝多芬即兴演奏的人，都惊叹他绝非等闲之辈。

抑郁时期

抑郁是贝多芬生命中黑暗的一面。有人认为，贝多芬的抑郁可能是他为自己的躁狂性活力、灵感和高产付出的代价。贝多芬早在17岁时就经历了第一次抑郁。此前他可能也有过抑郁，但17岁的那次抑郁是有记载的第一次。当时贝多芬从维也纳匆匆赶回家中，去见患肺结核的母亲最后一面。他写道："从我回到家开始，我就饱受煎熬，我出现了哮喘的症状，我害怕自己也患上了肺结核。"这体现出贝多芬那抑郁性的多疑心态。"我还饱受忧郁之苦，这一点也不亚于疾病带给我的痛苦。"

第二次有关贝多芬的抑郁的记载则开始于1804年。一个朋友这样描述贝多芬某次抑郁发作的情况：痛苦、固执、排斥社交、优柔寡断等。"你无法想象，听力逐渐丧失这件事对贝多芬造成了多大的打击。想象一下他在如此躁狂的情绪下苦闷的感受，此外他还沉默寡言，对朋友不信任，遇事不够果断。"

1808年，这种情况并没有太大改观。贝多芬甚至差点断了一根手指。他的一个朋友表示，那段时期的贝多芬大多数时候都是抑郁的。"所幸他逃过一劫，要是他没有保住手指，再加上耳背带来的痛苦，那他压根儿就不会有好心情了。"

1813年，这位作曲家的抑郁程度已经十分严重，他不能照顾自己了。尽管他完全买得起体面的衣服，但他的衣着不再得体，衣服没有一件是完好的。他的朋友们注意到他有时候"确实邋遢"，处于"几乎持续不断的忧郁"状态中。他也承认："现在……或许是我一生中最不快乐的时期。"

他收养了侄子卡尔，这反倒使他的生活更苦了。他已经完全失聪，他写道："让我将来和卡尔生活在一起吧。啊，坎坷的命运啊，残酷的命运啊，不，我不幸的处境将永无尽头。"1816 年，贝多芬把自己称为"世上最不幸的人"。从 1814 年到 1819 年，贝多芬不再像以往那么高产，他没有完成任何重要作品。1817 年，又一次陷入抑郁的贝多芬表达了对人生的厌倦："我似乎注定要饮下一杯满是悲伤的人生苦酒。要是一了百了该多好！"思考死亡是抑郁的表现之一。又过了一年，贝多芬再次在颓废状态中渴望焕发第二春："发生了这么多的事，加上我本就身体不好，我的情绪十分低落。"到了冬天，和许多抑郁患者一样，他常会生病并感到抑郁。抑郁使他的抵抗力下降，而生病又会反过来加重抑郁。

贝多芬的密友安东·辛德勒讲述了失聪对这位作曲家造成的影响。当时贝多芬正为歌剧《费德里奥》的公演做准备，他试图在公演中担任管弦乐队的指挥，但他听不到乐队的演奏，不知道进行到了哪一小节，这导致当时的场面非常混乱，最后乐师们放弃了努力。贝多芬转身问辛德勒，为什么乐师们不动起来？辛德勒后来回忆说：

我急忙写给他看："请您不要继续指挥了，回去休息一下吧。"他一下子从台上跳到观众席，说了一句："那就出去，快点！"他一步未停地跑回去，一进门就瘫坐在沙发上，双手掩面，一动不动，一直持续到开饭之时。吃饭时他也一言不发，一副深沉而忧郁的样子。当我吃完饭准备离席时，他求我不要走，直到他准备出发去剧院。

无心社交

据贝多芬的邻居回忆，贝多芬从孩提时代起就比较孤僻。"他最快乐的时光是父母不在身旁，也就是全家人刚好都不在、只有他一个人待着的时候，当然这种情况很少出现。"这虽然不能说明贝多芬在童年时就患有抑郁症，但这点确实足以使他被列入某类天才的名单之中，这类天才从小就学会了不依靠社会环境去寻求满足。这个邻居补充道："贝多芬不是那种特别关心同伴或社会的人。"

从小就认识贝多芬的人甚至不记得在他的孩提时代有过玩耍嬉戏的时候。11岁时，他在别人眼里的形象是："除了音乐，他对社会生活一无所知。他对其他人不友善，他不知道如何跟人交谈，他会退缩到自己的世界里，人们往往认为他不愿与人接触。"

贝多芬41岁的时候，人们对他也有着同样的看法："这个古怪的男人完全活在自己的艺术中，一心钻研，对他人不甚关心。"通常，贝多芬最快乐的时光仍然是在他工作的时候。这种行为一般是天才的体现，也是一个人取得卓越成就的原因之一。1815年，当卡尔突然闯入贝多芬的生活时，这位作曲家变得抑郁，他产生了厌世情绪："让他们刺伤我、打击我吧！我厌倦了与人来往，几乎不想看见任何人，也不想听任何人说话。"对于贝多芬来说，社交退缩有时会伴随着偏执妄想。1804 年，他写道："和他人在一起时我会感到不安，我必须逃离出去一个人待着。"

一般的躁狂抑郁患者很难意识到是自己的情绪决定了自己的行为，但贝多芬却能时不时地意识到这一点。虽然他还无法使自己的行为完全不受情绪控制，但他在不愿与人来往的情况下还是可以做到维持友谊。他会向朋友解释说："如果你见不到我，那就当我又陷入了日常的孤独吧。"或者他会解释说："我不时会情绪低落，那时我就会告诉仆人不让任何人来拜访我。"这两种解释都证实，抑郁及社交退缩是贝多芬大部分时间所处的状态。而他晚年的时候又学会了一项难得的本领：面对疾病，并接受自己的性格特质。

死亡及自杀的念头

贝多芬曾多次产生自杀的念头。1802 年，他曾写下一份遗嘱，我们从中可以推测他当时的性格和生活状态。他提到自己过去曾有轻生的念头，以及他现在对死亡的渴望让他难以忍受：

多么丢脸啊，站在我身边的人能听见远处的长笛声，我却什么也听不见……这种事情几乎让我绝望，有时我甚至差点想结束自己的生命——是艺术让我最终没有下手。哦！看来只有当我完成了自己的音乐使命，我才能离开这个世界，这就是为什么我选择继续过着悲惨的生活……如果我还没来得及发挥自己所有的艺术才华就离开了人世，那么这未免也太遗憾了，我希望死亡来得晚一点——但即便死亡来得太快我也会死而无憾，因为这是把我从无尽的痛苦中解脱出来的方法。

8年后，在贝多芬40岁时，他再一次打消了自杀的念头，这仍然是出于对音乐的使命感。他说，要不是这份使命感，"我很久之前就不会活在这世上了"。

1813年，贝多芬可能有过一次自杀的尝试。贝多芬写道："不幸的事件接连发生，真的把我逼到了精神错乱的边缘。"他当时的表现可能就是抑郁症中的木僵状态。当时他的弟弟卡斯帕即将因肺结核而死，而贝多芬自己也刚结束了一生中最认真的一段爱情。在拜访他的老朋友厄多迪伯爵夫人后，贝多芬失踪了，3天后他才被发现在厄多迪伯爵夫人的庄园里徘徊。据推测，他当时可能是想饿死自己，但严重抑郁导致的强烈精神错乱反倒阻止了他。但尚未有确凿的证据表明贝多芬曾试图自杀，而贝多芬看起来也已经找到了活下去的理由。1816年，侄子卡尔就给了他活下去的动力，他写道："在过去的6周里，我的身体一直很不稳定，让我常常想到死，但我并不怕，我只希望自己为了可怜的卡尔不要走得太早。"

贝多芬最后一次提到死亡是在1817年。看来，死亡一直徘徊在贝多芬的脑海中："至于我自己，我时常感到绝望，想结束自己的生命，因为这一切苦难将永无尽头。我感到自己完全迷失了。"他在给别人的信中写道："我写信给你，只想说我感觉好些了。昨晚我多次想到自己的死亡，而这种想法在白天也并不少见。"

处于抑郁时，一个人会相信自己离死不远了，而贝多芬也怀有同样的念头。早在去世前两年他就写道："如果我的病情没有好转，那么明年我就去不了伦敦了——也许那时我已经入土了。不过谢天谢地，我的人生几乎没什么缺憾了。"抑郁令他如此痛苦，甚至到了让他把死亡视为唯一的解脱的地步，他欢迎死亡的到来。

工作和疾病

疾病使贝多芬变得抑郁，而躁狂则是造成他疾病的重要因素。他年轻时就开始忽视身体健康，正如作曲家车尔尼所言："就像贝多芬本人常说的那样，他年轻时不分昼夜地刻苦练习，以致健康受损。"躁狂给他带来了活力，导致他在一生中总是过度工作。

早在 17 岁时，贝多芬就开始出现哮喘发作，并伴随剧烈咳嗽和窦性头痛等症状。每年冬天，这些症状都折磨着他，那时的人们还没有发明能缓解这些病痛的药物。到他 30 岁时，他的消化系统变得紊乱，他的医生记录道："胃口丧失、消化不良、打嗝响亮，便秘和腹泻交替发生。"这些症状可能还有其他的病因，但通常都是伴随着抑郁而产生。

到 1817 年时，贝多芬已经习惯了在每个冬天都饱受疾病之苦。5 个月后他写道："自 10 月 16 日以来，我感冒发烧得厉害，直到现在都没能缓过来。我可能要到春末甚至夏天才能康复……从去年开始到现在，我一直在生病，去年夏天也不例外。我得了黄疸，一直生病到 8 月末。"他补充道："谢天谢地，情况已经好转，看上去我很快就能康复了，从而让我的艺术事业再次焕发生机，而过去两年的情况显然不够好。"

然而，贝多芬的身体仍在日渐衰弱。他的躁狂状态支撑他挺过了1823年的夏天，但他的眼睛从4月到7月一直疼痛不已。8月时他写道："我的身体很难受，不只是因为我的眼睛疼。"多亏躁狂的魔力，那年夏天是贝多芬最多产的时节之一，整个夏天他都醉心于林间漫步，并专注于作曲。贝多芬一生中的大部分时间是在病痛、虚弱和抑郁中度过的，因此哪怕他只是完成一点小成就都十分难得。鉴于他所受的痛苦如此持久，他的作品显得更加弥足珍贵。

失聪

贝多芬的躁狂提升了他的创造力，给予了他勇气，将他从失聪带给他的绝望中拯救了出来。他那坚持不懈的品质，以及对艺术全心投入的精神也值得我们敬佩。他的听力异常始于18岁，那时他听高音的能力开始衰退，并伴有耳鸣。在今天，耳鸣可以通过抗抑郁药来缓解或治愈，因此如果那个时代有抗抑郁疗法，那么这对贝多芬而言可谓是福音。作为一个职业音乐家，贝多芬却无法正常听到声音，这真是历史和他开的一个残酷的玩笑。他对音乐的驾驭能力逐渐提高，他的听力却日益衰退。他在30岁那年曾写道："在过去3年里，我的听力变得越来越弱……无论是白天还是夜晚，我耳朵里的嗡嗡声一直都在。可以说，我的生活真的很悲惨。在过去两年里，我连一次社交活动都没有参加，因为我无法告诉别人'我听不见了'。""我常常听不到别人对我说的话。我能听到一点模糊的声调，但听不到完整的词句。要想让我听见，别人就得大喊大叫，但这是我不能忍受的。这样下去恐怕只有老天才知道以后会发生什么……如果我的听力真的无法挽回，那么哪怕上苍为我的人生安排了最悲惨的命运，我也会奋起反抗。"

1817年之后，贝多芬再也听不到自己的作品以及其他任何音乐了。在他一生中的最后10年里，音乐作为他生命中的美好和欢乐，作为他活下去的理由，只能在他的想象和记忆里继续存在了。

贫穷妄想

贝多芬不算贫穷，尽管收入不总是稳定的，但他通过作曲获得了丰厚的收入，多年来，当地贵族定期的赞助也是他的收入来源之一。然而，抑郁状态下的他会产生一种妄想，这导致他认为自己很快将一无所有，还会因此向别人借钱。

偏执妄想

对于一般人而言，仅仅是听力丧失也会令他们产生偏执妄想的倾向，更不用说既失聪又患有躁狂抑郁的贝多芬了。贝多芬会与服务员争论上了多少道菜，因为他怀疑服务员会仗着他失聪而欺骗他。然而一个友人记录道，在1801年，即贝多芬耳聋之前，他就曾怀疑自己被人欺骗。"他很容易情绪激动，会当面骂别人是骗子……后来，在他最常光顾的酒馆里，大家都意识到他举止怪异、心不在焉，便索性任他恣意而为，甚至默许他不买单就扬长而去。"贝多芬对自己的家人也始终抱有不信任的态度。他会辱骂弟弟约翰的妻子，他还让他的另一个弟媳，也就是卡尔的母亲的日子也很不好过。贝多芬不顾弟弟的遗愿，从弟媳那里带走了卡尔，并且不许她接触孩子，他甚至不允许弟媳送一顶帽子给孩子。贝多芬提到她时，总称她为"畜生"。贝多芬确信是她毒害了弟弟，坚持要求进行尸检，而尸检结果表明，贝多芬的弟弟死因是肺结核。

贝多芬的妄想在 1816 年达到了巅峰。他认定卡尔的母亲是妓女，并且认为她一直暗中监视他和卡尔。后来，贝多芬又产生了另一种夸张妄想。贝多芬认为他肩负神圣的使命，这样的妄想是躁狂患者在精神病发作阶段常见的症状。贝多芬还声称："现在我就是我已故弟弟孩子的生父。"他说这话时显得十分认真。

在贝多芬的晚年，这些普通的妄想都变成了更常见的偏执性妄想。贝多芬怀疑有人要给他下毒，因此不管是吃的还是喝的，他都要让他的侄子和朋友先尝一下。这位作曲家不断开除仆人，因为他认为仆人总是想用"阴险的诡计"陷害他，对此他还向仆人扔椅子。偏执妄想导致他多次更换出版商，因为他认为对方总想占他便宜。众所周知，患有躁狂抑郁症的作家们也会产生此类妄想，狄更斯就是其中之一。

任何事情都会使贝多芬对朋友产生怀疑。当朋友与他意见不一致时，他就会说："我不得不这样告诉你，你现在既是我的朋友，又是我的敌人。"如果朋友在他身边帮助他，哪怕只是纯粹地伸出援手，贝多芬也会这样说："我有强烈的预感，我怕某种厄运会通过你们降临在我头上。"他不止一次更换他的医生，因为他认为对方"有预谋"，而且"缺乏诚信"。尽管他的一些怀疑可能不无道理，但要说他周围的人都心怀鬼胎，这又不太可能。

被音乐界排斥的妄想

贝多芬的多疑和不信任并不限于朋友、家人、仆人、医生、房东、音乐出版商，他还怀疑自己受到音乐家同行和听众的不公正对待。海顿是第一个受到这种怀疑的音乐家，他在 1793 年曾教过贝多芬一段时间。贝多芬认为海顿不喜欢自己，但海顿写道："不管是专业人士还是业余爱好者都不得不承认，贝多芬不久就会成为欧洲最伟大的音乐家之一。我为自己曾教过他而感到自豪。我只希望他能在我身旁多待一段时间……在很多时刻，我都能从他身上看到，他已经准备好为他的艺术牺牲一切。"海顿的这番赞美是写给波恩市的当选者，他曾是贝多芬的赞助人，海顿还向对方请求为这位学生提供资金援助。

1824 年，对维也纳的音乐环境一直颇有微词的贝多芬，决定另找别处来首演他的《第九交响曲》，因为他感到这部作品在维也纳不会受到赏识，他的朋友们不得不费力说服他改变主意。

天才的道德观

贝多芬把自己视为艺术的高级传道士。他深感为艺术牺牲自我是天才的使命，而天赋较为逊色的人为天才做出牺牲也是理所应当的。"能力是出类拔萃者应有的品德，而我就拥有能力。"他这么狂妄，仿佛他是拿破仑的弟子似的。贝多芬还有更加张狂的时候，他吹嘘说："他们（指朋友们）在我眼里不过是手中拨弄的乐器而已。"而贝多芬在忏悔的信中写道，他其实对朋友非常关心，但也确实存在利用他们的情况。贝多芬让他的朋友兹梅斯卡尔男爵给他带葡萄酒，借钱给他，替他和出版商交涉，帮他雇用仆人，帮他召集演出的乐师，给他提供羽毛笔，甚至还要他临时充当演出的大提琴手。如此以自我为中心，是躁狂患者的一个重要特征。

贝多芬在当时所受的待遇不薄，但有时他的为人却不够厚道。比如，他答应别人做的事却没有做；他承诺把作品献给这个人，最后却献给了另一个人；他还把同一部作品卖给3家出版商。要是换作其他人做出这样的行为，肯定会引发纠纷，但别人却因为贝多芬的名气和疯狂的形象而对他网开一面。出尔反尔并无视社会道德准则，是躁狂患者的又一性格特征。

当一个作曲家失去了赞助人和自己的工作时，就会给人一种孤独的天才无人问津的印象。在贝多芬的那个时代也存在着这种状况，他豪放不羁的偏执妄想似乎加剧了这种状况的悲剧意味，而他的音乐家同行车尔尼却看到了事情背后的真相：

国外一直有传言说，贝多芬在维也纳不受尊重且受到打压。但真相其实是他在年轻时就受到上流社会各种各样的支持，他受到的照顾和尊重不亚于任何一位年轻音乐家……后来，当他处于妄想（抑郁）

状态而疏远他人时，他的怪异言行也没有受到任何指责……要是换在其他国家，他肯定没有这个待遇。诚然，他作为艺术家不得不与他的反对者作斗争，但他们之间的斗争不应波及普通大众。他的才华受到了广泛赞誉，他被尊为杰出人物，即便是不了解他的人也能感受到他的卓越不凡。

确实，成功没有让贝多芬等待太久。到他 30 岁时，与他合作的出版商就有 5 家，他在国际上名声大噪，这种成就无论是放在当时还是现在都是一般作曲家望尘莫及的。在那个时代，贝多芬意气风发，他足以这样自夸："我的艺术在不断为我带来朋友和名气。"他补充道，"这次我肯定会赚得盆满钵满。"

贝多芬对自己及作品的评价的客观性

由于自尊心作祟，一个平庸的艺术家通常会自视甚高，不再对自己的作品进行批判，不再精益求精，不再尝试冒险，因为那些冒险可能会影响自己的名气和收入，尽管这些都是值得的尝试。像著名画家伦勃朗那样为了艺术奥秘而放弃大众喜爱风格甚至光明前途的人，少之又少。而贝多芬也选择了这样的冒险，他有时会结合音乐市场的需求来作曲，但他不会为了迎合业余爱好者的喜好或演奏能力而创作。但音乐市场很大程度要靠业余爱好者的支持。在他的晚年，他的作品甚至超出了专业人士所能理解的范畴，时至今日仍挑战着专业人士的音乐能力。

贝多芬还具有探险家的气质。在创作中，他既不知道自己该何去何从，也不知道自己将有何发现，但重要的是他在向前推进，把自己熟悉的、保险的模式抛在身后。面对自己的作品，他从不怕自我剖析，他有信心下次会做得更好。他愿意冒险、愿意试错，甚至在行将就木之时，面对创作宗教清唱剧所带来的挑战，他依旧兴奋不已，但是直到去世他都没能完成这部作品。1806年，在听完一个朋友演奏自己的早期作品后，贝多芬问："这曲子是谁写的？"对方回答道："是您写的。"贝多芬回应道："这垃圾曲子居然是我写的？哦，贝多芬，你真是头蠢驴！"他这么说并不是在开玩笑。他曾经解释说，随着他艺术水平的成熟，他对自己的早期作品就不那么喜欢了，他不会因为作品是自己写的就喜欢。"你很清楚对于一个不断进步的艺术家来说，区区几年内他会产生多大的变化。他在艺术上取得的进步越大，他的创作就越难满足他。"1815年时，他甚至比他的批评者还要更苛刻地要求自己。当听到有个音乐家说他的奏鸣曲和室内乐风靡英伦时，贝多芬说道："那都是些破玩意，我真想把它们都烧掉！"他对自己的作品评价客观，但他与这些作品却有着无法割舍的情感。例如，1826年他在写《降B大调弦乐四重奏》时受到深深的感触，可他永远也听不到这部作品的演奏了，一想到记忆中的旋律就能让他潸然泪下。

虽然贝多芬有时会狂妄自大，但从他的信件和谈话中却几乎感受不到如同拿破仑那般的张狂傲慢的自负感。贝多芬会说出这样的话："天啊！一个人要是长着一张像我这样可怜的脸，那该多不幸啊！"或者会说："对我而言，把书稿整理整齐需要极大的耐心，而这种耐心我并不常有，所以一出现这样的时机我就必须抓住。"

酗酒

在贝多芬30岁时，医生发现他有酗酒问题。4年后，这位作曲家向一位朋友抱怨说："我的弟弟不喝酒，这太不应该了，因为在我看来酒是必不可少的东西，而且对人有好处。"其实饮酒对贝多芬而言并非有益。他的弟弟约翰对酒很不感冒，并描述了饮酒对贝多芬带来的影响。"他午饭除了水煮蛋外什么都不吃，可是他会喝很多酒，这导致他经常腹泻。结果他的肚子越来越鼓，于是他长期在肚子上缠着一层绷带。"贝多芬不愿放弃饮酒的习惯，即使他的医生禁止他饮酒，他也无动于衷。喝酒已成为他的日常，尤其是在吃饭时。他的一个朋友说："在餐桌上他喝得很多。"如果贝多芬晚上外出，"他有时还会喝醉"。

他的医生了解到，这位作曲家每天都喝酒，还时不时开怀畅饮。其原因可能是情绪紧张或多疑的心理。每当哮喘发作时，贝多芬都认定自己患上了肺结核，他便通过喝酒来压惊，他还会因为自己作品的成功演出而喝得酩酊大醉。据他的医生说，贝多芬在他生命的最后7年里酗酒越来越厉害。

在1826年12月，由于过度饮酒，贝多芬出现了肝功能衰竭的许多症状：黄疸、水肿，以及肝部疼痛、肿胀。据一个名叫沃维希的医生观察："我早上过去给他看病时发现他很不舒服，他全身都有黄疸。而前一夜他又吐又泻，这几乎要了他的命。他全身颤抖不已，肝肠的剧痛让他无法忍受。他的双脚之前只是稍微肿胀，但现在已经肿得很厉害了。这次看病后，他的水肿更加严重了，他的分泌物也越来越少，有确切迹象表明他的肝脏产生了硬块，他的黄疸进一步恶化了。"在他去世前，贝多芬有过短暂的躁狂时期，在此期间他喝了太多高浓度的潘趣酒。这位医生记载道，在这段短暂的躁狂时期里，"贝多芬变得活力十足"，而且"常常产生各种各样有趣的想法，他甚至还一心想着完成自己刚开始动笔的宗教清唱剧《扫罗与大卫》。然而，可以预见，贝多芬的欢乐是短暂的……他的谈话变得天马行空……他变得更加暴躁了"。

1827 年 2 月，距贝多芬去世只有两周时，贝多芬写了两封信给他的出版商肖特，请求对方送他葡萄酒。出版商便送来了 16 瓶酒。他还写信给老朋友帕斯夸拉蒂男爵，为的是要更多的酒，不过对方没有送太多酒给他。信中贝多芬还提到，他的医生给了他"好几瓶酒"。此外，他的朋友施特赖歇尔和布吕宁也给了他酒。贝多芬不光在平时索要大量的酒，他还会在全身无力、剧烈疼痛时仍强烈索要。

可见，贝多芬是喝酒喝死的。不少躁狂抑郁患者都死于酒精或药物滥用，他们把酒精和药物用作自我治疗的手段。

躁狂者的爱情

贝多芬一辈子未婚。然而，他的朋友却证实说，"贝多芬时时刻刻都身处爱情之中，而且爱得特别深"，但"他的爱情一般持续不了多长时间"。这样描述像贝多芬那样情绪多变的人再合适不过了。尽管贝多芬长相普通，但一些朋友仍觉得他风流倜傥，将其称为唐璜，但他们这样做带有开玩笑的成分。对于爱情，贝多芬看重的是质量而非数量，他想要的是真爱。他说："肉欲的快感如果没有与灵魂结合，那只不过是兽欲，发泄过后你感到的只有懊悔，而没有一丝一毫崇高。"

对于贝多芬这个伟大的艺术家来说，爱情也许是他生活中不可或缺的东西。如果真是这样的话，那么躁狂将有助于他对自己的魅力更有信心，帮助他克服内向，使他对情欲更加狂热。躁狂甚至能让他产生自己被爱的错觉，至少这样的错觉能持续一阵子，由此产生的自信便有助于他追求异性。在贝多芬最优美的那些曲目中，有些就蕴含了热烈的情感。他也承认自己是热情感性之人："我本性并不坏，炽热的血液令我开始堕落……狂野的冲动不断袭击我的心灵。"

1805 年春，贝多芬便经历了一次狂热的冲动。贝多芬本就眼光比较高，只对贵族女子产生好感。可惜，贵族女子的眼光也很高，她们看不上像贝多芬这种失聪的音乐家。这一点从贝多芬写给戴恩伯爵夫人的多封信件中就可以看出，这些信件记录了两人感情的来龙去脉，从贝多芬对戴恩伯爵夫人的迷恋到后来对方的回绝。一开始贝多芬写道："哦，亲爱的，我对其他女人没有兴趣，我只想要……第一次遇到你时，我就下定决心，不能跟你产生一丁点爱的火花。可是你却征服了我——那么现在的问题是，你对我是否也有这种感觉呢？"过了一段时间，对方回信道："要是你对我的心意不是在情爱层面上该多好，那么你的陪伴给我带来的快乐就是我生活中最美好的点缀。我不能接受这份感情——我这么说会让你生气吗？——试想如果我接受的话，那么我就会违反曾经立下的神圣誓言了。"9月时贝多芬又写道："一千个声音不断在我耳边低语，说你是我唯一的朋友、唯一的爱人。"但这句情话并没有奏效，反倒使情况更加糟糕。他写道："难道你真的不想再和我见面吗——如果真是这样——请坦率一点——我应该得到一个坦率的答复。"

这并不是贝多芬的最后一段感情。1810年，他差点娶一个比他小22岁的女孩，就连办理结婚手续所需的出生证明他都准备好了，然而，女孩的父母并不接受他，她最终嫁给了别人。5年后他告诉他的新朋友们，说他"曾在情场失意"，但"现在感觉就像是又回到了恋爱的第一天"，但那段感情仍旧没有希望。这段感情中的那个神秘女孩可能就是后来被传记作家称为"不朽爱人"的那个女孩，之所以说她神秘是因为她的真实姓名不详。他给她写过信，但没有寄出去："正如你爱我一样——我更爱你——可是，请不要对我隐瞒你的真心……你和我的距离是多么近，又是多么远！""你把我变成了世上最幸福，同时又是最不幸的人——在我这个年纪，我需要一种稳定、平静的生活——我们之间的感情会是这样吗？"他似乎并不想得到答复，所以没有把信寄出去。

爱过贝多芬的女人需要包容他的许多缺点。一个贝多芬追求过的女子对他产生了不小的抗拒情绪。她说，由于"贝多芬习惯在房间里吐痰，加上他衣着邋遢、举止张扬，这些都让他的魅力大减"。还有一个拒绝了贝多芬求婚的女子说："因为他长得太丑了，而且还是半个疯子！"另一个女子则因为他的"大嗓门以及对他人漠不关心"而对他好感大减。当人们"停下脚步用看待疯子的眼神打量着贝多芬，因为他发出了太响亮、太刺耳的笑声"时，她感到十分尴尬。"此外，当贝多芬在街上见到他不想打交道的人时，他会突然扭头跑掉。"他的朋友说他是"半个疯子"，当他发脾气时会"变得像一头野兽"。诸如"有人说他是个疯子""我昨天听说贝多芬发疯了"这样的话在人们中间流传开来。这些传言足以让本可能嫁给贝多芬的新娘望而却步。

最终，贝多芬告诉自己："除了从我自己身上，除了从艺术里，我不指望从其他任何地方获得幸福——给我战胜自己的力量吧，没有任何东西能把我束缚在这尘世间。"这样痛苦呐喊的背后是贝多芬意识到，他将永远娶不到妻子，他将一辈子孑然一身。他告诉自己："我可能永远无法成为一个真男人了。"

躁狂者的叛逆

贝多芬在生活中和他在音乐中一样自行其是。他讨厌那个时代的宫廷贵族所要求的繁文缛节。他担任宫廷作曲家的时间没有持续多久：他要么自己离职，要么被解雇。当贝多芬在利赫诺夫斯基亲王的领地任职时，他对自己必须穿戴整齐才能用餐的规定感到很不满。"现在，每天下午 3 点半我就得在家换衣服、刮胡子，以及做一些诸如此类的琐事——这令我实在受不了！"当贝多芬在另一位贵族的城堡任职时，主人听了贝多芬弹奏的《B小调弥撒曲》后说："我亲爱的贝多芬，但是，刚才我听到的都是些什么啊？"贝多芬听到后立刻离开了城堡，而且离开了城堡所在的城市。

贝多芬的过分骄傲还体现在，他给学生上音乐课时不屑于收学费。一位伯爵夫人说："尽管他很穷，但他却一分钱也不要。于是我只能送他亚麻布品并告诉他这是我手工缝制的，他才肯收下。他教奥代斯卡尔基亲王夫人和埃特曼男爵夫人的时候也是一样。"贝多芬的态度是"尽管我没有骑士头衔，但请不要忘记我也是一名骑士"。让贵族放下身段，对于贝多芬来说有着别样的快感。有人这样说："无论是态度还是举止方面，他都颇为失礼。他非常骄傲自大。我曾见过图恩伯爵夫人跪坐在他脚边（当时贝多芬坐在沙发上），央求他弹奏点什么——而贝多芬就是不愿意弹。但话说回来，图恩伯爵夫人也是一个举止怪异的女子。"当贝多芬拜访别人时，他会在进门之前对屋内的宾客打量一番，只有当他对里面任何人都没有意见时，他才会进去。

在音乐方面，他甚至更加严苛，没有商量的余地。如果任何人在他演奏时开口说话，不管此人有多尊贵，贝多芬都会说："我不会为这头猪演奏了。"然后便起身离开。有一次，他和洛布科维茨亲王就低音管的一些问题发生了争论，过后贝多芬在宫殿门外大声叫道："洛布科维茨是一头蠢驴！"作为一个狂热的音乐爱好者，这位贵族并没有就此跟他理论。

而当时的政府也对贝多芬很宽容，即便贝多芬说了关于皇帝的坏话。其他人要是敢公开发表贝多芬那些言论，早就被投进监狱了。

贝多芬的心中容不下任何类型的权威，哪怕是教他的老师。他的一个朋友说，教过贝多芬的老师们无不"对贝多芬极为钦佩，不过他们对贝多芬也都颇有微词。他们都说贝多芬脾气太倔，而且执意按照自己的想法来。他不愿意接受所学的很多东西，只有当自己吃到苦头时才得到教训"。贝多芬的上述态度是躁狂患者普遍具有的特点。

艺术与自我之争

艺术是一种交流方式，但它与户外广告牌不同，广告牌的目的是吸引注意力并迅速传递信息，而艺术作品的含义则有很多层次。艺术作品是传递意义的载体，它告诉我们历经世间沧桑的人类到底是什么样的。不过，艺术不仅仅是让我们简单地去感受和生活，而是让我们带着纯净与美好去感受和生活，这是在一般经历中体验不到的。当艺术作品掺杂了其他信息时，就会变得琐碎、肤浅。艺术应与爱、生死等主题相关，而不能同时带有任何肤浅意图，比如向人们推销肥皂。此外，如果艺术作品透露着"创作者自我感觉十分良好"的气息，那么该作品就被毁了，艺术和自我是相互对立的。艺术家在平日的生活中再怎么狂妄自大都没关系，一旦到工作时他就必须忘掉自己的身份、地位，否则他永远创作不出有价值的作品。在这一点上贝多芬做的还是比较好的，他坚持原则，守护着他作品的纯粹性。只有当一天的工作完成了，他才会转为自我欣赏的状态。对于躁狂抑郁患者而言，无论发生在躁狂状态还是抑郁状态下，以自我为中心都是一个严重的问题。而贝多芬在这两种状态下都曾有过以自我为中心的表现，但在作曲时他往往不会这样。

贝多芬之所以能克服自我中心的倾向，是因为他心中有一个偶像。在晚年时，虽然贝多芬已在国际上享有盛名，但他依然认为世上有比他更伟大的作曲家，这种心态对于一个艺术家的不断成长来说是必不可少的。一个艺术家如果认为没有人能比他更出色，那么他就会觉得没有人能创作出（而且没有必要创作出）比他更好的作品，他就会松懈下来，水平停滞不前，最终走向沉沦。贝多芬就从不犯这样致命的错误，当被问到"你认为谁是最伟大的作曲家"时，他会毫不犹豫地回答道："亨德尔。我会为他献上我的双膝。"两年后他再一次表现出对亨德尔的崇拜。那时贝多芬已病入膏肓，他吩咐把亨德尔的作品送到他跟前。他说："我很久之前就想得到这些曲谱，因为亨德尔是史上最有才的作曲家。我到现在都能从他的作品中学到新的东西。"贝多芬对亨德尔的评价是否正确，这并不是重点，重点是他认为他仍能从别人那里学到新的东西，以及他认为自己的作品仍有提高的空间。

使得贝多芬远离自我膨胀的另外一个原因则是他对音乐事业的热忱，这份热忱帮助他消除了所有杂念。贝多芬曾在给一个年幼的钢琴课学生的回信中写道："一个艺术家不应该骄傲自满……他应该认识到艺术是永无止境的，他还应该意识到自己距离目的地依旧很远。"

跟业余爱好者不同，职业艺术家在工作时并不打算抱着娱乐的心态，但他们常常以工作为乐。职业艺术家的目标是全力以赴、做到极致，不论要付出多少耐心和努力，不论要忍受多少寂寞和挫折。除了保持耐心和努力工作，贝多芬还要求自己对艺术献出全部的感情和才智，他在追求完美的道路上不断地努力着。

他的名利观也有助于他保持身为艺术家的独立性。"我从来没想过为了出名和声誉而作曲，我只是觉得心里的想法不吐不快，所以我就把它们写了下来。"他把自己的一生都用来攀登艺术高峰，并一步步接近艺术之巅。他并不期望大众能跟随他的脚步达到相同的高度，他说："即便只有少数人能理解我，我也非常满足了。"

艺术家的肖像

贝多芬的疾病在他的作品中留下了烙印，他的老师海顿意识到他的作品中有着强烈的情绪、躁狂般的叛逆和抑郁的色彩。海顿对这位曾经的学生说：

你将写出前所未有的伟大作品，你拥有别人从未有过的绝妙想法。你从不会让脑海中美好的想法屈服于传统规则，这一点你是正确的。但除此之外，你还会为了顺应内心情绪而将传统规则抛在脑后，在我看来你是一个想法丰富、情绪多变的人。我在你的作品中总能发现一些不合规则之处，它们既美丽又灰暗怪异，因为你本人就是那么怪异难懂。

而在我的作品里，则更常出现一些活泼之处，因为我本身就是那样的人。没有什么能动摇我骨子里的乐观活泼，即便我有个让我头疼的妻子。

早在贝多芬职业生涯的初期，海顿就做出了这段精彩的分析和预言。它证明了贝多芬的躁狂抑郁特性早在那时就已显露出来，而不是他后来失聪和酗酒造成的结果。

甚至对于同样是大作曲家的舒伯特而言，贝多芬的作品流露出的气质都过于躁狂抑郁了。尽管舒伯特是贝多芬的崇拜者，但他也为贝多芬作品中极端矛盾的情绪所困扰。舒伯特抱怨说，贝多芬"很古怪，他将悲剧与喜剧结合起来，将愉悦与不适结合起来，将英雄主义与愤怒咆哮结合起来，将神圣崇高与滑稽荒唐结合起来，他将这些矛盾互相结合、互相置换，甚至互相混淆"。但是，这一切却刻画出了贝多芬的性格，在他所有的肖像中，他的音乐就是最逼真的那一幅。

第 5 章

狄更斯

"某个英国人的冒险"

查尔斯·狄更斯本应该是一个快乐的人。他的父亲因欠债被关进了负债者监狱，但他却给儿子留下了超过 100 万美元（1952 年的价值）的遗产。托尔斯泰称狄更斯是"百年一遇的天才"。他 15 岁辍学打工，24 岁成名，去世时已是那个时代最著名的作家。他的成功是 19 世纪最伟大的故事，但由于患有躁狂抑郁症，他去世时饱受折磨。狄更斯就像永不熄火的发动机，到 57 岁的时候，他的身体已经垮了，突发脑溢血让他奄奄一息。

狄更斯是维多利亚时代的英国人，甚至可以说他代表着那个时代的人，他与那个时代的大多数人是一样的。毫无疑问，身处那个时代是他能依靠写作成名的部分原因：他怀揣着那个世纪的梦想，也经历了那个世纪的噩梦。他生活在一个丑陋的时代，当时英国已实现了工业化。在此之前，英国是一个农业国，许多人都生活在属于自己的小块土地上。尽管当时已存在一些依靠水力驱动的工厂，但英国的工业生产仍然以家庭作坊为主。从1800年到1850年，英国人口激增。英国本土发生了巨大的混乱，随着乡村人口逐步走向空心化，大量小村庄逐渐消失。出于盈利的目的，工厂所有者建造并经营起了企业城。只要雇用工时长且工资低廉的劳动力，这样的企业城就能发展起来。城市变得拥挤不堪，贫民窟数量激增。人们都挤在没有水、没有暖气、没有光源且散发着腐臭味道的建筑里。对他们来说，在结束了12小时漫长的工作之后，家并不是一个适合居住、生活的地方，而是一个挨饿、睡觉的地方。贫民窟既没有人行道，也没有警察，却有很多老鼠、犯罪和疾病。

有一半的农村人口都消失在了肮脏、危险、没有出路的企业城中。数百万无辜的劳动者被判终身劳役，一辈子为贫困所束缚。到了19世纪初，情况越来越糟糕。一些法律的出台有助于富人积累更多的土地，而失去土地的农业工人为了生计不得不接受雇主给他们的低工资。法律既不允许组织工会以及游行罢工，也不允许公共集会，闹事者会被毫不犹豫地处决。投票权大部分被限制在特权阶层，而议会则是富人对抗穷人的武器。当时的法律都是由富人制定的，他们免除了自己大部分的纳税负担。

与此同时，工厂轰鸣，烟囱呼出的废气使天空变得暗沉。新兴的工业企业家一边建造着他们的商业帝国，一边积累着财富，这些新兴贵族开始变得光鲜亮丽。当企业家们赚得盆满钵满时，他们又将投资的方向转向了科技与科学领域。这是一个新旧交融的时期。

1850 年，伦敦的大街上仍然有人驱赶着牲畜行走，而商店的橱窗都装上了玻璃，城市的夜晚灯火通明，蒸汽船在泰晤士河上川流不息。英国的铁路和运河纵横交错，公共马车逐渐消失，无线电报开启了崭新的通信时代。摄影师们正在记录这个国家的两幅景象：一个旧的世界正在消失，一个新的世界正出现在世人面前。诸如达尔文这样的科学家已经将人类从神话世界带进了科学世界。科学思想对社会产生了直接的影响，比如无菌手术的普及，城市公共卫生的建设。

贫困的打工人负担不起这些社会进步带来的新事物，但他们现在却要生活在城市里，而不是分散的农村地区。他们成了一个新的群体——庞大的受众群。尽管他们当中许多人不识字，且政府还对报纸征税以阻止那些识字的人看报，但各种报纸和期刊的数量仍呈现日益增长的趋势。在这种趋势下，正是大众化的报刊业成就了狄更斯。他的小说以月刊的形式刊登在杂志上。没钱买书的人可以买本杂志看看，将杂志内容读给不识字的人听，还可以借给朋友阅读。狄更斯成了当时各个阶层都喜爱的作家，他是一位不可多得的人才，每个人都能读懂他的作品。但与同时代的其他记者一样，他只为底层人士发声。由于他的亲身经历，他了解穷人的痛苦，他说："通过我的职业生涯，我成了劳动人民的拥护者和朋友。"事实也是如此。即使在生活富足的日子里，他也没有抛弃劳苦大众。他曾去过棉纺厂、矿井、贫民窟、监狱、医院以及贫民学校，并写下了他的所见所闻。他的笔下写的都是那个社会的受害者，因此英国的中上层阶级从他的作品中读到了他们自己永远不会主动去了解的英国人民的真正生活。19世纪，英国没有发生血腥的革命。部分原因是随着时间的推移，英国社会逐渐显现出了良知，而狄更斯就是为这种良知而发声。

在维多利亚统治时期制定的法律与建立的制度都为英国人民谋取了一定的福利，并做出了史无前例的贡献。政府实行了无记名投票制，拥有投票权的人大幅增加，国会被改革成了代议制立法机构。与此同时，地方政府也进行了改革，从贵族手中接过了权力。行政机构的公职人员的录用不再依靠政治关系，人们需要参加考试来获得录取资格。伦敦以及其他几个大城市都建立了警察队伍，使得人们在城市生活的危险性大幅降低。死刑的列表中去掉了约100项罪名。奴隶制被废除了。工厂工时减少了，工会变得合法化。但所有这些改革的推行速度都过慢了。直到1847年，妇女和儿童才被强制规定每天工作时长不得超过10小时。胜利来之不易，但胜利终究还是来临了。另一个英国——劳动人民的英国——正在为自己争取一席之地，正在讲述自己的感受，狄更斯就是这个进程的一部分。他关心磨坊主、店主、店员、仆人以及孤儿。他赋予他们名字、面孔和生命，使他们令人难忘，全世界都因为他的小说喜爱他。在狄更斯之前不乏优秀的小说家，但是在他之前没有人带领整个世界走出阴霾。作为回报，他得到了所有的一切：财富、名誉、荣誉、爱，在他之前，从未有人拥有这一切。那么为什么这些还不够呢？狄更斯本人就是这个问题的答案。

"无名小卒的故事"

　　狄更斯的一切都与其家庭有关。他在金钱上的成功就是一个很典型的例子。他的父母、子女、众多兄弟以及兄弟们的妻儿都在经济上依赖于他，他不仅帮助他们摆脱债务问题，还为他们中的大多数人提供全部的生活资助。他的躁狂抑郁症也源于家族遗传，这种疾病也是导致他的家庭生活有缺陷的一个重要因素。当时没有现代药物治疗的条件，大多数躁狂抑郁患者的生活都被疾病毁掉了。只有一小部分人在疾病的影响下获得了一定的成就，狄更斯一家便是罕见的那一小部分人。

　　他的父亲约翰是个典型的躁狂患者。某个相熟的人认为他"健谈、活泼、随和"。约翰不仅喜欢说话，而且喜欢饶舌。狄更斯在《大卫·科波菲尔》一书中借米考伯先生之口模仿了其父讲话的口吻。约翰说话时的气场就像从裱花袋中挤出的糖霜：又甜又花里胡哨。他喜欢与人相处，喜欢讲笑话，也喜欢举办奢华的派对。他是一个非常有趣的人，他那个著名的儿子长大后的做法与他很相似。上述这些都是约翰好的一面，但约翰有一个由躁狂引起的致命缺陷，这个缺陷成了其前行路上的一个深渊。他喜欢花钱，不仅花他自己的钱，还花其他人的钱，其中包括狄更斯出版商们的钱。约翰经常破产，狄更斯多次出手相助才使他好几次免受牢狱之灾。在狄更斯12岁时，他的父亲曾因破产入狱。由于经济上的困难，约翰让狄更斯离开了学校，他也没有再为儿子的未来做进一步的考虑。狄更斯觉得自己被抛弃了，成了一个无足轻重的人，因此在这件事上他永远都无法原谅父亲。多年后，从狄更斯的字里行间依旧能感受到他的痛心：

> 我知道我的父亲是世界上最善良、最慷慨的人。无论是对待妻子、孩子还是朋友，无论他们是否生病，我记得他所做的一切都令人赞叹不已。他夜以继日地、不知疲倦地耐心照看着我。他做生意时永远充满热情、有良心、公道、守时。他始终勤勤恳恳，不知疲倦。他会以他的方式为我骄傲……但是……这一次他似乎完全没有让我继续接受教育的想法，也完全忽视了我在这方面有权要求他让我接受教育。所以，从某天早上起，我沦落到了每天给他擦鞋的境地。

父亲的这次忽视不仅影响了狄更斯，还对狄更斯的儿子们产生了重大的影响。

母亲似乎同父亲一样地不负责任，也许他们俩都患有躁狂症。母亲也喜欢开玩笑，喜欢聚会交际。在狄更斯出生前几个小时，她甚至出去跳舞了。她曾教狄更斯读书识字，但在他的其他兄弟姐妹出生后，她就把他交给女佣照顾。他没有从母亲那里学会如何好好地、理智地去爱别人。

正当家族面临破产时，母亲异想天开，想出了一个解决财务危机的方法，并冲动地执行了她的计划，她的冲动行为是典型的躁狂症的表现。她带着全家人搬进了一所大房子，这间房子的租金比他们无法承担的那间房子的租金还要高出一倍。随后，她在屋外贴出一块牌匾，上面标着"学校"的字眼。她从未有过办学经验，但这并不重要，正如狄更斯所说："从来没有人来过这所学校，我也不记得有人打算入学，这所学校也没有为接待学生做过任何准备。"

狄更斯的外祖父也无法依靠自己的收入来维持生计，他转而挪用公款来弥补自己的亏空。他只能永远离开英国才能躲过牢狱之灾。狄更斯遗传了危险的基因：他的母亲是狄更斯家族唯一一个死于精神疾病的人。出于其他的一些原因，狄更斯对母亲怀恨终生。

狄更斯的姐妹们对他生活的影响相对较小，但他所有的兄弟一成年就成了令他烦恼的负担。他的兄弟们都表现出了像他们的父亲那样的躁狂患者的典型缺点：撒谎、冲动、酗酒、挥霍。他们也试图从狄更斯的出版商那里弄到钱，希望成功的狄更斯能像赡养他们的父母一样养着他们。狄更斯说，奥古斯都拥有一种"令人无法容忍的傲慢"，"愚蠢地把虚荣和不自量力结合在了一起……我已对他不抱希望"。奥古斯都抛弃了他的妻子（把她留给狄更斯照顾），带着一个情妇逃到了美国。他在那儿一安顿下来就写信给狄更斯要钱，最后他客死他乡，留下情妇和3个孩子由狄更斯照顾。狄更斯的另一个兄弟阿尔弗雷德也去世了，将妻子和5个孩子留给了他。狄更斯44岁时，他仍给兄弟弗雷德里克写信："我为你所做的事太多了，早已超越大多数理性的人认为正确或合理的程度。但是，公正地来说，我为你花费的钱财与为其他亲属所花费的巨大费用相比，倒也稍显逊色。然而你绝不可能再从我这里得到更多钱，这是肯定的。"后来，弗雷德里克也死了，狄更斯曾说他"虚度一生"。

弗雷德里克的妻子在失明后被他抛弃，从此由狄更斯来给予她生活上的资助，因为狄更斯是这个家族中唯一拥有经济能力的人。

家族中"无能"的特质也遗传给了狄更斯的儿子们。"这些孩子让我气不打一处来，我在他们身上花费了大量的心血和钱财，却得到了失望的结果。"他写道，"我养活了有史以来最庞大的家族，我将他们照顾得细致入微。""为什么童话故事里的国王想要孩子？我猜王室的脑子一定出了什么问题。"儿子西德尼13岁加入海军，后来负债累累。他在其他方面的表现也很差，到了让狄更斯不想再见到他的地步。儿子沃尔特（"他一直债务缠身，可怜的孩子。"狄更斯这样说道）17岁时在印度因债务而死。儿子阿尔弗雷德的军事生涯以失败告终，深陷债务。他没能成为医生，生意也失败了，最后被遣送去了澳大利亚。儿子小查尔斯经营了一家企业，最后也破产了。儿子弗兰克被送到印度加入了孟加拉骑警队伍。在狄更斯死后，他回到了英国，但由于挥霍无度和投资失利失去了狄更斯留下的遗产，后来他又成了一名加拿大骑警。在这些悲惨的人生中，我们或许能再次看到躁狂抑郁带来的破坏性影响。在狄更斯众多儿子中，唯一成功的是哈里，他获得了剑桥大学的奖学金，从事法律工作。

狄更斯的妻子凯瑟琳也患有躁狂抑郁症。在这样一群人之中，狄更斯过得最为自在，因为他自己就是同类人，并且他也是在这样的环境中长大的。凯瑟琳经常无缘无故地感到沮丧，即使在狄更斯追求她时也是如此。他没有惯着她，而是警告她必须改变："如果急躁脾气导致了你这种奇怪的行为……那就试着去克服它吧，它永远不会使你变得和蔼可亲，不会让我更喜欢你，也不会让我们之中任何一个人变得更快乐。"

1851年，凯瑟琳遭受了病痛的折磨，狄更斯写道："感觉到血液涌向大脑""头晕眼花、视线模糊"并且"精神极度混乱、焦躁"。她的治疗方案是"严格进行运动锻炼、呼吸新鲜空气以及进行冷敷"。经过这样的治疗，她逐渐恢复了健康。无论她存在什么毛病，狄更斯晚年都称她有精神疾病，但那时他这么说可能是为了证明自己与她离婚是合情合理的。他和凯瑟琳结婚几年后，凯瑟琳的妹妹乔治娜便搬来与他们同住，她似乎成了这个家中最稳定的成员。后来凯瑟琳搬了出去，尽管有传言说乔治娜与她的姐夫有染，但她仍然和狄更斯住在一起。

步入社会

狄更斯曾经说过："我似乎有种吸引疯子的力量。他们对我推心置腹。某个苏格兰女人给我留下了一大笔虚构的财产，我幻想着退休，靠这笔钱生活。"其实，他应该补充他的说法，疯子间的吸引力是相互的。沃尔特·萨维奇·兰多[1]是狄更斯其中一个儿子的教父，人如其名[2]，他是一个极其疯狂的人。他的另一个朋友，画家埃德温·兰塞尔在40多岁时就经历过一次精神崩溃。狄更斯的

---

[1]　英国诗人和散文家。

[2]　其中间名的英文还有野蛮、疯狂的意思。

两个密友，威尔基·柯林斯 ① 和约翰·福斯特 ② 或多或少有些轻躁狂的症状，柯林斯还是个酒鬼。作家萨克雷 ③ 是狄更斯的另一个密友，他与狄更斯一样躁狂。我们从两人的美国出版商菲尔兹那里得到了证实："在萨克雷访问美国期间，他的欢乐情绪无休无止，当他在街上行走时，我们有必要控制一下他的情绪。我清楚地记得，当他被告知第一场读书会的门票都卖光了时，他又叫又跳，吵吵嚷嚷。我们一起从他居住的旅馆乘车到讲堂，他坚持要把两条大长腿伸出车窗，他说，这是为了对慷慨的购票听众表示尊重。"菲尔兹如此评论，"萨克雷和狄更斯两人高涨的情绪简直令人震惊。在我看来，他们总像站在大太阳下那样热烈。"

狄更斯与德·拉·鲁 ④ 太太成了朋友，他曾试图通过催眠来治疗她可怕的幻觉。大多数人发现，无论有何种共性——社会背景、教育、职业等，相似之人总会更加契合。正如狄更斯充分证明的那样，躁狂抑郁患者之间也是如此。他们确实会互相吸引，并聚集在一起。

"孩童时代"：1812 年至 1824 年

狄更斯为他的自传写了一个简短的开头："1812 年 2 月 7 日，

---

① 英国侦探小说作家。

② 英国作家，狄更斯的传记作家。

③ 英国作家，其代表作品为《名利场》。他与狄更斯齐名，为维多利亚时代的代表小说家。

④ 她是狄更斯的一个意大利银行家朋友的妻子。

我出生于朴次茅斯……我的父亲曾在海军军需处工作……在很小的时候我就被他带到查塔姆，在那里生活、接受教育，直到我十二三岁的样子。"

狄更斯是一个柔弱的小家伙，他体质很差。由于他经常生病，因此不能同其他孩子一起玩耍。而他则会通过卧室的窗户看着他们，一边吮吸拇指，一边揉着手腕。他后来回忆说："读书就像是我的命。""大约有一周的时间，我觉得自己成了汤姆·琼斯①（孩子般的汤姆·琼斯人畜无害）。持续一个月的时间我都在专心于罗德里克·兰登②的故事。"如同牛顿和其他许多通过思想创作而获得卓越成就的人一样，狄更斯也是一个性格腼腆、体弱多病却酷爱阅读的孩子。

狄更斯对读书的专注力本可以使他在晚年追求学术研究，但是童年时期的一些影响使他最终时不时地倾向于创作一些令人毛骨悚然的冒险小说。5岁时，他的一个妹妹出生了，这是家中第3个孩子。之后，他就被交给一个女仆照顾，这个女仆每晚都讲恐怖故事给他听。作为一个敏感的孩子，他永远都不会忘记这些故事，几十年后，这些恐怖片段还会让他自己的故事中出现黑暗的元素。戏剧也很早就进入了狄更斯的生活，他有唱喜剧歌曲的天赋，他的父亲会因此炫耀，让他站在桌子上表演。他们家的一个爱好戏剧的朋友也经常

---

① 英国作家亨利·菲尔丁创作的长篇小说《汤姆·琼斯》中的主人公。

② 英国作家托比亚斯·斯摩莱特创作的小说《兰登传》中的主人公。

带着狄更斯去皇家剧院看戏。到 10 岁时，狄更斯的快乐时光就结束了。由于家庭陷入贫困，他们频繁搬家，不断搬去更便宜的住处。

"艰苦岁月"：1824 年

狄更斯珍爱的书籍被卖掉了，绝大部分家具和一些小物件也被拿去典当了。由于欠债不还，他们家一直被商户们追讨债务。"我知道我们和屠夫、面包师相处得很不好，"狄更斯回忆道，"我们吃饭时经常没什么东西可吃。"

狄更斯的姐姐获得了皇家音乐学院的奖学金，得以继续学业；但狄更斯却在 12 岁时被迫辍学。他觉得这是父母对他的残酷背叛，多年后他写出了那段经历，当时的辛酸苦楚依旧让他记忆犹新：

我们来到伦敦之后，我就沦落为可怜的小苦工。即使这样，也没有一个人对我表示同情与怜悯。居然没人对我这样一个才能如此出众、敏捷、热切、敏感的孩子表示可怜。不久后，我就在身体上以及精神上受到了伤害。从没有人想到有些事情被忽略了，仿佛这些事理所应当被忽略似的。没人想到要把我送去公立学校读书……我的父母对我的现状都很满意。就算那时我已年满 20 岁，并且去上了剑桥大学，他们也不会比这更加满足。

最后，狄更斯一家人都进了负债者监狱，这在当时并不罕见。后来只有狄更斯一人被安置在寄宿公寓里，每天从早上 8 点工作到晚上 8 点。家人期望他能自己养活自己。"从周一早上到周六晚上，

（缝制衣服除外）其他的一切事情都得我自己来，没有任何人帮助我，没有任何人给过我建议，没有任何人给过我忠告与鼓励，也没有任何人安慰我、支持我。""我曾尝试着不要预支工资。我把钱放在账房的一个抽屉里，将它们等分成6小份，分别包裹起来，并贴上不同的日期标签。但我知道这么做并没有什么用。""当时我还那么年轻、那么幼稚，也没有足够的能力……来承担自己全部的生活开销……我抗拒不了半价出售的过期糕点。我经常把本该用来吃饭的钱花在那上面。""（黑鞋油仓库）是一间破破烂烂、摇摇欲坠的老房子，旁边……挨着一条河，那里老鼠泛滥……地板、楼梯都腐烂了，灰色的老鼠成群结队地爬进地窖，破烂的楼梯下面不断传来它们的吱吱声和扭打声，那个肮脏、腐烂的地方清晰地浮现在我的眼前，仿佛我又回到了那里。""我的工作就是把装有黑鞋油的罐子封好。首先用一张油纸，再用一张蓝色的纸加以覆盖。接着，用绳子缠绕几圈系紧，然后将纸的四周修剪整齐……根据这个要求完成一批罐子的封盖后，我就会在每个罐子上贴上印刷的标签，然后再继续封更多的罐子。""我什么时候才能从这样的生活中解脱出来啊……我强烈地感受到自己与父母和兄弟姐妹之间的关系非常疏远。我想或许我们的关系是可以修复的。在某个星期天的晚上，我就这个问题向父亲提出了抗议，我一脸委屈、泪流满面地向他抗议，终于他善良的本性让他做出了让步。他开始觉得这么对待我并不正确。我相信以前他从未有过这样的想法，甚至连想都没有想过……（在监狱附近）他为我找到了一间偏僻的阁楼……给我送来了床和被褥，在地上安顿下来。"

在这四五个月的彻底绝望和困惑中，狄更斯的姐姐获得了音乐学院的奖学金，这与狄更斯渺茫的前景形成了强烈的对比："我忍不住想到自己永远都无法超越姐姐，无法获得她那样的荣光。眼泪顺着我的脸颊流下来。那天晚上上床睡觉的时候，我祈祷自己能摆脱屈辱和被忽视的命运。我的内心……深切地希望自己长大后能成为一个有学问的、出众的人。但是我认为我所学到的、想过的、喜欢的东西，正一天一天地从我身边溜走，再也不会回来了，那种痛苦的心情是无法描述的。我所有的天性都渗透着……悲伤……即使到现在，即使我成名了，得到了爱情，生活幸福了，但在梦中我也时常忘记自己有亲爱的妻子和可爱的孩子；即使我成年了，我也依旧会在梦中孤独地徘徊在过去的那段岁月中。"

狄更斯的父亲意外继承了一笔遗产，足以偿还他的债务，并让他们一家摆脱牢狱之灾。但是，他仍旧把狄更斯留在了工厂工作。有一次，狄更斯的父亲和狄更斯的雇主发生了争吵，于是，他决定把儿子从工厂接回来，让他回到学校学习。然而，母亲却希望丈夫能平息这场争吵，让狄更斯回去工厂继续工作。"我从未忘记过，"他后来说，"我永远都不应该忘记，我也永远不会忘记，对于送我回去工作这件事，我的母亲是如此上心。"那是一个永远无法愈合的伤口，而绝望的那几个月所带来的痛苦从未离他远去："从那时起，直到现在我提笔的这一刻，我从未提过我的童年……也从未向别人透露过一个字。""我没有勇气回到那个曾被奴役的地方，我也从不去看那个地方。我无法忍受走近它。多年来……为了避免闻到鞋油瓶塞黏合剂的味道，我走的都是对面的那条马路……（即使）在我最大的孩子都能开口说话的时候，走在回乡的那条老路上我也依旧忍不住哭泣。"

在他往后的生涯中，狄更斯一直痴迷于研究罪恶和罪行。他观看过几次公开绞刑，参观过几回巴黎的停尸房，他还拜访了美国、瑞士、法国和英国的监狱。在他的小说《荒凉山庄》中，他共描述了9种不同类型的凶杀。诸如此类的致命场景在狄更斯的许多小说中也都出现过。

"学童的故事"：1824 年至 1827 年

最终狄更斯的父亲还是说服了他的妻子，于是，狄更斯又回到学校学习了3年。狄更斯进入了躁狂阶段，这个阶段一直持续到他从美国回来，其间仅出现过短暂的或中度的抑郁症状。他变得很善于交际，常常沉浸在兴奋的情绪之中。只要逮着机会，他就会讲笑话、唱滑稽歌曲。有时，他表现得过分欢乐，这令他的校友们十分尴尬。他笑起来几乎歇斯底里，常常不受控制。在那3年里，狄更斯没有表示出任何他曾经受过苦难的迹象，相反，他会搞恶作剧、扮演小丑。一个同学这样形容狄更斯："一个英俊的卷发少年，充满了活力。""我还清楚地记得有一次狄更斯带着我们在德拉蒙德大街上假装穷人家的孩子，向路人乞求施舍。"他的朋友们都不知道狄更斯的家族曾遭受过贫困带来的耻辱。

此时的狄更斯恢复了对小说和戏剧的兴趣。"狄更斯喜欢写小故事，"这位同学补充道，"我们成立了一个俱乐部，专门出借并且传播他的这些作品。""我们在戏剧表演方面也很强……狄更斯一直是这些戏剧的领头人。"他的童年时光相对短暂：15 岁时，狄更斯就承担起了成人的责任，外出打工赚钱。

"生活的斗争"：1827 年至 1833 年

生活带给狄更斯的苦难在他 12 岁时就已经结束了，剩下的，都是他在自作自受。在接下来的 5 年里，他不清楚自己的人生方向，但他一直不断提升自己在这个世界上的地位。他说："我被安排进一家律师事务所，那里的初级律师是我父亲的一个朋友。我不太喜欢这份工作。过了几年（根据我的印象），我带着神仙般或魔鬼般的活力潜心研究那些使我有资格成为一名一流的议会记者的知识——在当时，法律界许多聪明的年轻人都追求从事这一职业。"

狄更斯比以往任何时候都更着迷于舞台。他和一名同事经常出没于当地的一家剧院，有时甚至会在演出中客串小角色。他每天晚上都去观看演出或上台表演，在家的空闲时间也被他用来进行角色排练。最后，他决定成为一名专业的演员，并争取了一次试镜的机会。"我写信给舞台监督巴尔西，告诉他我还很年轻，以及我认为自己所能胜任的工作。我还告诉他，我相信自己对角色性格和怪癖拥有很强的感知力。此外，我还拥有一种天生的能力，能把我在别人身上观察到的东西复制到我自己身上。"他写信时候的语气就带着些许躁狂：无端地自信，自吹自擂，丝毫不觉得自己狂妄自大。"（试镜）那天我生病了，卧床不起……我写信解释了这个情况，并想补充一下，我想在下个季度重新申请试镜。不久之后，（作为一名记者）我大肆报道了剧场。我在报界颇有名气，这令人无比欢喜。我开始写作，并不是为了钱，我从没想过把舞台当作赚钱的工具，而是想要了解它。我逐渐停止了这样的想法，而且再也没有重拾这个念头……看看我曾经离另一种生活多近啊。"

18 岁时，狄更斯被《议会镜报》聘为记者，很快，他在《纪事晨报》获得了一个更好的职位："我在那里得到了不错的报酬，也得到了公正的认可。""我留下了有史以来最好的、报道最迅速的记者的名声，我可以在任何情况下又好又快地完成任何事情，而且我经常能做到这样（我敢说，我是目前世界上最好的速记记者）。"

"远大前程"：1833 年至 1842 年

21 岁时，狄更斯正式成为一名职业小说家。当时他向一本杂志投稿，这本杂志匿名刊登了他的来稿，并且没有支付稿费。在此之后，他又创作了一系列关于英国街头巷尾生活的作品。他以"博兹"为笔名，发表了连载作品集《博兹札记》，年轻的他因此受到了公众的关注。不久，他成了一个花花公子般的人物，这种转变也是典型的躁狂表现。在这个时期他自然而然地表现出高涨的情绪。他的前途一片光明。而且他也结束了 4 年的单相思，刚刚恢复自由之身。他的自由持续了 18 个月，然后与一个报纸编辑的美丽女儿凯瑟琳·霍加斯订婚，在此期间，狄更斯在躁狂状态下完成了一大堆写作计划，包括一部轻歌剧。

一天晚上，他去拜访了他的未婚妻和她的父母。恐怕只有躁狂患者才会以这种方式去拜访别人。他穿着水手装，从敞开的法式窗户里冲进屋子，一边吹着口哨，一边跳起角笛舞，之后，又一言不发地消失了。过了一会儿，他穿上自己的衣服，又出现在前门，装出一副对刚才的来访全然不知的样子。

24岁的时候，狄更斯彻底沦为名声的俘虏。他的全新连载小说《匹克威克外传》①广受欢迎，匹克威克为舞台剧和歌曲集增添了精彩的内容。制造商为热切的公众提供了匹克威克同款的帽子、外套、手杖和雪茄，英国的普通民众都为匹克威克而疯狂。伦敦的时髦人士把狄更斯当作心头好，请他到家中做客。作家同行利·亨特在那段激动人心的日子里见到了狄更斯，他说："我在客厅里见到了他，那是一张怎样的脸啊！那张脸拥有50个人的生命和灵魂。""他值得被崇拜……（他拥有）一张极富动感的脸，他说话时做出奇妙的表情，他的眉毛、眼睛、嘴巴和其他地方都被调动起来了。"快速变化的强烈情感使得狄更斯的面部变成了一个微型剧场。即使在休息时，他也很少显露平淡或平静的面部表情。

躁狂的步伐还在继续：1836年4月2日，狄更斯与凯瑟琳结婚。在接下来的一年里，他在全世界拥有了许多读者，成了《本特利氏

---

① 又名《匹克威克俱乐部的遗书》。

杂志》的编辑，并且还升级为人父。在继续进行《匹克威克外传》创作的同时，他也开始了《雾都孤儿》的创作。他一有空闲时间，就与朋友聚会或者参加社交活动。

在情绪平静的时候，他爱上了他16岁的小姨子玛丽。玛丽是在他与妻子新婚时住进他们家的，1837年5月，她骤然病故，死在了他的怀里，这段爱情以悲伤终结。狄更斯受到了极大的影响，这是他第一次无法动笔写作。《匹克威克外传》五月号没有按时出版，《雾都孤儿》六月号过了很久才出版。

但生活还在继续，躁狂的生活飞速前行，很快，他又恢复了滔滔不绝的状态。还没等《雾都孤儿》完结，狄更斯就开始创作他的第三部小说《尼古拉斯·尼可贝》。1841年他又开始着手创作《老古玩店》和《巴纳比·拉奇》。与此同时，狄更斯离开了《本特利氏杂志》，创办了属于自己的杂志。

结束一天的工作后，他经常去贫民窟为贫困儿童的教育和福利做些力所能及的事情。在那些年里，他开创了独有的狄更斯式的夏日度假方式：他在海边租了一间宽敞的房子，重新布置了所有的家具（躁狂患者最喜欢这么做），邀请宾客入住。他会组织长达32公里的徒步旅行，举办舞会，他还会开展小时候没能体验过的各种游戏，把自己搞得筋疲力尽。

这段时间是他的人生的上升期，他拥有拿破仑般的自信。他觉得没有什么能阻挡他，在给朋友福斯特的信中他说道："我怀疑，如果我四肢健全且身体健康地去到一个新的殖民地，我会强迫自己依旧这样滋润地生活！你是如何看待的呢？我相信自己应该会这样生活。"他在当时所在的地方就是如此生活的。

为了追寻新的冒险，狄更斯决定搬到美国。虽然他有躁狂症，但他那一刻的冲动确实就像一堵火墙，逼得他不得不向前。整个新大陆都在等待一睹他的风采。他如同坠入了爱河那般疯狂，无法专心工作，食欲不振，睡眠不足。出发前，他购买了一份人身保险，但首先他必须让保险公司相信那些关于他精神错乱的传言都是无稽之谈。此时，狄更斯广泛地被大众认为是一个非凡的人物，不仅仅是因为他的才华，他强烈的情感、躁狂状态下的活力以及疯狂的情绪波动，都使他与众不同。

"古怪的绅士"

从前就有传言说狄更斯患有躁狂抑郁症。英国神经学家拉塞尔·布莱恩爵士曾提到过狄更斯："总体来说，情绪亢奋，伴随着过度活跃的症状，有时会反复出现短暂的抑郁期。"虽然布莱恩爵士是第一个诊断出狄更斯患有躁狂抑郁症的人，但他并不是第一个注意到狄更斯存在情绪波动的人。1838 年，狄更斯家族的一个朋友谈到了狄更斯对周围的人表现出情绪不稳定的情景："与外人相比，他的家人似乎更不喜欢狄更斯，好像他们害怕得罪他。他的家人会在他面前保持克制、拘谨的态度，他们也不怎么说话。这不仅因为大家钦佩他的天赋或尊重他的意见，还因为他的情绪变化多端。有时他是那么亲切和愉悦……而有时，他却心不在焉，甚至非常忧郁。"

他补充说，"狄更斯显然是一个非常情绪化的人，有时充满感伤，有时情绪消沉。"

从狄更斯青春期开始到刚成年不久的那段时期，受欢乐的躁狂症状影响，他表现得十分兴奋，对自己感到很满意，并沉醉于自己一手创造的生活状态。从美国回来后，他开始意识到躁狂带来的痛苦：那是无法忍受的躁动、激动、易怒，以及对周围人尤其是他的家人越来越强烈的控制欲。到了晚年，他的抑郁情绪也变得严重起来。抑郁情绪加上焦虑不安，以及不断发作的躁狂，这有时会使他发疯。然而，在他的一生中，他始终保持着躁狂患者的典型个性和态度。

大多数情况下，他保持着躁狂患者特有的样子：他穿着五颜六色的衣服，兴高采烈，精力充沛，神采奕奕。小说家理查德·亨利·达纳在美国见过狄更斯："我从未见过如此容光焕发的脸庞。他有一双最明亮的眼睛，他的整张脸都彰显着他的生命和行为——他的脸似乎随着心灵和思想的活动而闪烁。与他身边的人相比，别人的面孔是多么死气沉沉啊！"和许多躁狂患者一样，狄更斯也是个爱炫耀的人。他必须成为人群中的焦点，害羞的紫罗兰不会像他那样随意展示它的花瓣。萨克雷说："没错，那个家伙像蝴蝶一样美。"

如同许多躁狂患者一样，狄更斯既迷人又风趣。凭借他的歌曲、笑话和哑剧，他自己一个人就可以撑起一台独角戏。在他第一次访问美国时的一次政治晚宴上，他发表演讲力挺他的经纪人竞选，理由竟然是该经纪人的头发比其他候选人的少。据一个在场的人士回忆："我们哄堂大笑，笑得身体都在抖动……而候选人们却嚎啕大哭。"狄更斯的躁狂症还表现在他喜欢突然自言自语上。当他完成一部作品后，通常会在一天之内写下12封信。他的慷慨是出了名的，因此经常有人向他要钱，这令他感到很困扰。他总是试图一次做很多事情，他从未想过失败的可能性，也从未意识到有必要限制一下自己的欲望。福斯特说："他对自己太有信心了，觉得只要意志坚定，一切都有可能实现。"

狄更斯所拥有的躁狂性格也存在一定的缺陷：他以自我为中心，理所当然地认为周围的每个人都要以他为中心。据他的女儿说："在他的信中……他从未忘记任何他认为与他的工作、他的成功、他的希望或他的恐惧有关系的事情。他天真地相信，这样的信息一定会为大家所接受。这样的想法来自一个天才人物，这非常感人，同时又非常孩子气。"狄更斯会说："顺便提一下，上周二晚上，我又重新开始了精彩绝伦的（朗诵）。"

像许多躁狂患者一样，狄更斯并不在意他人的愿望和观点。一个朋友说："他的生活是在……讲求这样的原则上进行的……任何事物在他面前都要让位……他持有的观点、他的好恶、他的是非观都由他自己决定。他认为这些观念不仅是为了他自己，也是为了所有与之相关的人。"

另外，狄更斯好像一个暴君。在他初获文学成就之后，他拒绝仅仅作为执行者参与各种事情，包括金融、文学、慈善，甚至旅行，除非他是唯一的决策者，否则他一概不参与。他需要控制他人，因此他学会了催眠。他的女儿说："他总是……对催眠很感兴趣，他好奇一种人格对另一种人格施加影响的手段。"

狄更斯不满足于权力的垄断，他必须控制他所能控制的一切，甚至是最琐碎的细节，这是一种常见的躁狂性强迫症。在某些工作中，强迫症是相当有用的，但对那些不得不服从的人来说，这就变成了某种威胁。狄更斯会每天巡视他的房子和庭院3次。他会检查孩子们的衣柜抽屉，确保他们的外套和帽子都挂在各自对应的挂钩上。野餐后草地上掉落的一小块蛋壳也会使他很不愉快。家庭日程、每日菜单……所有的一切都是由他决定的。他的女儿补充道："如果一把椅子离开了原来的位置，或者百叶窗没有完全调直，又或者地板上留下了面包屑，那么这个肇事者就有麻烦了。"除了容易愤怒（他将其归因于周边的人不完美）之外，狄更斯在躁狂抑郁状态下还表现出了突然愤怒以及非理性愤怒的症状。"我现在仍然很虚弱，"他遭受了一段抑郁发作后写道，"我很容易无缘无故地发怒。"

一方面，他想要消除家人们的冲动行为（但他从未意识到自己有这样的企图）；另一方面，他不允许自己的冲动行为受到约束。"我要出发了，但我不知道去哪里，也不知道去多远，我不知道……上周我与西班牙的一位权威人士达成了约定，我向他发誓一定会去西班牙。两天后，拉加德与我一致认为应该去君士坦丁堡①……明天我又可能会和其他人讨论去格陵兰岛或北极的想法。"说起这些

---

① 今伊斯坦布尔。

想法，他既没有征求妻子的意见，也没有邀请妻子同行。

与大多数躁狂患者的大脑相比，狄更斯的大脑更像是一台日夜运转的机器。他的大脑不允许他入睡，不管他偶然去到哪个城市，他的大脑都常常驱使他在黑夜中的大街上溜达好几个小时。他异常地活跃。他不是不工作，而是过度工作：狄更斯的作品包括若干书籍，无数短篇小说、文章、演讲，一部戏剧和一部轻歌剧。他编辑杂志，举办讲座和巡回朗诵会，并出演和导演了15部戏剧。他还非常积极地代表他人，为孤儿筹集资金，为失足妇女建立了一个家，并制订了改善贫民区卫生条件的计划，他所做的工作还远不止这些。

他玩乐的时候与工作时一样精力旺盛。当他学会一个新的舞步时，他会半夜三更从床上爬起来练习，或者在城市的街道上当众表演，这令路人错愕不已。无论老幼，他周围的人在各种游戏中迸发出的能量都无法与之匹敌；无论天气如何，他每天都要远足和骑马。狄更斯不仅将剧烈运动作为一种减压阀来发泄情绪，而且还会通过远足来缓解焦虑的情绪。他说："如果我不走这么快这么远，那么我就会爆炸而亡。""我不能停下来休息。"

他渴望改变，当从抑郁状态中解脱出来然后又进入躁狂状态时，他被迫成了一个旅行者。1842年他去了美国，1867年又去了一次，1844年去了意大利，1846年去了瑞士，之后又重游了这两个国家。他数次往返于巴黎和伦敦。除了他的巡回朗诵会，他还在英伦三岛之间进行了数次往返旅行，以及其他短途旅行，连他自己都搞不清了。当长途旅行不舒服、不方便或有危险的时候，他会选择各种短途旅行。当狄更斯居住在一个国家的时候，他就会从这个国家的某个城镇旅行到另一个城镇。当他在一个城市居住一段时间后，他就会不断改变其住所。他需要不断地做事、不停地旅行，这使他的生命充满了痛苦，使他最终濒临自杀。在44岁时，他写道："从未休息、从未满足，总是不达目的誓不罢休，总是满脑子充满了阴谋、计划、关心和担忧……我被不可抗拒的力量驱使着，直到旅程结束，这是多么奇怪啊！"

狄更斯的病情十分严重，这不仅影响了他的生活，也影响了他的写作。布莱恩爵士认为轻微的躁狂可以使艺术家多产，并且不会使他感到混乱（更进一步的狂躁可能会使他混乱）。此外，"就像狄更斯那样，过剩的精力和思维奔逸……能极大地提高艺术家的创作效率"。狄更斯在躁狂状态下的不耐烦表现使他的故事创作进展迅速，而他强烈的情感生活就是他作品的原型。诗人沃尔特·德·拉马尔指出，狄更斯"刻画正常、平庸以及理智的人物形象"的能力很差。这位小说家会花时间和古怪的人待在一起，将他体验到的激情和节奏赋予小说。对于躁狂患者来说，生活中充满强烈的情感，行事忙碌并且引发各种危机是一种常态。因此，他们很难想象或理解平静的生活。相反，抑郁患者认为惰性、单调、乏味以及对日常世界的疏离是人类生活状态的主要特征。我们可以把躁狂和抑郁的不同现实版本当作许多小说的底色。

"着魔的人"：1842 年至 1857 年

狄更斯如同一颗超新星一般来到美国，当时，他正值青春和名望的鼎盛时期。处于躁狂状态的他刚好符合他理想中的完美人设应有的形象：他的快乐、精力、智慧和创造力都达到了巅峰，他的皮肤焕发出健康的光泽。他一生大部分的时间都是在这种情况下度过的，这一点尤其难得。一个目击者这样描述他 30 岁时的样子："他奔跑着，或者更确切地说是飞奔着，上了旅馆的台阶，跃进了大厅。他似乎充满了好奇心，活蹦乱跳，我从来没有见过像他这样活跃的人。从上到下，他身体里的每个细胞都不受约束，他那么敏捷……他笑得前仰后合，并不在乎谁听见了！他看起来像是快乐国的国王。"

机会一到，狄更斯便马上在美国启动了每天 13 千米到 16 千米的远足活动。他带着大家一边散步，一边讲着有趣的故事，模仿书中的人物，表演其中的场景。有几个人见到了这样的场景，其中一个目击者回忆道："狄更斯一边读着商店的招牌，一边快速前行……与此同时，他还不停地放声大笑……当两人（狄更斯和 M- 伯爵）来到老南教堂对面时，狄更斯尖叫起来。直至今日，我还不知道他为何如此。"尖叫是强烈的躁狂性兴奋的表现。换作别人遇到了那些让狄更斯情绪如此高涨的事，他们也许会引以为豪并且沉醉其中。他受到了如今只有流行摇滚明星才会受到的热情欢迎，他是这样看待此事的：

世界上从来没有一个国王或皇帝受到如此热烈的欢呼和如此庞大的人群追随，受到有着如此华丽的舞会和宴会的热情款待，受到各种公共机构和代表团体如此的等待……如果我乘马车出去，那么人群就会围住我，护送我回家；如果我去看戏，那么整座房子就会挤满了人（挤到屋顶）……我收到了来自美国各个地方的邀请……有代表团甚至从遥远的西部赶来看我……我收到了各个大学，甚至国会的来信。

然而，烟花只是一瞬间的灿烂。狄更斯向公众讲述了他对美国印刷商的看法，他认为这些印刷商盗印了他的作品，并拿走了所有利润，却没有给他任何钱。他呼吁制定版权法来保护所有作家。尽管这样的法律后来被认为是公正的，但这在当时的美国人当中激起了一股强烈的敌意。大约在他到达后的第6周，狄更斯写道："我对这里的生活感到极其厌倦，我怕身心俱疲，非常痛苦。我拒绝了之后所有公开性质的邀请……针对国际版权问题，我在这里（我指的是在美国）所受到的待遇，让我有生以来从未像现在这样感到震惊和心痛，感到如此恶心和厌恶。""我对天发誓，在这种刻薄的对待下，我所感受到的蔑视和愤怒，让我产生了自己有生以来经历过的最大痛苦。"

美国人激起了他的愤怒，狄更斯对此感到痛苦万分，但他的痛苦也可能来源于遭受数周强烈的躁狂症之后的情绪反弹。躁狂状态过去后，通常会出现一段时间的抑郁状态，这正是他在第二次美国之行期间所经历的状况。

一个月后，狄更斯又变得像往常一样躁狂，他什么事情都要做、什么都想窥探。他曾写道："聚会，聚会，聚会，日日都要聚会。但我的生活也并不全都是聚会。我会去监狱、警察局……医院、感化院。在纽约，我会在半夜三更和20位当地最有名的警察一起巡逻。从半夜开始，我们走遍了镇上所有的妓院、小偷的家、发生凶案的窝棚、水手的舞池和恶棍的住所。"他把社会良知和失眠结合在了一起。

狄更斯夫妇婚姻的第一次破裂出现在那年5月。狄更斯曾提到"行李——我指的是箱子，不是凯特①。"他发现她是个讨厌的人。"在飞机着陆和出国的过程中，在上下马车的时候，凯瑟琳大概摔倒了743次。有一次，她行走在一条由树干在沼泽地上铺出来的路上，她差点摔坏了脑袋。那天非常热，她躺在那儿，脖子耷拉在开着的窗户上。砰的一声！碰到了马车的一侧。"躁狂症带来的欢乐还在继续。狄更斯在5月1日写的一封信中提到了他最近的航海旅程：

风刮得很大，我抓住了某些东西——我不知道抓住了什么。我想可能是一个水泵，或者一个人，或者一头奶牛（带来船上挤奶用的），我不能确定到底是什么。我的胃在翻江倒海。我分不清哪里是海、哪里是天。当我看到一个手里拿着喇叭的小个子站在我面前时，我努力想要得到一个结论、一个想法。那个小个子摇摇摆摆、起起伏伏、来来去去，

---

① 凯特即为狄更斯的妻子凯瑟琳。

仿佛有一缕青烟从他和我之间飘过，但我从他那和蔼可亲的面容认出，那就是船长。他挥动着喇叭，张开嘴巴，显然在大声说话。我听不到他的声音，他像个哑巴一样，但我觉得他是在规劝我不要站在水里。其实我正在水里站着。当然，我不知道为什么。先生，我尝试着微笑。是的——我的性格就是如此和蔼可亲，甚至在那一刻我还试图微笑。我笑不出来，而且因为我极为敏感，最终这种尝试变成了难受地打嗝，于是我试着说话——开些玩笑——无论如何我都要解释一下。但我只能吐出两个词。这两个词就是我所穿的靴子——"软木鞋底！"也许重复了一百次，因为我停不下来（这也是一种症状）。船长见我如此幼稚，而且当时的我正处于疯癫状态，就把我带到下甲板，让我回到了卧铺上。

在某些躁狂状态下，即使倾盆大雨打湿了他的双脚都会让他感到心情愉悦。

6个月后，当狄更斯打道回府时，他已经厌倦了美国，但仅仅是离开这件事就足以引发他一阵子的躁狂。他记录道："在回家的那艘船上，我成立了一个俱乐部，叫'流浪汉联盟'，以供其他乘客娱乐消遣。这个神圣的兄弟会做出了各种荒唐的举动。""我们一路上真的很开心。"但他的生活并不是这样：他即将与那些无忧无虑的岁月道别。

狄更斯在一个宜人的海滨度假胜地度过了夏天，他给一个朋友写信描述了他的日常生活：除了4个小时的写作时间，剩下的时间他想怎么过就怎么过，在阳光下和带有咸味的空气中，没有人敢要求他做事。对大多数人来说，这就是天堂：

在飘窗里……从上午9点到下午1点，坐着一位绅士。他的头发很长，没有打领带。他边写边笑着，他觉得自己好像很有趣。一会儿他消失了，不一会儿又从游泳更衣车里走了出来。或许你可以看到他像一条有着鲑鱼粉色的海豚在海洋里戏水。之后，你又可以看到他坐在一楼的另一个飘窗里吃着丰盛的午餐。然后，他会步行20多千米，或者躺着看书。没有人会去打扰他，除非他们知道他愿意与别人交谈。他告诉我，他过得确实很舒服。他的皮肤晒得像浆果般黝黑，据说这对卖啤酒和冷饮（酒精）的旅店老板来说是一件好事。但这只是传言。有时，他会回到伦敦。随后有人告诉我，晚上在林肯律师学院听到了一些声音，好像是一群人在谈笑风声。觥筹交错之间，刀叉和酒杯叮当作响。

以上内容描绘了一个完全满足于生活的人的形象，但是那么容易满足就不是狄更斯了。对于这个作家和其他许多躁狂患者来说，好的事物还可以更上一层楼。他能体会到强烈的、汹涌的快乐，但不会满足于此，因为他不甘于平静。10月，狄更斯再次出发，去了康沃尔。他只是去消遣，但他确实在那里找到了快乐。"有时我们会彻夜赶路，有时会走一整天，有时日夜兼程……天哪！如果你从马车车厢探出头来，就能看见那些形状各异、令人眼花缭乱的玻璃瓶瓶颈！""我一生中从来没有像这次旅行那样笑过。""白色领结卡住了我的喉咙，我笑得喘不过气来。"

11 月，他开始创作一部全新的小说《马丁·瞿述伟》。他在创作过程中出现了新的障碍：作家的瓶颈期。在小姨子玛丽去世后，狄更斯经历了一段时间的消沉，在那段时间里他无法写作。但是，在成为作家的头 10 年里，躁狂是他源源不断的灵感源泉。现在它却开始干涸了，因为每当他开始一项新工作时，抑郁便会折磨他，而且常常是焦躁性的抑郁。从此以后，狄更斯在进行大部分作品的创作时都会遇到这样的困难。在给一个朋友的信中他写道："有的人会被枷锁禁锢在可怕的墙上，有的人还会拖着奇怪的锚，但很少有人理解为笔所束缚的人所遭受的苦难和痛苦！"他把自己关在房间里很多天，在这期间，他一句话也写不出来。当他冒险走到房子中的其他地方时，他是"如此暴躁，脾气乖戾，一靠近我，就算再大胆的人都会仓皇而逃"。

狄更斯过着浮士德一样的生活。躁狂像是住在他身体里的魔鬼，给了他写作的能量、抱负和自信，让他抓住或创造机会，让他结交朋友，去征服这个世界。躁狂加上他的伟大天赋，给他带来了财富、友谊，以及任何人都想要的名声，并且还实现了他的野心。但从现在起，他要用他的灵魂、他的身体和他的生命来偿还魔鬼。就像是一个人正在试图摆脱燃烧着的衣服一样，他试图从抑郁和躁狂带来的痛苦不安中逃离，在欧洲大陆和英国编织起了一张永远结不满的蜘蛛网。

1843 年，狄更斯举办了一场狂欢派对，他用魔术技巧吸引了许多孩子和成年人。据珍·卡莱尔[1]回忆："福斯特协助狄更斯变戏法，他们使出浑身解数，汗流浃背，他们似乎对这样的成果很陶醉！""狄更斯为了让我和他一起跳华尔兹差点跪下！""这件事正在演变成类似强掳萨宾妇女[2]那样的事件！"

接下来这一年，他一如既往地举办了大量聚会，组织参与慈善活动，并进行文学创作，但过程变得更难了。尽管一本书的写作进程已经过了初期的拖沓阶段，但狄更斯时不时还会经历痛苦的情绪变化，很难进一步写作。此时，由于精神上的痛苦，他开始惩罚自己的身体。但在后来的岁月里，他的身体也会对他进行相应的报复。8月的一天"酷热难耐"，他写道："我在烈日下进行了一场疯狂的比赛，我以里程碑式的纪录——历时4个半小时完成了29千米的路程。晚上睡不着觉，我开始担心自己会发烧。你或许可以判断我今天处于什么样的创作状态中。我的写作如同生啃硬骨头一般，进度十分缓慢。"

10月，狄更斯又经历了一段躁狂时期，他情绪激动，开始着手写《圣诞颂歌》。他这样描述自己：他"时而哭泣，时而大笑，随后又开始哭泣。在创作中他以一种最不同寻常的方式让自己兴奋起来。他想起以前当所有理智的人都上床睡觉的时候，他常常在伦敦

---

[1] 英国日记和书信作家。她是英国哲学家、评论家、讽刺作家、历史学家托马斯·卡莱尔的妻子。

[2] 强掳萨宾妇女是罗马神话中的战争事件，国王罗穆卢斯担心族中缺乏女性，影响种族生育繁衍，便让罗马人从邻邦萨宾大规模地劫持年轻女性。

的街头巷尾上行走很长一段距离"。不到两个月，《圣诞颂歌》就完成了。写完这本书之后，用他自己的话形容："像个疯子一样爆发了！"伴随着"各种各样的宴会、舞会、魔术，假扮盲人，以及戏剧表演。我吻别过去的时光，亲吻崭新的未来"。

1月15日，狄更斯的儿子弗朗西斯出生，而狄更斯陷入了严重的抑郁症。从那时起，孩子们的出生以及他在孩子们身上预见到的经济压力，给了狄更斯更多讨厌妻子的理由，仿佛她生那么多孩子都与他毫无关系似的。在这段抑郁时期，《圣诞颂歌》并没有给他带来他所期望的那么多回报，这使他"不仅一筹莫展，甚至觉得穷途末路"。"我还从未遇到过这样出人意料、令人大失所望的事情！"即使处于抑郁时期，他仍然保持着躁狂状态下惯用的写作风格，比如使用多个感叹号，频繁使用词语的最高级。这时，他产生了两种抑郁性妄想，即偏执妄想和贫穷妄想。他确信自己在经济上已经破产了，于是决定举家搬迁到一个更便宜的地方居住。他开始认定他的出版商在欺骗他，这种想法会时不时地出现，不管出版商是谁，也不管实际发生了什么。同年2月，他开始把自己的作品交给另一家出版商。

那年7月，狄更斯带着他的妻子、5个孩子以及一群仆人去了热那亚 ①。他租下了佩西奇尔宫，于秋天开始专心创作另一个故事——《教堂钟声》。然而，这本书来之不易。整整一周半的时间，

———————————

① 意大利重要的工业中心。

他一个字都写不出来。之后，灵感如同雪崩一样袭来："当创作《教堂钟声》时，我通常处于强烈的兴奋状态中。我一般7点起床，早饭前洗个冷水澡。直到下午3点左右，我才停下工作。"对狄更斯来说，写作的内容通常是他从自己所经历的躁狂抑郁生活中提取的精华。当他写《教堂钟声》时，他所经历的情绪波动与他现实生活中的经历相形见绌："我经历了那么多悲伤，仿佛我笔下的场景都是真实的。某个夜晚，我在悲伤中醒来。昨天，当我完成了这本书的写作后，我不得不把自己锁在屋子里，因为我的脸肿到了原来的两倍大，看上去非常可笑！""我像女人那样'痛哭流涕'！""我像个快要醉死了的人一样精神紧张，像一个杀人犯一样憔悴。""这个月，我拼命工作，快要累死了。"

　　一如往常，一部作品的完工会让狄更斯情绪高涨。"我相信自己写了一本了不起的巨作……毋庸置疑，这本书一定会引起一场巨大的骚动。"事后他一直认为，情感上的痛苦以及那些不眠之夜都是值得的。这一次，他陷入了躁狂的最后阶段。症状来得如此强烈，哪怕在寒风凛冽的季节，他都会穿越法国和英吉利海峡回到伦敦给朋友们朗读他的新作《教堂钟声》，他认为这也是值得的。他在给妻子的信中写道："如果昨晚在我朗读时，你见到麦克里迪[1]（一位著名的演员朋友）在沙发上毫不掩饰地哭泣的样子，那么你就会像我一样感觉到这本书是多么具有感染力啊。"

---

[1]　英国演员，以扮演哈姆莱特、伊阿古、李尔、奥赛罗等莎士比亚笔下的人物而闻名。

第二年夏天，从意大利搬回伦敦之前，狄更斯游历了包括威尼斯在内的一些地方。对这座城市的造访给予了他灵感，让他想要表达自己的雄心壮志。虽然他的理想抱负有点夸张，但这确实有助于他不断超越先前的成就："啊！当我看到那些宫殿时，我在想，一群辛勤劳动的人是如何将他们那温柔的笔触遗留在历史的长河之中而不被抹去的？它们在巨大的阶梯上等待着重见光明，即使是神话中的大力士也无法将其撼动。"

狄更斯回到英国后不久，他的生活就发生了一个重大变化：他再次从事戏剧事业。他写信给福斯特说："我不知道自己是否曾经认真地告诉过你，但我常常想，我在舞台之上的表现肯定会像我创作戏剧一样成功。"他的朋友福斯特对狄更斯在戏剧创作方面的能力印象深刻：

他独自承担了所有工作，毫不费力地完成了全部任务。他是舞台导演，也经常担任舞台木匠、置景师、道具师、提词员以及乐队指挥。不用冒犯任何人，他就可以使现场变得井然有序……他调整布景、辅助木匠、改造服装、设计剧本……我们刚进小剧院的时候，这里肮脏、混乱、嘈杂，但排练还没结束，他就把这里变得干净、有序、安静。

此外，据大家说，狄更斯是一名具有专业水准的演员。

在 9 月和 11 月，他出演了《人人高兴》①。通常为了摆脱抑郁，他会参与更多戏剧。狄更斯在参演一部名为《冰渊》②的戏剧时，遇到了一个女孩。后来为了她，狄更斯离开了他的妻子。那年秋天，他还在为创办一份名为《每日新闻》的新报纸而进行筹备。与此同时，伴随着时常出现的阵痛，他又开始了一部新小说的创作："难受、烦恼和抑郁……我的写作从来没有像在这个礼拜创作的时候那样差劲。"第二年 1 月，狄更斯又出演了两部自己创作的戏剧。由于与老板发生了吵架，在创刊后的第 3 周，他就离开了《每日新闻》。

第二年 6 月，狄更斯举家搬迁到了瑞士的洛桑。月底，他开始创作新小说《董贝父子》，但他陷入了抑郁状态，这段抑郁期持续了很久，直到半年后他离开了洛桑都还没有结束。这是他迄今为止持续时间最长的一次自发性抑郁，这让他担心自己会经历某种程度的崩溃。在这段艰难的时期，他决定写一本儿童版的《新约》。他还开始参加教堂举办的礼拜活动。托尔斯泰在漫长的抑郁期中也进行过类似的探索，与托尔斯泰不同，狄更斯本质上是非宗教人士。最终，他会说："关于教会，我的朋友，我已经厌倦它了。"

居住在洛桑期间，狄更斯本打算在每月连载《董贝父子》的同时，再创作一本关于圣诞节的读物。对躁狂患者来说，这是典型的过度承诺症状，但是，这种躁狂症状并没有持续下去协助他完成工作。

---

① 英国剧作家本·琼森于 1598 年创作的一部戏剧。这出戏属于"幽默喜剧"的亚流派。

② 由狄更斯和朋友柯林斯合著并共同制作的剧目。

"我……关于圣诞小说，我有两种可供参考的想法：一种是突然而狂热的激情，一种是孤独而焦虑的思考。"

圣诞小说《生活的斗争》于 10 月 17 日完成。狄更斯此后其他作品的名称与这本小说的名称一样，听上去十分严肃。狄更斯又回到了日内瓦，在那里他可以多写一些《董贝父子》的故事，但是，随后他又陷入了抑郁，思维也再次停滞不前。他认为搬到巴黎就能解决一切问题，于是在 11 月搬了家。"找房子让我感到极其痛苦，"他记录道，"找了 4 天房子，这种痛苦简直要命。我可以很骄傲地说：'我相信我们终于住进了世界上最荒谬的房子。'"

这一次，抵抗抑郁的策略没有起作用，作家的瓶颈期也随他来到了这个"光明之城"①。他没有继续《董贝父子》的写作，而是"极其厌恶我的书房，于是我走进了客厅。但我找不到一个适合我的角落。我沉浸在黑暗中凝视那道残月，连续坐了 6 个小时"（在这期间他只写了 6 行字）。他会走在巴黎的街道上直到天亮，还会看看停尸房里的情况。

随后，在 12 月恶劣的天气中，狄更斯带着抑郁情绪短暂造访了一次伦敦。他看到这座城市处于一种"可怕的泥泞和黑暗的状态。除了那些讨厌的人之外，每个人都因感染了流行性感冒而卧床不起"。"我自己也正处在一种可怕的弱智状态中，《董贝父子》的创作困难重重。"

---

① "光明之城"指的是巴黎。路过巴黎的外国人以及法国人为世界上最早的公共照明设备惊叹不已，于是"光明之城"这一概念被他们传播开来。

1847 年 1 月 12 日，他回到了巴黎，并且给福斯特写信说："我非常易怒，枯燥无聊，整个人都要发霉了。我几乎无法工作。我想去新西兰，并且创办一本杂志。"但是，不久以后，他的灵感再次闪烁，文字创作又可以继续下去了。故事发展到某个阶段，狄更斯不得不杀死他最喜爱的人物保罗·董贝。其实，他书中的人物和事件也会扰乱他的情绪平衡，带着这种痛苦，"我出了门，在巴黎街头散步，一直走到第二天早餐时间才回家"。福斯特来拜访他时，他正在将巴黎风景画涂成红色。但不久之后他又回到了为人父母的责任这个话题。他的儿子小查尔斯在英国的学校生病了，狄更斯和他的妻子都急忙赶去英国探望，而家里的其他人则暂时与小姨子乔治娜一起留在巴黎。到了 3 月 9 日，狄更斯还没有在伦敦为家人找到合适的住所，并且他依旧艰难地为《董贝父子》的每月连载而进行创作。他陷入了一个恶性循环：抑郁使写作和生活中遇到的实际问题变得更困难了，然而由于无力应对这些问题，他的抑郁症状又进一步加重了。他承认："我的不幸，现在是无法想象的。"接下来的一个月，他的胳膊被一匹马狠狠地咬了一口，这件事带给他一种"非常讨厌的不适感"。他的妻子于 4 月 18 日生下了他们的第 7 个孩子。5 月，他们一起去布莱顿①待了一个月。"这几天我一直很不舒服，隐约感觉到一种焦躁感，我极度痛苦……但希望我能恢复过来，今天早上，我的意识好像又变得有点模糊了。"

①　英格兰南部海滨城市。

6月，他前往另一处度假胜地布罗德斯泰斯①。而且他又开始参与到了戏剧的创作中。他开始在躁狂状态下进行剧本创作，他说："我每天大约要写100封关于这些戏剧的信。"在最后的那场演出之后，那些因为筹备戏剧而产生的躁狂情绪总会被某种形式的抑郁取代。这种抑郁状态令人非常痛苦，他经常因为焦躁不安而颤抖。狄更斯在8月写道："我不知道怎么才能排除我那些多余的精力，因此我不得不坐特快列车往返于这里和伦敦之间。"

1847年，他的另一项计划是在他的朋友、女慈善家安吉拉·康茨的资助下，为失足妇女建立一个"改造之家"。就像拿破仑统治法国一样，他一贯喜欢以躁狂的方式关注每个细节，对待这件事也是如此。

狄更斯向他的慈善家报告说："我已经为'改造之家'准备好了各类衣服和亚麻布，以批发价……购买了各种材料。我努力让她们看上去尽可能地愉快……我从《布道书》中挑选了两句话，挂在她们的客厅里……此外，还有我自己的一些题词，内容涉及遵守秩序、守时、好脾气的好处，以及我们对上帝、对邻居的责任。"

他对改革的热情和对禁欲的迷恋都是躁狂的表现。

在1848年的头5个月，他又准备了两部戏剧，这使他摆脱了抑郁，维持着躁狂的状态。5月，他为维多利亚女王上演了这两部戏剧。到了7月，他又陷入了忧郁，他对自己的婚姻存在诸多不满。

---

① 英格兰肯特郡赛尼特岛的一座海滨城镇，位于伦敦以东约130千米处。

"我讨厌家庭生活。我渴望当一个流浪汉。""为什么我不能娶玛丽（剧中的一个角色）！""为什么我有7个孩子……我太痛苦了。"由于处于抑郁状态，他认为一切都是最糟糕的。到了8月，他感觉自己的抑郁症没有得到任何改善："我完全厌倦了——真的精疲力竭了。我渴望兴奋的状态。难道没有人能提出任何让我心跳加速、让我头发竖起来的建议吗？"11月，狄更斯在焦躁和抑郁状态下写了《神缠身的人》一书。故事完结的那个晚上，他走在寒冷的街道上哭泣着，这个故事充满了"对过去和现在无比沮丧的各种幽灵"。

他的儿子亨利于1849年1月15日出生。接下来的一个月，狄更斯开始创造另一种类型的生活，他虚构了一个替身人物，这个人物的姓名首字母缩写与他自己的姓名首字母缩写正好相反。他开始动笔创作《大卫·科波菲尔》。一开始他经历了一段习以为常的瓶颈期，随后灵感开始迸发。到了6月，狄更斯去了布莱顿，兴高采烈地叫来了他的朋友马克·莱蒙[1]："哦，我的莱蒙，又圆又胖，/哦，我聪明的、健康的、亲密的朋友。/想想你在干什么——/别待在家里，到布莱顿来！"

但美好的时光消逝得越来越快：8月，为了换个地方生活，狄更斯去了邦彻奇[2]，他并没有变得开朗，而是出现了抑郁性木僵。他抑郁的程度很重，到了他会把自己描绘成"病人"的地步。"他

---

① 英国剧作家，《笨拙》杂志第一任主编。

② 英国南部怀特岛上的小镇。

极为嗜睡，但是晚上却睡不着觉……如果他有什么事情需要思考和注意力，"狄更斯写道，"那么抑郁会就压倒他，他无法控制自己，只能断断续续地做事，偶尔去床上躺上一会儿。精神极度抑郁，从早到晚都在流泪。"狄更斯将自己抑郁的状态归咎于他所待的地方。后来，当他"非常快活的时候"，"某个下午，在所有邦彻奇居民的注视下，他在街头进行了许多游戏"。他没有注意到自己曾到过"令人抑郁的邦彻奇"，这个表述与他现在的状态相矛盾。到9月，他已经完全恢复了。

狄更斯从未想到过自己会遭受生活的打击。自从1844年他去了洛桑，他的精神就好像坐上了过山车一般，而在巴黎，不稳定的精神更令他头晕目眩。压力是无情的：创作《董贝父子》时的挣扎，婚姻的单调乏味，在邦彻奇时遭受的令人麻痹的重度抑郁，戏剧创作中的狂热兴奋，后来不可避免的精神崩溃。但是，不管他觉得自己病得多严重、多可怕，即使他一次只能坚持坐几分钟，他仍然试图摆脱自己的状况，继续履行他的责任。如果躁狂抑郁患者想要年复一年地取得成就，这种巨大的勇气和自律通常是必不可少的，躁狂不会无限期地伴随着他们。当躁狂表现结束时，他们必须继续为自己的事业而奋斗下去，直到躁狂再次来临。狄更斯就是这些伟大患者中的其中一位：他是不可征服的。

1850年，他实现了一个长久以来的梦想：经营自己的杂志社，在自己的杂志上他可以表达自己的社会哲学。他可以为每个人写作，而不仅仅是为传统的阅读阶层写作。他想尽自己所能使英国成为一个更适合普通人生活的地方。他自己的周刊《家常话》于3月份出版，而《大卫·科波菲尔》则于秋季完成。当他在写最后几页时，他告诉福斯特："像往常一样，我奇怪地拥有两种情绪：悲伤和快乐。哦，我亲爱的福斯特，如果让我说出今晚科波菲尔带给人的感觉，我哪怕能说出一半就很好了……我似乎把自己的某一部分送给了那个虚幻的世界。"

经历了一系列写作瓶颈之后，狄更斯马不停蹄地继续他的写作，但躁狂和抑郁都影响着他的创造力。作为一名作家，他在很大程度上是自己情绪的傀儡。在他23岁的时候，他已经知道了这一点。"我的创作没有效率……直到我的激情升温，或者换句话说，直到我对那个难以放弃的写作主题兴奋到停不下来。"在抑郁状态下，他只能强迫自己每天写几句话，为了写出更多的东西，他必须在热情高涨的状态下工作。他通过两种方法来激发工作的热情。同许多艺术家一样，狄更斯也习惯于依赖某些物品，以此激发自己的工作状态。对他来说，这些物品就是一些青铜雕像。这个方法并不完全可靠，因为在重度抑郁状态下，这个方法会失灵。然而，狄更斯还可以依赖另一种方法来激发工作热情：像贝多芬一样，他会靠走路来保持情绪的高涨。比起大自然，他更喜欢城市，他喜欢伦敦和巴黎，而不是像贝多芬那样喜爱山林。狄更斯时不时需要城市带给他刺激和兴奋："我可以在一个僻静的地方连续写作一两个星期，但是我需要在伦敦待上一天，伦敦的一天就可以让我重新振作，让我重启状态。但是如果缺少这种魔法，那么日复一日的写作就是非常辛苦的！"

与轻躁狂不同，重度躁狂会使人遭受难以忍受的痛苦。这种精神上的不适感是这样的：有欲望，却漫无目的，因此永远不知何去何从。当躁狂结束后，狄更斯会变得很痛苦。不管是压力、失眠，还是其他不太明显的原因，狄更斯总得为他工作中高涨的热情付出高昂的代价。"大脑永远无法运作到那种极致的程度。""星期六晚上我觉得自己一个小时也没睡……精神上十分痛苦。"他从躁狂中缓过神来说道："我病了，头晕目眩，心灰意冷。"

狄更斯经常在不断迁移的状态下工作。因此，之前积累的想法就会付诸东流，他无法按照原定的计划去创作小说。在躁狂状态下，隐藏的需求和强烈的情绪力量主导了狄更斯。狄更斯证实了这一点，当"我坐下来写书时，某种仁慈的力量向我展示了灵感，引起了我的兴趣。这些灵感不是我创造的——真的不是——而是我看到了它，把它写了下来"。他工作时的兴奋感十分强烈，能让他感觉不到所有的不适。"只有当这一切都消失了，我才开始怀疑自己会为这种短暂的放松付出什么代价。"

当狄更斯沉浸在故事中时，他会产生某种幻觉，他发誓，他笔下的人物在工作之外的时间里都会跟随着他。他特地抱怨了费金①、小蒂姆②以及小耐尔③。当他即将完成一个故事时，他会深深

① 《雾都孤儿》中的反派人物。

② 《圣诞颂歌》中的人物，人物原型是狄更斯的外甥哈里。

③ 《老古玩店》中的人物，四处流浪，最后因精神过度疲劳而夭折。

地爱上故事中的人物。"一想到这些小说人物即将离我而去，我就感到非常悲伤。"他曾经说过，"我仿佛觉得自己永远也无法与任何新的角色建立联系。"狄更斯的生活与他的艺术创作密不可分。在他描述小耐尔之死时，尘封已久的那段小姨子去世的悲痛往事又被撕开了："昨晚上床睡觉时，我情绪低落，精疲力竭。整夜，那个孩子都在追赶着我。今天早上我精神不振，痛苦不堪。我不知道自己该怎么办。""我认为它（这本小说）会出名——但我却变成了最不幸的人。它在我身上投射了最可怕的阴影，而我只能与它相伴前行。""我可能很长时间都恢复不过来了。没有人会像我一样想念她……旧的伤口再一次流血……在我构思这个悲伤的故事的前一天，亲爱的玛丽死了。""现在，我因为拼命工作并且失去了孩子，几乎悲痛得要死了。"他不愿过多表达他对自己的孩子的感受。比起由婚姻组成的家庭，他似乎更喜欢由他的纸笔创造的世界。

狄更斯的女儿向我们描述了他工作时的情景。只有躁狂患者才拥有这样丰富的情感和充沛的能量，因为对他们来说这是进行创作最自然的方式。

我的父亲在书桌上奋笔疾书，突然他从椅子上跳了起来，冲到挂在他附近的一面镜子前，镜子中映出了他扭曲的面部表情。他飞快地回到书桌前，狂写了几分钟，然后又走到镜子前，接着，他又开始了他的面部表演，随后，他转身向前。显然他没有看见我，他开始喃喃自语起来，很快，他又回到书桌前，默默地写着，一直写到午饭时间。

"此时，他不仅对周遭的一切视而不见，而且在他的想象中，那些行动实际上是他笔下的人物所为。"

与许多躁狂患者一样，狄更斯无法忍受批评。福斯特留意到，狄更斯"对赞扬和指责极度敏感。他骄傲到了对那些指责持漠视态度的地步"。作为一名创作者，为了继续他的事业，他不得不像其他艺术家那样采取一些必要的措施：尽可能避免对他的作品产生负面影响。"开始写作之初，"他说，"我因为阅读评论而痛苦不堪。我和自己立下了一个郑重的约定，今后我只从一般性报道中读取评论……我从未违反过这条约定。毫无疑问，我因此感到更加快乐了——当然我没有失去理性。"狄更斯经常被赞美淹没，但如果对那些赞美过于当真，那么这也十分危险。许多患有躁狂抑郁的艺术家对来自其作品的好评或差评感受十分强烈。尽管他们对他人的意见很感兴趣，但他们还是宁愿避免那些过于让人情绪不安的评论，选择对其视而不见。

有时，狄更斯觉得写作很有趣，尤其喜欢喜剧段落的写作。他承认："虽然我在创作的过程中已经把它（他写的一篇段落）读过几百遍了，但我每次阅读它时都无法镇定，总是不要脸地疯狂大笑。"

躁狂是力量和思想的源泉，但对创作者来说也可能是一种危险。如果过于躁狂，混乱会取代清醒，工作也会无法正常进行，因为在混乱中，躁狂症状会进一步加深。至少在工作中，狄更斯能有意识地抵制躁狂不安的状态对他的生活的破坏，他能应付自己的思维奔逸。他在一生中都努力地遵守着纪律和秩序，而这样的努力在他的写作中获得的成效比其他任何方面都要多。他曾写道："如果没有守时、有序和勤奋的习惯，如果没有在同一时间专注于一件事的决心，那么无论是否有新任务到来，我都永远不可能完成自己所要做的事情。"在与急躁、粗心和不愿工作等躁狂症倾向的斗争中，狄更斯最终还是获得了胜利。"如果我不愿意付出努力、害怕吃苦，或者对自己所从事的事业不给予丝毫关心与关注，那么我此生都无法获得成功。"如果躁狂患者有成功的秘诀，那就是严格遵守纪律。在纪律的约束之下，狄更斯在杂乱无章中、在冲动中从事着他的写作事业。

最后，他遵循了最有可能取得卓越成就的做法：在注意力分散、心烦意乱时，把艺术放在第一位。"我严格地把控着我的创造力，必须让它主宰我的整个生活、完全占有我、对我提出要求。有时连续几个月，除了创作我什么事都不干。"

1851年是典型的狄更斯之年。当时他的父亲快要死了，他的妻子正遭受着精神崩溃带来的痛苦，而他却兴致勃勃地准备着另一部戏剧。"我需要持续关注木匠、置景画师、裁缝、鞋匠、音乐家等各色各样的人。""一周中只有3天是属于我自己的。在这3天里，我要思考，为《家常话》撰稿。"4月，戏剧性的躁狂症状将他保护得很好，因此他写道"我又感到非常快乐"，尽管"我的妻子一直以来过得都不太好。我可怜的父亲去世了，这使我非常痛苦"。还有，"上周一我去伦敦主持一个公开的宴会，在去之前，我还在与小女儿朵拉一起玩耍。但是我刚离开，就得到消息说她死了"。

5月，他又搬回布罗德斯泰斯准备度夏，在那儿他依旧热情好客。之后他把家人留在了那里，从5月中旬到8月，他带着自己的戏剧社进行了巡回演出。演出一结束，他就陷入了激越性抑郁："我仍然感到焦躁不安，饱受折磨，如果有一天早晨我在勃朗峰山脚给你写信，我一点都不会感到惊讶。"

一项新的工作帮助狄更斯恢复到了健康的状态，他忙于装修和改造一座豪华的房子。给监督重建工作的小舅子写信时他写道："我把自己的头发都扯掉了。我还经常打无辜的孩子们。我突然产生了一个疯狂的想法，我要派自己的水管工去做排水工作。""那个邮递员就是我的敌人，因为我没有从他那里收到你的来信。""再纠结于这个话题就太愚蠢了。你在哪里？""啊，救我脱离目前的困境吧！""我希望你能读到这封信。我的精神状态不允许我有条不紊地写信——你永远的挚爱。另：任何工人都不要留在工地上！哈！哈！哈！（我笑得丧心病狂）"

11月，狄更斯安顿了他的家人。第二年，他开始了《荒凉山庄》的创作，他的瓶颈期如约而至。与接下来的一年相比，1852年总体而言是平静的一年。1853年，狄更斯躁动不安的情绪到了几近疯狂的地步。3月，他去了布莱顿，到了6月，他再也待不住了："如果我继续留在这里，我真的觉得，我的头就会像一颗点燃的炮弹那样炸开。他带着妻子、9个孩子以及一群仆人来到布洛涅①。秋天，狄更斯回到了伦敦，但他想再次离开："我太不安分了……"于是，他与两个朋友去了瑞士和意大利。1854年，欢乐的舞蹈还在继续跳跃。年初，狄更斯准备了一出戏，打算在6月上演，演出结束后，他和家人又匆匆赶回布洛涅度过了夏天和秋天。随后，他又经历了"最前所未有的精神痛苦"。"我有过可怕的想法，想独自一个人去某个地方……不管是什么地方，它总是驱使着我离开。"10月，他带着全家去了巴黎。

　　1855年3月，狄更斯所有的旅程都被束缚在了同一个地方，他因为激越性抑郁发作而待在伦敦，并创作《小杜丽》。"我坐下开始工作，但什么都写不出。于是，我起来出门走了20多千米，第二天回来再坐下来继续，可依旧什么都写不出。"在小说的创作过程中，他写道："我沉浸在自己的故事中，情绪起起落落，我变得时而热情时而沮丧。"到了5月，情况也没有好转："焦虑越来越严重，而我不知所措。"他于秋天逃到了巴黎，但在11月和12月又匆忙回到英国短暂地停留。次年1月，他在返回巴黎后写道："我又要开始工作了，我那可怕的不安情绪立即向我袭来……当我写序言的时候，我突然产生一个想法：我应该起身出发去加来②。我不知道为什么，我一到那儿就又想去别的地方了。"2月，狄更斯再

---

① 法国北部港口城市。

② 法国北部港口城市。

次短暂地逃到了伦敦，然后马上离开了。激越性抑郁使他像笼中之虎。"在房间里转来转去，坐下来，站起来，搅动炉火，望着窗外，扯着我的头发，坐下来写东西，什么也写不出，写点什么就把它撕了，走出去，走进来，在我的家人眼里，我就是个怪物。对我自己来说这是个可怕的现象……"

1856 年 3 月，他又回到了伦敦。就在那个月，他买下了自己梦寐以求的房子，第一次见到这所房子是在他小时候，那时，在他心中它代表着难以企及的财富和幸福。狄更斯身上的那个恶魔还在履行自己的诺言，它实现了狄更斯对名利的所有幻想，狄更斯需要为这份履行的契约付出相应的代价。狄更斯去了巴黎，然后于 5 月回到了伦敦。夏天他去了布洛涅。7 月，他又去了他在伦敦的另一所房子："我深陷重度抑郁，在塔维斯托克公馆幽灵般的大厅里游荡了两个晚上。"

8 月，由于霍乱暴发，狄更斯一家回到了相对安全的伦敦。"过去的日子啊——那些过去的日子！我想知道，我的心境能否恢复如初？"但是，没有可能了，已经太迟了。当时狄更斯只有 44 岁，但飓风般的生活已催使他老去。"我发现我的这个家已是千疮百孔。"他的婚姻正走向尽头。他不断地来回迁移，这既是他婚姻崩溃的导火索，也是其结果。他要么逃离家庭独自旅行，要么躲进戏剧的幻想世界中。他越来越相信自己错过了人生中最重要的事情，也就是让人生变得更有价值的事情——爱情。

10 月，狄更斯在准备另一部维多利亚时代的戏剧《冰渊》时找到了慰藉，这部剧将在他自己的房子里上演。12月，他的家被改造成了剧院，他写道："原来的教室变成了油漆铺子，地下室变成了煤气铺子，屋顶变成了裁缝铺子。"这是他所喜爱的那种吵闹喧嚣的场景。《冰渊》的演出日期分别为1月6日、8日、12日以及14日。一结束演出，狄更斯就又陷入了痛苦。然而，希望就在眼前：该剧将于8月重新上演。他们雇用了一些专业的女演员来代替那些在重演中无法出场的业余演出爱好者。在这些专业的女演员中，有一个名叫艾伦·特南，狄更斯与她相爱了。

要了解这位维多利亚时代的模范丈夫是如何与一个比他女儿还年轻的女演员闹丑闻，最后还离开了他的妻子的，我们必须扒开他的真正面目：他好像堂吉诃德①拥有了一群如同杜尔西内亚②般的女友。艾伦只是一系列柏拉图式的浪漫故事中的最后一位女主角罢了，尽管如此，他们的故事或多或少还是存在真心的。

狄更斯的初恋是一个轻浮浅薄的女孩，名叫玛丽亚·比德内尔。狄更斯在17岁时遇见了她，那时她18岁。当时他是一名记者，而女孩的父亲和叔叔则从事银行业。玛丽亚喜爱众星捧月的感觉。而她的父母很有礼貌，不好意思撵走狄更斯，所以4年来他怀揣着"一心一意"的爱来追求她。"从未见过像我这样忠心、投入的可怜人。"

---

① 西班牙作家塞万提斯创作的同名长篇小说中的人物，他是一个充满幻想，不切实际的理想主义者。

② 堂吉诃德的心上人。她在小说中是一个身强力壮、嗓门奇大、性格泼辣的地道村妇，却被堂吉诃德视为公主或贵妇人。

玛丽亚没有给予他太多鼓励，当她最终抛弃他时，他写信给她说：
"我早已习惯了内心的悲惨以及真真切切的痛苦，所以别人对我的看法或者我自己的遭遇对我来说无关紧要。"

这段感情还有后续。在狄更斯43岁时，玛丽亚44岁。她写信给这位著名的作家，他立刻对她旧情复燃，他写信给她说："从那以后，除了你，再也没有人能让我那么痛并快乐着。"但见面后，他们的爱情就终结了。她已经失去了年轻时的魅力，变成了肥胖的中年妇女。

沦为爱情的牺牲品4年，这对狄更斯来说已经足够了。而他的下一个求爱对象，就是他未来的妻子凯瑟琳。他与凯瑟琳的相处好像人对狗的顺从训练，只不过人们会对表现良好的狗给予感情上的奖励。人们试图在狄更斯和凯瑟琳的关系中寻找激情的线索，但无论在他们谁身上寻找，却都是徒劳。也许是因为刚刚才结束与玛丽亚的数年令人煎熬的交往，他变得十分胆怯，不敢向任何可能拒绝他的人表达爱意。他的下一段恋情是与他的小姨子玛丽。她活着的时候什么事也没有发生，但后来"病魔击垮了她，她死了——在平静而温柔的睡梦中死去。在她还活着的时候（因为她从我手里喝了一口白兰地），我的臂膀支撑着她毫无生气的身体，当她的灵魂已经去往天堂时，我还久久不能放开"。现在她无法拒绝他了。"我严肃地认为，如此完美的生物再也不能呼吸了。""自从她死后，除了洗手，我从未将她的戒指从我的手指上取下来过。在我的脑海中，她的可爱甜美和美德从未消失。"26年后，他写到，她仍然"像我的心跳一样，与我不可分离"。"我想自己从来没有像爱她那样爱过别人。"玛丽死后，狄更斯和凯瑟琳的婚姻便没有了未来。

狄更斯开始物色其他人。1839年，他注意到一个19岁的女人："如果我是个单身汉，那么我就会恨死她的丈夫。"他曾提到过另一个女人是"美丽的F太太，她的睫毛印在了我的记忆中"。

下一年，狄更斯疯狂地迷恋上了新婚的维多利亚女王。作为游客参观过她的卧室后，他说："躺在长街尽头的泥泞中，拒绝了一切安慰，令路过的几个旅客大吃一惊。这几个人前一晚喝得酩酊大醉，看到我现在这副模样瞬间清醒了。"他把这件事情弄得跟演滑稽戏似的，他曾扬言"要饿死自己""把自己吊死在梨树上"。他还说："我很难过，想要离家出走。我的妻子让我很痛苦，当我听到我家小孩的声音时，我突然哭了起来。"他在给另一个朋友的信中写道："我妻子的出现使我更加恼火。""我讨厌我的父母、讨厌我的家。"考虑到他后来的所作所为，这些话并非随便说说而已。

狄更斯的下一段罗曼史发生在1841年的夏天。他在布罗德斯泰斯遇到了两个未婚少女。一天晚上，他与年纪较轻的那个女孩在码头上散步。突然，在躁狂性冲动的驱使下，他恶作剧般地搂住了女孩，当海水涨到他们的膝盖时，他还紧紧地抓着她。当海浪拍打着他们时，女孩向狄更斯的妻子求救，但狄更斯却喊道："想想我们会造成多大的轰动啊！想想你即将踏上成名之路！不！确切地来说不是踏上，而是即将深陷其中。你想一想，《泰晤士报》的专栏上将生动地描述可爱的E.C.的悲惨命运，她在狄更斯发病时被他淹死了！别挣扎了，可怜的小鸟。"她尖叫着回应："我的裙子，我最好的裙子，我唯一的丝绸裙子要毁了！"狄更斯的妻子指责狄更斯说："你怎么能这么傻？""可爱的 E.C."在没有任何帮助的情况下挣脱了他，但另外两次，他追着她到了同一个地方，弄丢了她的两顶帽子。这时狄更斯正处于躁狂的巅峰时期，他浪漫的古怪举止显得十分滑稽。后来，这些举止给人带来的痛苦往往多于幽默。

第二年夏天，狄更斯在美国发现了一个很有魅力的本地女人，他特意写了一些愚蠢的情书寄给她。"我善良的天使，如果他看到了这封信，我相信你会向他隐瞒。绝不能引起他的怀疑。"这个女人已经结婚了。"只要你要忠于我，我们就可以对抗他的怨恨。当我想到有人要徒劳地撕裂两颗紧密相连的心时，我笑得就像个恶魔。哈！哈！哈！"他附上了一首诗："在这广阔的世界上，没有艺术家／能雕刻或塑造它们／它们渴望为迷人的夫人驻足停留……为迷人的夫人（她的名字是科尔登太太）停留。"回到英国后，他又见到了她："我比以往任何时候都更清楚，凯瑟琳似乎是一头驴，而你却如此灿烂明媚。""现在，我只想补充……亲爱的外国人，我希望你能住在我的隔壁，因为我最喜欢的地方是莱特街，我发现自己离不开它……我非常地哀伤，亲爱的科尔登太太，你的挚爱永远对你忠诚。"

所谓的"永远"只持续了两年，因为他遇到了另一个喜欢的人。1844 年 2 月，狄更斯爱上了克里斯蒂娜·韦勒小姐。当时，她在狄更斯出席的一次公众场合中弹奏钢琴，他觉得自己是个"疯子"，"对那个女孩怀有不可思议的感觉"。下面他的这段话向我们暗示，韦勒就是他那个在 16 岁就不幸去世的小姨子。"我不能拿韦勒小姐开玩笑，因为她太善良了。对她的兴趣（她是个年轻圣洁的姑娘，注定会英年早逝）转变成了我的多愁善感。我的天哪，要是大家都能明白我对那姑娘所怀有的不可思议的感情就好了，我看上去是个多么疯狂的人啊！但一想起与韦勒小姐有关的记忆（其实这也是种折磨），我就明白如果自己继续生活在这个令人讨厌的、破碎的世界里，那么我很快就会窒息而死。"在那个时代，作为一个已婚男子，他的表现非常轻率。他甚至还与克里斯蒂娜的父亲分享了他的感情。"我不得不对您说，由于您女儿的伟大天赋和不同寻常的性格，我对她产生了浓厚的兴趣，这种情感难以言喻。"当韦勒小姐与狄更斯的一个朋友订婚时，他表示，他想"用锋利的钢刃刺穿那位朋友的身体"。他预言她的婚姻"会发生错误，而且没有其他可能，一定会有错误！我失去了所有的竞争机会"。

那年晚些时候，狄更斯带着家人去了热那亚。他与一个银行家朋友德·拉·茹以及他漂亮的妻子非常要好。在深夜，狄更斯会花很多时间与这位女士在一起练习催眠。狄更斯的妻子非常嫉妒这段暧昧的关系，但狄更斯拒绝与之断绝往来。最终，地域原因让两对夫妇不得不分开。

1849 年，狄更斯又与理查德·沃森太太有过一次滑稽的调情，他写信给她，向她献殷勤：

当酒灌进我的喉咙时，我清楚地感觉到酒精的作用，酒精"让我的思维变得疯狂"。在来这里的路上，对我的同伴来说我像一个恐怖分子。现在我在家里无聊至极。请偶尔想起我，就像我会一直怀念我们昨晚那支华丽的舞蹈……另：我处在如此无能的状态下，经历过极度兴奋后，我晕了过去，并且一度没有知觉。为什么我又恢复知觉了？……我的记忆产生了空白，我变得神志不清。

　　除了艾伦，狄更斯与女人交往最久的一次长达 8 年。这是一段有趣的感情，从 1849 年开始一直持续到他遇到艾伦。这段感情的主人公是玛丽·博伊尔小姐。在他离开她之后，他写道："陷入了深深的忧郁……"就在这一年，沃森太太也让他提不起兴趣。他一直与博伊尔小姐保持通信，在通信中，他告诉她，他"非常痛苦"，还说了一些诸如"啊，让微风带个信……把我的玛丽带来我的怀里"以及"我永远挚爱的人"这样的话。他们还会时不时地见面，直到狄更斯爱上了艾伦。

　　虽然躁狂患者能对一个人终身保持忠诚，但他们喜爱改变且拥有强烈的性欲，这有时会导致他们不忠。因此，对狄更斯这样的人来说，对异性怀揣着强烈的想象和情感——从一朵花到另一朵花——是很正常的事情。严格意义上讲，所有暧昧关系可能都是单纯的。在那个时代，尤其是对女性而言，个性往往被压抑。艾伦自己也曾抱怨，她不喜欢他们之间的性行为，是狄更斯坚持想要的。

　　虽然狄更斯在家很痛苦，把他的不满归咎于妻子，但他相信，

204

一个合适的女人会成为他快乐的源泉。拥有这种错觉的躁狂抑郁患者通常会惊讶地发现，即使那个"适合"的人到来，抑郁依旧会光临。一些躁狂抑郁患者会不断与一系列"适合"的人一起追求幸福，直到老去或死亡。狄更斯在与妻子分居前，曾写信给一个朋友，信中讲述了他在家中经历的痛苦和对艾伦的爱：

　　我是古代巫师在现代的化身，巫师的精灵将他们撕成了碎片。我厌倦了休息（休息无法让我得到满足），只剩下疲惫。现实和理想总是在我面前相互比较。我不喜欢现实，若现实无法实现，我就会喜欢上它的一切。我希望自己出生在存在食人魔和由巨龙守护的城堡的年代。我希望长着 7 个脑袋的食人魔（而且没有特别的证据表明所有的脑袋里都有大脑）抓走了我崇拜的公主——你不知道我有多么爱她！她被食人魔扛到高高的山顶，用头发将她绑在那里。今天，我要义无反顾地拿着剑爬上山顶，要么赢得她，要么被巨龙杀死——这是 1857 年的心境。

　　写完这封信后，他搬出了和妻子同住的房子。

　　也许狄更斯曾写过信给艾伦，但她并没有把他的信留存于世，所以人们所了解到的他们之间的关系只是外人观察到的。他的女儿玛丽告诉我们她是如何奉承他的："他总是喜爱赞美——虽然她不是一个好演员，但她有头脑，会培养自己的思维能力，使自己的思想与他的思想处于同一水准。谁会责怪她呢？他拥有全世界，而她是一个 18 岁的年轻女孩。被他注意到，她感到既高兴又自豪。我不怪她。"据他的女儿说，狄更斯和艾伦育有一子。要么这个孩子比狄更斯先死，要么他并不知道这个孩子的存在，因为最终他只把遗产留给了艾伦。

与其说凯瑟琳不适合狄更斯，倒不如说她曾经可能不适合狄更斯。问题的核心是狄更斯在爱情中就像在生活的其他方面一样躁动不安。躁狂和抑郁会激励他不断地改变一切，但是，任何改变都不能给他带来平静的满足感，因为他改变不了自己。艾伦也没能一直让他过上愉快的生活，甚至无法让他安心待在家里。

"荒凉山庄"：1857 年至 1870 年

自《冰渊》再次上演之后，狄更斯又深陷了重度激越性抑郁。"我想自己应该躲在角落里哭泣。""我想逃离自己。""激动过后，我沉沦在无尽的绝望和不安之中……我在思考你和我是否要去某个地方——走一走，看一看。"在某种程度上，他认识到自己的情况很严重，他认为这种状态属于他本性的一部分："除了动起来，我别无解脱之法。我停不下来。我敢肯定，如果我放过自己，停下来休息，那么我就会生锈、崩溃，甚至死去。相比之下，我宁愿在做事的时候死去。我这样的行事方式是由我的本性决定的。"他对自己有这样的认知，实属罕见。不久，他就将当下的处境归咎于自己选择的职业："躁动不安是对充满想象力的生活的一种惩罚。"狄更斯设法继续他的旅行，这次是和柯林斯一起去坎伯兰①。但回到家后，所有的坏情绪又都回来了。现在他把自己不快乐的状况归咎于婚姻，但他却不记得是自己的所作所为破坏了他与妻子的关系。

最近，我与一位可怜的女士相处得不好……甚至比以前更糟！她与孩子们相处得也不好，她甚至无法跟自己和睦相处。除了不开心，她什么也做不到。（自从我们离开热那亚，她就十分嫉妒我。并且她得到了确凿的证据，证明我与至少 15000 名各阶层的女性保持着亲密的关系。请为我如此丰富的经历致敬。）我无法想象，如果没有乔治娜（和他们住在一起的小姨子），我们该怎么办，或者家中的女孩们会是什么样子。乔治娜在家里很活跃，孩子们都很喜欢她。

狄更斯想方设法为自己摆脱妻子找借口，他不想因此受到责备。他认为妻子和孩子相处得不好，对家庭没有贡献，经常无缘无故地嫉妒。他和她完全格格不入。"可怜的凯瑟琳和我天生不是一对，这压根没有解决办法……你知道，她确实是那种和蔼可亲、逆来顺受的人。但是，我们之间就是不和谐。"他坚持说她是"唯一一个无论如何都不能与我相处的人"。就这点而言，他的出版商持有不同意见。10 月下旬，他和凯瑟琳吵了一架。于是在凌晨 2 点，他步行 48 千米去了位于盖德山庄的另一个家。

①　英国的一个历史地区，位于英格兰的西北部。

多年来，狄更斯会免费为各种慈善机构朗诵他的作品，这些表演结合了演员和作家的双重身份。他的女儿曾见到他对这些作品是那样地投入："我父亲的公开朗诵是他生活重要的一部分。在表演和准备时，他将内心和灵魂中最巨大的能量都投入到了作品中，随时随地进行练习和排练。我们家附近的草地是我们最喜欢的地方。经过的路人，如果不知道他是谁、不知道他在做什么，一定会认为他是一个疯子，因为他会一边朗诵、一边做着丰富的肢体动作。"

1858 年 3 月，经过深思熟虑之后，他决定在职业作家的基础上身兼朗诵一职。他总是对赚钱感兴趣，他还希望旅行和表演的刺激能让他从家里带给他的抑郁和麻烦中解脱出来。"家庭的不愉快仍然强烈地影响着我，因此我无法写作，而且……一刻都无法休息。自从《冰渊》收官以来，我从未体验过片刻的平静或满足。我想转变，我认为仅仅通过朗诵来消耗体力和产生改变都是好的，因为这是另一种承受压力的方式。""我必须做点什么，否则我的心灵就会受到创伤。"甚至在梦里，他都在试图摆脱他的婚姻。"昨晚，在我睡觉的时候，我的双手和双脚都被束缚着，一心想要翻越一片障碍。我想，这几乎就是自己在醒着的时候所处的境地。"

4 月，他开始了自己的巡回朗诵会，与此同时，家中的情况变得更严重了。狄更斯寄给艾伦的一只手镯误送到了他的家中，而他的妻子打开了这个包裹。这次，她的父母也卷入了这场冲突。现在狄更斯把他生活中所有的不幸都归咎于凯瑟琳，他还暗示她精神有问题。"我相信其他人的婚姻都不会像我的婚姻这般悲惨。我相信没有人像我和我妻子之间那样，在兴趣、共鸣、信任、感情以及各种多愁善感方面如此地不契合。"可他并没有解释为什么自己让她怀孕了 10 次之多。"你知道我非常意气用事，那都是由我冲动的生活方式和丰富的幻想导致的，但其实我拥有耐心并且善解人意。如果可以的话，我一定会开辟出一条比现在更好的道路。她陷入了最痛苦的软弱和嫉妒之中，而且，有时肯定还有精神错乱。"

躁狂患者习惯把自己的失败归咎于他人，狄更斯推脱说分居的想法来自他的妻子。他说，她觉得自己精神不正常，无法继续这段婚姻。他至少让自己相信了他无意分居："狄更斯太太总是习惯性地向我表示，她最好离开这里，各自生活。她和我的关系越来越疏远，这导致她有时精神失常。更严重的一点是，她觉得自己不适合做我的妻子，她离得远一些会更好。"他的梦想即将实现。当朋友们试图劝说他们和解时，狄更斯却毫不客气地说："对我来说，这不再是意愿、考验、忍耐、幽默的问题，也不再是做最好打算或做最坏打算的问题。一切都绝望地结束了。"他更咄咄逼人地指责他的妻子不爱他们的孩子："她不会、也从来没有关心孩子们，孩子们也不会关心她。"其实，这并不是真实的凯瑟琳，而是狄更斯母亲的所作所为。她对孩子漠不关心，让 12 岁的孩子离家去工厂打工。此时，狄更斯已经陷入了妄想。据狄更斯的女儿所说，狄更斯自己才是那个冷漠的人，而非他的妻子："当我的母亲离开家时，我的父亲像个疯子。这件事暴露了他最坏的一面，也暴露了他最软弱的一面。他根本不在乎我们每个人发生了什么。这世上没有任何事情能超越我们家的痛苦和不幸。"5 月 14 日，两人分居。凯瑟琳和他们的大儿子搬了出去，其余的人都留在了原来的地方。从此，狄更斯再也没见过他的妻子。

5 月 29 日，在狄更斯的坚持下，他的姻亲霍加斯一家不得不签署一份声明，称他们造谣说艾伦是他的情妇。狄更斯本人也很不理智，他不顾朋友们的恳求，在他的杂志《家常话》的头版刊登声明，否认了情妇的传闻。然而这是一份以庆祝家庭和睦为主题的杂志。他把这份辟谣声明寄给了所有的报纸。他在声明中无意识地宣扬了自己的爱情，他表示"歪曲事实的、虚假的、最野蛮、最残酷的谣言——不仅牵连到了我，还牵连了我最亲爱的无辜的人"。

现在，躁狂抑郁症的偏执妄想症状成了狄更斯生活中最重要的部分，他的身上已经显露出了这种迹象。他通常认为文学批评是对他的人身攻击。他在谈及一个令人不悦的评论家时说："我想海沃德已经在一定程度上困扰了我，他一定回忆起了我曾经对他的密友持蔑视的态度。"合作多年后，狄更斯与他的出版商反目成仇。他开始讨厌本特利，因为他们最初的合同条款对一名成功的作家来说似乎已经不合适了。他抛弃了为他服务了 16 年的布拉德伯里和埃文斯，因为埃文斯拒绝在《笨拙》杂志上刊登狄更斯的辟谣声明。此外，他还拒绝与任何跟他的姻亲或妻子有关系的人有来往。他与他的多年挚友萨克雷和莱蒙决裂了，因为他错误地认为他们背叛了他。他认为自己是这场婚姻闹剧的受害者，并于 7 月 7 日写道："我非常清楚，一个人若赢得了一个非常显眼的地位，在赢得它的过程中一定会欠下一笔沉重的债务，那么他必须用尽一生一次又一次地偿还这笔债务。此外，我同样清楚地知道，我永远不指望任何外人能理解我的家务事。（可以推断出，他没有得到多少同情。）我不会抱怨的。我受了重伤，但我把伤口盖了起来，让它自己愈合。"他为自己生命中的这段插曲付出了代价，但这并没有减轻他的痛苦。他的妄想症似乎也没有给予他多少安慰，然而，狄更斯并没有崩溃，而是继续积极地生活。

8月，他又开启了一轮巡回朗诵会，途经英格兰、苏格兰以及爱尔兰。他出发的时候精神状态不是很好，但这次的旅程正是他需要的治疗。

我希望自己可以向你报告，我又平静下来了。我了解到，任何以写书谋生的人都会解剖他最优秀的神经，知道这件事并没有让我感到宽慰。（名人的哀叹）我了解到（正如那些解剖者所做的那样），当我以自己的名义发言时，我的讲话不是为了我自己，而是为了那些在无意中遭受流言蜚语的无辜的好人，但这也不能让我得到一丝宽慰——有时，我甚至无法承受。我昨天就发作过一次，我感觉非常凄凉、失落。但它已经消失了，感谢老天，天空再次为我明亮起来。

能与听众分享我的好心情是一种慰藉："他们让我笑得如此开心，有时我甚至无法镇定下来继续说下去。"他受到的赞赏使他感觉好多了。"我们在第一周取得了巨大的成功……拥有一大群听众是一件了不起的事。""无论走到哪儿，听众们都乐于表达他们对我个人的感情……（尤其是这一次）他们的情绪十分高涨。"在这段极度痛苦的时期，狄更斯迷上了他的朗诵之旅。

他离开了《家常话》，因为该杂志的老板不愿刊登他的辟谣声明。于是他开始出版一本与之竞争的杂志《一年四季》，该杂志于1859年4月首发。他本想叫它《和谐之家》，但朋友们纷纷反对。这一年相对比较平静，他开始着手创作《双城记》。在接下来的一年里，狄更斯保持着高涨的情绪，执着于他的一个躁狂性爱好：重建和重修他在盖德山庄的家。此外，他还开始了《远大前程》的写作。

在这10年里，艾伦成了狄更斯生活中的常客。春天，他会在伦敦租一间房子，每周有两三个晚上他可以和艾伦待在一起。他还在佩克姆①给艾伦安了家，而她成了盖德山庄的常客。尽管如此，在这位作家最后的几年生命里，他的抑郁症状变得越来越明显。随着年龄的增长，大多数躁狂抑郁患者不得不遭受更长时间、更频繁、更严重的抑郁症状。现在，由于缺乏积极的意志力以及生活的欲望，狄更斯发现对他来说开启新的一天非常困难。沉默寡言取代了曾经那个快活健谈的人。他的女儿注意到："我们在盖德山庄举行家庭聚会时，他经常会走进来，机械地拿点东西吃……然后回到书房去继续他的工作，其间他几乎一言不发。"1866年，他说："当然，我不会愚蠢地认为自己可以不用付出任何代价就能完成所有的

---

① 位于伦敦郊区。

作品。另外，我已经注意到，一段时间以来，我的乐观和希望发生了明显的变化。"这种变化在他这一时期的书信中也表现得很明显。欢乐和嬉闹一去不复返了。1868 年，朗费罗①拜访狄更斯，见他如此悲伤，感到非常不安。狄更斯的一个朋友告诉这位诗人："是的，是的，他所有的名声都化为了乌有。"

狄更斯仍然时不时地恢复他那躁狂性的生活方式。1863 年，他感到很高兴，因为他把一个原本只需简单修理的钟描述成了一件好玩的事："自从我大厅的时钟被送到你们机构清洗后，它一直运转得很好（事实上一直如此），但它却极其不愿意敲响钟声。在极度抑郁的状态下，在经过了痛苦的挣扎之后，它现在已经完全停止了摆动。虽然这对时钟来说是一种快乐的解脱，但对我的家人来说却极为不便。如果你能派一个时钟信得过的人过来……"1864 年，这位作家平安地度过了成为祖父的不适感。"我曾经认为做祖父是一件十分可怕的事情。当灾难降临到我身上时，我并没有觉察到自己有任何变化，我像一个真正的男人一样承受着它。"

他仍然喜欢频繁举办各种庆祝活动。在 1866 年 12 月，他为当地的男性安排了一天的竞走比赛。比赛在他自己的场地上举行，并提供现金奖励。"我们一整天都在努力地工作，建造运动场，制作无数的旗帜，别的什么都没干。第二天，他兴奋地说：'我们这里聚集了 2000 人。'一整天都没有发生争吵，日落时分，他们欢呼

---

① 美国诗人、翻译家。

着离开了。"

狄更斯对待时间如同对待金钱一样慷慨，他甚至提出要代替一个生病的朋友写作，"在紧要关头，我可以这样做，内容就像你亲笔写的一样，让人真假难辨"。然而，当他把妻子送走时，他却产生了极大的怨恨。当他的大儿子与出版商埃文斯的女儿结婚时，狄更斯拒绝参加婚礼，因为婚礼是在埃文斯家举行的，这个出版商当初在狄更斯的分居纠纷中与其决裂。在这个场合，狄更斯能说的最漂亮的话是："我希望查理的婚姻不是灾难性的……但通过对他的仔细观察，我有一个坚定的想法，那就是他对那个女孩毫无兴趣。"狄更斯的儿子的婚姻是美满的，但狄更斯自己恢复单身后的生活却并不顺利：他像妻子还住在家里时一样经常离家出走。"其实我认为……像我这么不安分的人实属罕见，很少有人像我这样不眠不休，并频繁地更换吃饭和睡觉的地方。"

狄更斯在他的巡回朗诵途中多次更换了睡觉的床铺，并去到不同的饭店吃饭。这些令人精疲力竭，有时甚至是危险性的冒险为他的余生提供了大量戏剧性事件。他游历了欧美多个地方，几乎每年都要进行一次长途旅行。在他对巴黎朗诵会的评论中，我们可以显而易见地看出这种旅程对他的吸引："当大卫（科波菲尔）向朵拉求婚时，珠光宝气的美女们，双手紧握扇子，欣喜若狂地转动着扇子。"事实上，得到女性听众的赞赏让他感到很自豪："女士们整晚都站着，下巴紧贴我的讲台。其他的女士则整夜坐在我的台阶上。""昨天在街上，一位我从未见过的女士拦住了我，对我说，狄更斯先生，你能让我触碰一下那只可以令我家高朋满座的手吗？"
曾经那个被赶出家门的孤独的小男孩，现在被成千上万人用爱和热情包围着，人们都在为他欢呼喝彩。"我必须承认，观众的智慧和热情是对我是莫大的支持，这总能让我恢复健康。有时在我下楼去参加朗诵之前（尤其是在当天），我会因为不得不朗诵而感到非常压抑，我甚至觉得自己完全不能胜任这项任务。但观众们立刻让我摆脱了这种状态。"正如他所说，这是一种由观众诱发的表演性情绪高涨。

几乎是从一开始，巡回朗诵会就对他的身体造成了损害，而他也越来越难以胜任这件事。早在 1861 年狄更斯就说过："肺和精神的消耗是……巨大的，要想睡个好觉是不可能的。我今天太累了。"这种状况将在整个巡演途中反复出现。

1863 年 6 月，一场铁路事故使狄更斯患上了恐慌症。因此，任何旅行方式对他来说都成了一种折磨，这极大地增加了他此后旅行的压力。他曾登上一列火车，火车从一座大桥上滑下，许多车厢都被撞毁了。这位作家是幸存者，因为他的车厢悬挂在了桥边。他设法让自己和艾伦安全地从车厢里出来，然后他试图帮助散落在四处的伤者和垂死的人。后来他写道：

我永远也无法忘记从斯泰普尔赫斯特①铁路事故中逃脱的经历。就在此时此刻，即使坐在双轮马车上，我都会突然感到一阵莫名的恐惧，这种恐惧是没来由的，但我又无法克服。过去，我习惯驾着两匹马穿行在伦敦最拥挤的地方，但现在，尽管在这里的乡间小路上，我也不能泰然自若地驾驭马车。我怀疑自己是否还能骑马。当我在火车车厢里突发奇怪的短暂性反应时，我的朗诵秘书兼同伴非常清楚发生了什么，他会立刻拿出一大杯白兰地让我压压惊。

　　1865 年，狄更斯的脚又痛又肿，这种慢性症状伴随着他的余生，但这并没有影响到他长距离的行走。显然，试图克制躁狂性迁移的冲动比用受伤的脚走路更令人痛苦。有一次，他说："我的脚冻伤了，因为我在雪地里不停地走，每天脚都是湿透了的……我的左脚肿了，我仍然努力穿上靴子，用半天的时间来写作，然后又在雪地里走了半天。第二天早上我又努力穿上靴子，坐着写了一会儿后又出去走路了……最后，像往常一样，我在走路时瘸了，我不得不跛着脚回家，穿过最后的 5 千米雪地。"他的描述说明了躁狂带来的驱动力之大。

　　第二年，在英伦三岛的巡回朗诵中，狄更斯的左眼出现了严重的疼痛，并伴有突然的胸痛。他的医生测了他的脉搏，诊断他患有心脏方面的疾病。然而，他又继续在美国进行了为期 6 个月的巡回朗诵，这对他的健康造成了严重的影响。他进行这次旅程的原因之

---

① 位于英国肯特郡。

一是他无法抗拒生活在幻想世界中的机会：这个世界变得比他自己所在的真实世界更加丰富多彩、激动人心。"对我来说，经过数百个夜晚，我虚构的小说变得如此真实。我带着新鲜感站到那张小红桌子前（他朗读时使用这张桌子），和我的听众一起笑、一起哭，就好像我以前从未站在那里一样。"

在他这段美国之旅的早期阶段，躁狂的生活乐趣又回到了狄更斯身上。一个同伴记录道："狄更斯总是策划一些让他的朋友们感兴趣和开心的事情。在美国时，他教会了我们几个他自己设计的游戏，我们玩了一遍又一遍，他作为指导参与其中。当他从一个地方旅行到另一个地方的时候，他会思考新的字谜游戏，当我们再次相遇时，我们就可以玩新的游戏。哪怕处于躁狂状态下，在冰天雪地中，甚至患上严重的流行性感冒（黏膜炎），也不能阻止这位作家每天徒步行走20千米。他甚至写了一份声明，宣布自己和一个叫'煮羊头'的人进行走路比赛，称自己令人惊讶地演奏了……美国真正的民族乐器——美国黏膜炎，因此他为自己赢得了盖德山庄'气喘者'的称号，简直名正言顺。'煮羊头'和'气喘者'……需要以'气喘者'的表为准，以每小时不少于6千米的速度，行走一个半小时。"

在观众面前，狄更斯进行了热情高涨的表演——这足以消除他所有的病痛和疲惫感——直到朗诵结束。"上周五我不仅朗诵了（当时我怀疑自己是否能做到），而且我朗诵得比以前任何时候都要多，这让我和观众们都非常惊讶。你一定从未见过如此热闹的场面。"由于牺牲自己的身体才得到这样的回报，他无法审慎地对待自己的健康。有一天下午，他完全发不出声音，但"在小桌子上坐了 5 分钟后，我（当时）嗓子都不哑了"。不过，他确实意识到，自己"需要能量就能立刻满血复活"的说法并不是真实的。他承认："我时时刻刻都在担心有一天自己会彻底沉没。"

在旅程的最后几个月里，狄更斯因为恶心想吐而无法进食，他大部分的卡路里摄入来自酒精。他的饮食对营养学家来说简直是噩梦："早上 7 点，我会在床上吃一大杯奶油和两汤匙朗姆酒。到 12 点，喝一杯雪利酒、吃一块饼干。下午 3 点（晚餐时间），喝 568 毫升香槟。晚上差 5 分 8 点的时候，喝一杯鸡蛋混雪利酒……晚上 10 点 15 分，喝汤，以及其他我爱喝的东西。我在 24 小时内吃的固体食物不超过半斤。"关于狄更斯平时的酒精摄入量并没有详细的记载，但在那几个星期里，他确实是个酒鬼。

到了 3 月，唯一能让他从抑郁中解脱出来的就是登台："我几乎精疲力竭了。气候、距离、黏膜炎、旅行以及艰苦的工作（现在都快结束了，我可以这么说）开始对我产生严重的影响。我开始觉得累了，整天情绪低落（朗诵除外），没有胃口。"表演时，由躁狂带来的活力给人们留下了一种他身体健康的错觉。"不管人们多么同情我、多么热爱我，他们都不能理解：一个可以精神饱满地进行两个小时朗诵的人，他的内心却伴随着严重的抑郁和疲惫。"

1868 年 4 月，当狄更斯再次回到英国时，他病得很重。每天早上，他都感觉很恶心，整天头晕目眩。他只能用一侧眼睛阅读。"我的虚弱和死亡都出现在了左边，"他说，"当我试图用手去触摸东西时，如果不用眼睛看，那么我根本就找不到它。"这都是中风导致的。医生警告他，如果他继续朗诵，那么必然会再次发生中风，并导致他身体的另一侧瘫痪。他拒绝面对任何与他的意志相违背的现实。他将自己的症状归咎于药物的作用。同时，他开始计划下一次巡回旅程。

1868 年 12 月，他开启了新一轮的不列颠之旅。这一次狄更斯在朗诵中加入了南希·赛克斯 [1] 被谋杀的情节。他把这种可怕的素材演绎得令观众大受震撼。他骄傲地说："我应该考虑到可能会有十几位到二十位身体僵直的女士在不同的时间被带出会场。"这次，他的身体受到了更大的伤害：当他朗诵时，他的手由于充血几乎变成了黑色。他的脸从红色变成白色，然后又变回了红色。他的脚肿得太厉害，由于太过疼痛而无法行走。演出结束后，他需要立即躺下。由于筋疲力尽，他甚至无法说话。但躁狂的状态使他依旧保持活跃。过了不久，他就被欢乐的气氛征服，渴望回到已经空无一人的会场，再表演一遍那个谋杀的场景。

1869 年 2 月的某个夜晚，当他们在爱丁堡的时候，狄更斯的经纪人杜比要求他减少朗诵与谋杀相关的场景，因为那太累人了。狄更斯愤怒地喊道："你有完没完！"说着，他把刀叉啪的一声砸在了盘子上，盘子摔碎了。"杜比！你那该死的谨慎总有一天会毁了你的！"接着这位作家就哭了起来，请求杜比的原谅。4 月 22 日，

---

① 《雾都孤儿》中的人物。

狄更斯的身体彻底崩溃了。他的脚痛得要命，他感到恶心、头晕、虚弱，他的肠子还在大量出血。巡回旅程被打断了，别人把他带回了家，勒令他休息。5月，他写下了遗嘱。

那一年，狄更斯度过了最后一个躁狂发作的夏天，他似乎又回到了30岁。一个客人这样描述：

每天我们都有户外游戏……狄更斯情绪高涨、兴致勃勃地带领着我们。晚饭后我们会去打台球，夜里我们会玩猜字谜游戏，并且一起跳舞。亲切友好的主人总是喜欢提议各种各样的新鲜娱乐项目。因此在盖德山庄，气氛总是很愉快。早饭过后，他就走进他所谓的工作室，一直写作到12点。然后他会出来，准备进行一次远足……我们会一起出发，风雨无阻……20千米、25千米，甚至30千米对狄更斯来说都不算多……那时狄更斯正处于巅峰状态，他善于言谈。

1870年3月，狄更斯不顾医生、家人和朋友的反对，坚持再进行几场朗诵会。于是他再次启程，他的儿子小查尔斯和他一同前往。这位作家的医生告诉小查尔斯："我已经让人在讲台边上搭了一些台阶。你必须每天晚上都在那儿，如果你看到你父亲有一点晃动，你就必须跑过去抓住他，把他带到我这里来，否则，我发誓他会当场死亡。"尽管没有像医生预料的那样，但狄更斯注定会再经历一次中风，因为他已经无法说出某些单词的发音。他再次回到与抑郁作斗争的状态中。杜比写道："尽管狄更斯整天郁郁寡欢。"但就像他不会屈服于自己的身体状况一样，他也不会屈服于自己这样的情绪状况。杜比说，他不仅会朗诵，还会"带着他惯有的神韵和活力"进行朗诵。巡回旅程结束后，狄更斯回到盖德山庄继续创作他的新小说《艾德温·德鲁德之谜》。6月9日，这部作品还未完成，作者就死于中风。那个永不消停的人终于回归了平静。

第 6 章

凡·高

狄更斯既是他那个时代的产物，又对他的时代产生了巨大影响。而凡·高两者都不是，他在当时的年代显得格格不入。他与当时艺术界的交集主要是他与30余名印象派画家的短暂交往，这些画家被巴黎主流艺术圈拒之门外，不能参加官方举办的艺术展，于是，他们便联合起来举办自己的展览，以多种方式挑战公认的传统。他们的绘画风格不以流畅、逼真为特征，而是侧重呈现城市或乡下普通人的形象。印象派画家在户外作画，尝试捕捉转瞬即逝的光线变化、夏日薄雾的微光以及天气蕴含的诗意。学院派画家用色较为传统，但印象派画家却在画布上铺满了鲜艳的色调，促使观画者通过视觉系统将看到的蓝色和黄色融合成绿色，将粉色和蓝色融合成紫色等。那时，学院派仍在钻研文艺复兴时期的构图法，而印象派则借鉴了日本版画的偏离中心构图法。

　　在这样的背景下，凡·高从印象派画家那里学到了这些东西，然后将其抛之脑后，把自己的作品塑造得更强大、更鲜明、更广阔、更感性和更有力。印象派将他带到了一个崭新的色彩世界，但他却开创了自己的流派，艺术史学家将他归为"后印象派画家"。但是对他来说，他的作品太超前于同时代的其他画家，这导致他在有生之年都未得到多少认可和理解。

凡·高在印象派独树一帜，因为对他来说，明亮的光线和色彩不是目的，而只不过是表现更强烈的情感力量的艺术手段。"一个画家有责任将自己完全沉浸在大自然中，并运用他的全部才智在作品中表达思想，从而使其他人能理解他的作品。""画家必须切实感受到自己所画之物。""对我来说，大自然中的风暴，生活中的悲伤，它们表现出的戏剧性是最让我有感触的。""哦，作品中必须有一点光亮、一点快乐，刚刚好显出形状即可，以凸显物体轮廓的线条，但画面整体应保持暗淡。"这些是他的绘画思想。然而，并非他的所有作品都充满悲伤，其实他有些画作也闪着欢乐的光芒。

印象派画家一直在努力重新诠释视觉世界，他们让受众看到了周围世界从未被看到过的一面。而凡·高则想用他的作品诠释人类的灵魂。他想让人们像他一样感受生活，完全感受到生活的强烈力度。他相信，正是自己将感情倾注在艺术上，才让他的作品具有价值，而且这也拯救了他的人生："在大多数人眼中，我算什么？不过是一个无足轻重的人，或是一个古怪而讨厌的人——一个在社会中没有地位的人，简而言之，一个最卑微的人。即便真是这样，我也要通过我的作品将这样一个古怪的无名小卒的内心表现出来。"

当凡·高成了一名艺术家后，他选择以一种受苦的形象呈现自己。他把自己视作社会中最受苦、最无助的穷苦阶层的代表。穷苦的劳动人民是他创作的首选主题，表现的场景有的在地里，有的在矿山，有的在织布机旁，也有的在餐桌上。"作为一名劳动者，"他说，"我自然而然地就融入了劳动阶层，并且会不断扎根下去。"从他跟一个带着孩子的妓女组建家庭就能体现出这一点。但是，他的中产阶级背景仍然伴随着他，他还没到完全融入劳动阶层的地步：他从未做过任何普通劳动者的工作。他没有把花在艺术上的时间用于赚钱，他宁愿饿着肚子或者不买东西，一直坚持到他弟弟寄钱给他。

凡·高目睹了工业革命对穷苦人的影响，他震惊不已："我看到太多的弱者被践踏，因此我非常怀疑很多所谓的进步和文明是否真实。我诚然相信，即便是在这样的时代也存在文明，但这种文明应该建立在真正的人性之上。我认为任何破坏人类生活的东西都是野蛮的，我对这些东西并不敬重。"但他并不希望改变社会，也不指望社会进化得更好。他对世界的态度是消极的、绝望的，而这往往是抑郁人格的倾向。

这位先锋派画家是过去时代的俘虏。他对艺术和艺术家的概念都源于一场在他出生前就已覆灭的艺术运动，即浪漫主义运动。这一运动使他相信艺术家必须成为殉难者，而他的抑郁症也让他更相信这一点：无论艺术家在艺术中取得什么成就，都必然以痛苦为代价。凡·高在做传教士时就扮演着殉难者的角色，所以当他成为画家时，成为殉难者也是很自然的一件事。与许多浪漫主义者一样，他相信自己是获得上天启示的人："我感觉到体内有一种我必须发挥出来的力量，我可能无法抑制这团烈火，我必须让它一直燃烧着。虽然我不知道它会把我引向何方，但就算尽头是一片阴暗我也不会惊讶。"坚信自己是先知或预言家，这有助于个体慰藉自己郁郁不得志的一生，这种信念还能使人看淡任何世俗成功所需要的努力。

凡·高心甘情愿地背负了浪漫主义艺术家的坏名声，即便在不必要时亦然。他把本应花在食物上的钱花在购买作画材料以及酒水上。他的营养不良非常严重，这导致他经常被感染。他变得十分虚弱，还掉了许多牙齿。他经常挨饿，非常痛苦。他在给弟弟的信中说："我必须告诉你，我真的快饿死了。"人们可能会以为凡·高的弟弟特奥没有给他足够的生活费，但事实并非如此。

在他短暂的生命后期，凡·高将他的疯狂视为艺术家殉道的又一种形式。"我这是要被关在疯人院里受罪吗？"他自问自答道，"何乐而不为呢？"像大多数浪漫主义者一样，凡·高将艺术家的痛苦视为伟大的象征。"我认为伟人的历史是悲剧性的……因为当他们的作品得到广泛认可时，他们往往已经过世了。另外，在一生中的很长时间里，他们都因为跟逆境和困难抗争而长期处于抑郁状态。"凡·高确实也符合这一点，正如他所说："我越是疲惫、生病，就像一个坏掉的水罐，我就越是因此成为一名艺术家。"凡·高的天才人生看似印证了这一点。但这并不意味着为了成为一名伟大的艺术家，一个人必须要遭受饥饿和疾病的折磨。恰恰相反，最高水平的作品需要艺术家发挥百分之百的精力和才智。任何削弱艺术家精力和敏锐度的不良情况，比如饥饿或疾病，都会大大影响他们创作出高水平作品的可能性。总体来说，苦难会终结创造力，在某些情况下甚至会毁掉艺术家。

凡·高不只对成功满不在乎，他还对成功充满敌意，他甚至对以画谋生的艺术家同行充满敌意。凡·高在谈到他们时说："现在他们力图吃掉竞争对手，他们都是些住在别墅里的大人物，都是些处心积虑谋取名利的人。"在谈到他们的大房子时，凡·高补充道："那里没有我的位置，我也不会再去那里。"

一想到自己的成功，凡·高就感到恐慌。因为自己的作品没有卖出去而不得不依靠弟弟的施舍，凡·高确实并不快乐，可是他觉得要是出了名甚至更糟糕。他说这相当于"把雪茄燃着的那头塞到嘴里"。当自己快要成名时，不想出名的他这样告诫一个评价他作品的评论家："只要几句话的篇幅就行了，因为可以肯定，我将来成不了什么大事。"因此，凡·高在其作品开始引起他人注意并卖出去时就结束了自己的生命，这一点可能并非巧合，对他来说，出名是一种令人难以承受的压力。他写道："当我得知自己的作品取得一定的成功时……我立刻慌了，怕自己会受困其中。这样的事几乎总发生在一个画家的生命中：成功会导致最坏的事发生。"带着这样的信念，凡·高的悲剧结局是注定的。

圣徒之病

凡·高是一个经历过失败的圣徒。16岁时，他开始从事艺术品交易这一平凡职业，但这却是一个错误的开始。在前后长达 9 年的时间里，他还尝试了其他几种职业，其间他对宗教逐渐痴迷。最后，在他 25 岁时，他决定加入他父亲的传教士行业。在接下来的两年里，他开始认为自己对基督教的看法对于官方教会来说太激进了。针对基督教伦理，他从教义字面上身体力行，把一切都捐给了穷人，包括有次把一件崭新的天鹅绒衣服送了出去。他不仅愿意奉献出他生命中的一切，而且会不顾一切地这样做，来达到他心目中的上帝对他下达的要求。

每一种生命形式对凡·高来说都是神圣的。凡·高曾寄宿的一个家庭说，他甚至会心疼毛毛虫，不让它们被踩到。他喜欢在乡间漫步，而他对所见所闻倾注的深情更是丰富了他的画作。对他而言，大自然是"抚育你、滋养你的一切事物，是你爱的一切事物"，他将大自然视为一位理想化的母亲形象。凡·高对世间万物都怀有慈悲之情，但对自己却是例外：早在割下自己的耳朵之前，他就曾残酷对待过自己的身体。

凡·高的精神疾病导致他做出了毫无意义的殉难行为，他让自己饥寒交迫，衣衫褴褛。在躁狂抑郁的折磨下，他已经分不清慷慨牺牲与自我毁灭的边界。在未完成教会培训的情况下，凡·高就试着从事传教工作，但两次精神疾病发作使之化为泡影。他性情古怪，这导致没有一个社区会接纳他长期担任宗教领袖。另外，他还疾病缠身，更不用说指导别人的生活了。在人生的那一阶段，凡·高并没有意识到自己患有精神疾病，因此他把自己无法投身于宗教事业归咎为基督教的堕落。"哦，尽管基督教的创始者崇高至上，但当前的教会却容不下我。"他还谈到了基督教的"冷酷无情"。然而，凡·高有一种真挚的宗教感情，使他将自己的生活构建在信仰之上：他必须将自己的一生奉献给某个事业。他说："在我的生活中以及我的画作中，缺少一个仁慈的神明也影响不大。但是，我却不能没有创造力，因为是它构成了我的生命，它比我自身还重要。"他将自己毫无保留地献给了艺术，在他眼中，艺术比一切事物都重要，甚至维持生存都是次要的。

考虑到宗教是凡·高早年生活的中心，而对艺术的信仰是他人生最后 10 年的中心，因此在介绍凡·高的生平之前，我们将稍作停顿，先探讨一个广阔而富有成果的研究领域，即宗教与躁狂抑郁的紧密关系。许多宗教领袖早就意识到宗教现象与个人心理之间的联系。圣十字若望这个修士曾这样怀疑他周围那些渴望成为圣徒的人："这些天来，对于发生在我们中间的现象，我深感不安。随便一个刚开始冥想的人……都会宣称'上帝告诉了我这个'，或者'我听到了上帝给的答案'。但这一切不过是幻觉和想象，这些只不过是自言自语罢了。"在另一个例子中，佛陀曾将自己的宗教体验比作精神病患的症状。他说，就像一个在咒语驱使下走火入魔的人那样，我不知道自己的狂热是为哪般，也不知道被谁附了体。

然而，大多数人都会将其他宗教的这种体验解释为幻觉、妄想、错乱或纯粹的谎言，同时将自己的信念视为不证自明的宗教真理。马丁·路德可能患有抑郁症、幻觉和躁狂错乱。他说："我经常在半夜醒来，就弥撒这个问题跟撒旦争论不休。"他有次还把一个墨水瓶扔向他想象中的魔鬼。1527年，他处在自杀的边缘。早在1503年，他就曾提及自己的精神异常："当我试着去工作时，我的脑海里就充满了各种嘶嘶声、嗡嗡声、雷鸣声，如果我不立即停下来，那么我就会晕过去。就在你来信的那天，魔鬼又来拜访我了。那时就我一个人……而这一次魔鬼击败了我，把我赶下床，强迫我去寻找人类的面目。"不过，路德的反对者们所反对的更多的是他的教义，而不是因为他精神异常。另一个例子是，贵格会创始人乔治·福克斯相信自己拥有"辨别女巫"的特殊能力。他产生过幻视和幻听，并认定这是来自上帝的。他还患有反复且长期的抑郁症，用他自己的话来说就是："一种难以抗拒的强烈绝望向我袭来。有时我让自己待在房间里不出门，一个人踱着步……就这么等待着上帝的显灵。""过了一段时间，我回到故乡，在那里待了大约一年，满是悲伤和烦恼，在许多夜晚里一个人踱着步。""现在尽管有了巨大的突破，但我仍会遇到极大的烦恼和诱惑，这甚至让我在白天时就盼着天黑，而在夜里则盼着天明。"福克斯这段话讲的是他的内生情绪，并没有外因。话里"巨大的突破"在他看来指的是他欣喜状态下产生的躁狂情绪。

一位重要的新教神秘主义者伯麦就有过这种欣喜的躁狂情绪，在此状态下他认为自己了解万物的奥秘，还认为："万物都散发着一种不可言状的气息。"在其他时候，他则有难以控制的抑郁症状。上文提到的圣十字若望也很熟悉抑郁症，神秘主义者将这种症状称为"灵魂的暗夜"。而他对抑郁的描述包含了一系列症状，比如悲观、焦虑、自认为一无是处、被上天遗弃、被人拒绝、想到死亡，以及巨大的痛苦。他写道："对于一个痛苦的灵魂来说，最深切的感受是确信上帝已经抛弃了自己，我对这一点毫不怀疑。这个灵魂确信上帝抛弃了这个可憎之物……进而深切体会到死亡的阴影和地狱的折磨……可怕的忧惧已经袭来，并将永远如此。这个灵魂还会感到自己同样为万物所抛弃，他们认为自己是所有人尤其是自己的朋友们蔑视的对象。"认为自己被他人蔑视了，这意味着个体表现出了某种程度的偏执妄想。圣十字若望的行为举止和凡·高非常相似，他将自己的一生奉献给了穷人，除了他穿的衬衫，他把所有东西都送了出去，还奉行斋戒。和凡·高一样，他也曾有过癫狂发作，但他没有像凡·高那样割掉耳朵，而是撕破衣服，拔掉自己的头发，毁掉自己所有的非宗教书籍，跑遍整个镇子大喊着自己的罪过并敲打自己的胸膛，呼唤着人们为他祈祷及祈求上帝怜悯。后来，圣十字若望创立了一家精神病院和一家医院，在那里每张病床上都只有一个病人，这在当时颇具革新意味。18世纪的瑞典宗教领袖斯威登堡在幻觉中看到了蟾蜍和甲虫，还认为自己是救世主。他声称自己亲眼见过木星人用手和脚走路，火星人用眼睛说话，而土星人则用他们的胃说话。斯威登堡声称自己曾看见一个人说着"我是上帝"和"不要吃太多"，斯威登堡还断言："我与圣保罗讲了整整一年的话。""我和马丁·路德说过10次话。但我与天使们已经交谈22年了，并且还在继续。"

那些确诊躁狂抑郁的患者，他们的体验与圣徒和神秘主义者有吻合之处。一个因躁狂抑郁症住院的患者约翰·卡斯坦斯表示，在躁狂发作时："我有一种与万物和宇宙融为一体的奇妙感觉。我现在的心境很平和。"处于同样状态的其他躁狂抑郁患者也说，他们有一种与上帝交流的感受，一种直接与上帝接触的感觉。当一个强烈躁狂的人变得异常兴奋时，他会向后仰头，向天翻白眼，欣喜若狂地笑，并且伸出双臂，仿佛在欢迎一群天使。这非常像几个世纪以来关于众圣徒、圣母玛利亚和其他神圣人物的画作中描绘的姿势和面部表情。看来，宗教人物躁狂欣喜的模样早在很久以前就引起关注了。那些被视为宗教生活特有的感受和行为，在躁狂抑郁的发作中也可见一斑，包括精神疾病发作时的极端表现。在最严重的疾病发作状态下，凡·高的妄想症状就通过宗教形式表现了出来。

在西方，不论是躁狂还是抑郁，其妄想症状都可能呈现出宗教的特征。在抑郁时，人可能会感到自己因有罪而遭受了天谴，可能会感到上帝抛弃了自己，魔鬼缠着自己，惩罚在等着自己。在躁狂时，人的张狂体现在确信自己被上帝委以重任，比如拯救世界或预言未来，或者确信自己被赋予了天赋。躁狂患者可能表现得过分慷慨大方，只有当乐善好施使他负债累累或陷入贫困时，这种慷慨大方才会被视为丧失理智。卡斯坦斯的躁狂就是这种表现：

当时我把钱财都送出去（给妓女们）了，银行警告我，我的账户透支了，但我仍坚信上帝会赐给我钱财来继续行善，于是我便拜访了伦敦寇松街的一家基督教科学会，请求对方向我关注的一个妓女提供金钱援助。对方拒绝了，但我却由于义愤填膺而躁狂发作，把所有我够得着的东西都打翻在地，想着把自己塑造成殉难者的形象，以此揭露教会都是吝啬的和伪善的。

当一个人处在躁狂状态下时，他有时候会产生一种无法抗拒的行善心态。此时他对万物包括人类都充满了热爱，渴望将自己的人生献给有价值的事业，渴望做出有意义的牺牲，而不管过程有多么痛苦。能以自身经历说明这一点的克利福德·比尔斯就是一个躁狂抑郁患者，这位心理学家创立了一个诊所，他表示："一个人如果兴奋得很反常，那么他就可能被本能完全控制而无能为力……他会热衷于承担风险并忍受艰辛，而这样的任务放在平时他可能就不愿意做。"有时候，勇气、进取、信念等品质对宣扬新的信仰、开创新的宗教的推动作用，类似躁狂对政治领导者和社会改革家的推动作用。

即便是躁狂抑郁患者，圣徒或神秘主义者的行善行为和宗教觉悟也并不会因此被全盘否定。贝多芬的音乐并不会因为他的疾病而失去魅力；拿破仑的战斗力并不会因为他的疾病而真实性存疑；牛顿是躁狂抑郁患者这一事实并不会使万有引力定律变得无效。真理可以来自任何人。我们对上述人的评价并不是为了批评他们，也不是为了否定他们的信念，而只是想说明，凡·高的躁狂抑郁与宗教混合起来这种情况在宗教史上曾多次出现过。他之所以没能成为一名圣徒，不是因为他有躁狂抑郁症，而是因为他过分地自我摧残。

凡·高一家

拿破仑、贝多芬和狄更斯这3个人的父亲都碌碌无为，作为孩子的他们则要面对冲突、酗酒和破产等情况。相比之下，凡·高具有许多优势。他的父亲是一位牧师，在社会上备受尊敬。凡·高一家从表面上看是比较稳定的、富裕的中产家庭。当凡·高成年时，他家族的事业正等着他加入。他的童年没有任何恐怖故事、悲剧、暴力、死亡或严重疾病。就算到后来，他的父亲也照顾着他，并且不止一次将他从身体崩溃和精神崩溃的状态中解救出来。他的弟弟则给他提供生活费，使得他不必迎合艺术市场需求而作画，这样的生活条件是任何艺术家都求之不得的。然而，凡·高的一生却在痛苦中前行，原因并不是他的作品被拒，他更害怕的是成功而非失败。他人生的艰辛也不是由艺术造成的，其实凡·高在成为画家前比他成为画家后更痛苦。他曾经说过，艺术能让他忍受生活的艰辛，艺术给他提供了活下去的理由。正是严重的躁狂抑郁才让他人格扭曲，使他的人生成为一连串灾难，甚至最后害了他的命。这种症状在他的近亲属中也存在。

凡·高的母亲喜欢绘画，也许是她把绘画的天分遗传给了凡·高。她似乎也是个躁狂抑郁患者，其情绪常在兴奋和内向之间摇摆，而这也是她遗传给凡·高的一部分。凡·高也可能从他父亲那里继承了部分特质。据凡·高说，他父亲是一个专制、专横、暴躁的人。凡·高曾写信给弟弟特奥说:"每次你跟父亲问一些他答不上来的事情……他就会说'你把我问死了',边读报边静静地抽着烟斗……或者他会突然发火,而且他已经习惯这种情况下别人对他的畏惧,如果别人不因为他发怒而屈服,他就会感到惊讶。父亲是一个非常敏感易怒的人。"

凡·高家的其他孩子可能也继承了躁狂抑郁的特性。凡·高的一个妹妹在一所精神病院过了38年。他最小的弟弟科尔年仅33岁就死于自杀。弟弟特奥也为严重的焦虑和抑郁所困,变得精神错乱,甚至威胁他的妻子和儿子,并被送到精神病院,在凡·高去世后不久,特奥也在精神病院去世了。凡·高在给特奥写信时曾提到他们的相似性:"尽管你不像我那么容易激动和紧张不安,但你和我一样都有忧郁的性格。"凡·高家6个孩子中只有两个没有自杀或被送进精神病院,因此,这个家庭表面上似乎是正常的、传统的,但某种怪异的事情却悄然发生着,而后果则非常可怕。

早年生活:1853年至1873年

凡·高生于1853年3月30日,比他的弟弟特奥早出生4年。在凡·高家一个仆人的印象里,这位未来的艺术家是6个孩子中最不讨人喜欢的。她说:"特奥是个普通的孩子,但凡·高却有些与众不同,他非常幼稚,跟其他孩子都不一样,而且他举止奇特,常常受到惩罚。"凡·高家的一个访客则认为这个男孩非常内向。进入饭厅时,凡·高既不跟他人坐在餐桌上吃饭,也不跟任何人说话。

他会坐在一个角落里自己吃，而且他只吃些面包。在童年时期，凡·高跟任何人都没有亲密联系。他的妹妹伊丽莎白说："对凡·高而言，弟弟妹妹们就像陌生人，在他少年时亦然。"他不愿接触其他孩子，而是会拿着神学书和哲学书独自走开，他是又一个用书来代替朋友陪伴的天才儿童。成年后，凡·高解释说："我对书多多少少有着无法抗拒的热爱，而且我不断地想自学，只要自己喜欢就学下去，我对书的热爱程度不亚于我对面包的热爱程度。"凡·高从 8 岁时就开始学习绘画。一个朋友回忆到，凡·高"为了画好他的小素描而到处跑。他一直沉浸在其中，张口闭口都离不开画画"。不过，凡·高并不喜欢他一手造成的隔绝状态。长大成人后，他曾说："我的青春是阴郁、寒冷和枯燥的。"

在本书所有的主人公中，凡·高在理解他人、与他人相处的方面是最欠缺的一个。他既不知道如何与人为善、如何获得爱或友谊，也不懂自己如何伤害了他人，或者为什么他的行为使他人生气。他很聪明，感觉敏锐，而且博览群书，但这些并不够。这是凡·高人生悲剧的一部分原因。他对爱有着强烈的需求，但他自己却不知道如何做人。在少年时期，他就被认为是家中最怪异的那一个。而在成年后，他也仍像童年时那样孤独、急躁、易怒、严肃、内向、古怪、有才，在精神饱满和长时间抑郁之间摇摆。对于躁狂抑郁的重症而言，即便是在童年时期也可能出现显著症状。

凡·高的父母给他的关爱和慰藉可能有所欠缺。在他 11 岁时，他前往寄宿学校，从此和家人分隔两地。13 岁时他又转到另外的寄宿学校。16 岁时的他前往古皮尔画廊海牙分店做学徒，他在那里干得不错，赢得了顾客、画家和雇主的好评。1873 年 5 月，20 岁的他被调到古皮尔画廊伦敦分店工作。

失败之始：1873 年至 1876 年

在伦敦，凡·高刚开始还能适应那里的工作，但他当时经历着狂喜的状态。对躁狂抑郁患者而言，这种状态往往预示着悲伤时期即将到来。在画廊里，他常看这些画作，感受"强烈的情感，达到狂喜的地步"。那年夏天，他爱上了女房东的女儿，他写给家里的信中洋溢着幸福："哦，美好丰富的生活，哦，上天，你赐给我的礼物。"但是那个女孩已经订婚，当她拒绝他时，他陷入了深深的抑郁。此时换个地方似乎是明智之举，1874 年 10 月，凡·高的叔叔把他调到古皮尔画廊巴黎分店。但凡·高的情况并没有好转，同年 12 月他便回到了伦敦。他试着通过绘画和阅读宗教书籍来逃避痛苦。他沉默寡言，开始给人留下行为古怪的印象。

1875 年 5 月，他回到了古皮尔画廊巴黎分店，但抑郁一直困扰着他，他开始感到自己在那里格格不入。这个画廊是家族生意，后来他的弟弟特奥在那里就融入得很好。次年 3 月，那里各方都认为凡·高应该离开古皮尔画廊，去从事一些能让他更快乐的工作。这一时期，他开始产生偏执的想法。"似乎有什么东西在威胁我。"他写道。

当凡·高离开艺术品行业时，有人建议他成为一名画家，然而他却申请并获得了在英国教书的职位，当年 4 月开始任教。这份工作只给他提供食宿，所以他不久后就换了一所支付工资的学校任教。他的抑郁仍没有好转，他转而向宗教寻求安慰，这让他在教书方面的失败显得不那么重要了。当年圣诞节他离开英国回家探亲，此后再也没有回到英国。他的叔叔给他找了另一份工作，是在多德雷赫特 [①] 的一家书店。

多德雷赫特时期：1877 年 1 月至 5 月

据凡·高在 23 岁时结识的 3 个人回忆，凡·高一到晚上就会在他的房间里画画，这让房东很是担心，"因为他太古怪了"，他甚至可能会点着整个房子。房东还补充道："坦率讲，有时候这家伙就像疯了一样。""他尽可能避免和其他人接触，他总是想一个人待着。""凡·高，你该吃饭了！我跟他说这种话不知有多少回了。"他的回答竟然是"食物不是我所需要的，吃东西是一种奢侈"。

凡·高在书店的同事描绘了凡·高的又一形象：和许多抑郁患者一样，凡·高会让周围的人感到不舒服。显然，这位同事不喜欢凡·高。"他总是给我留下古怪的印象……他没有在工作，而是忙着把《圣经》翻译成法语、德语和英语，加上荷兰语原文本，共 4 列……在其他时候你会不时发现他在画素描……他不是一个迷人的男性，他的眼睛又小又窄，他会盯着人看，其实他一直有点不善交

---

① 荷兰西部城市。

际……他过着孤单寂寞的生活。他经常在岛上散步，但每次都是独自一人。在店里，他几乎一言不发。简而言之，他就像个隐士。"

凡·高的室友则对他有更多的同情，把他视为正常人，同时对凡·高的苦闷情绪和宗教执迷也记载得更多：

凡·高的态度和行为屡屡惹人发笑：他的所做所想，他的感受还有生活方式，都与那个时代的人不一样。在餐桌上，他会做冗长的祈祷，吃饭时就像一个忏悔的修士，比如不吃肉、不喝肉汤等。他的脸上总有一种出神的表情——沉思、严肃、忧郁。但当他笑的时候，他却笑得那么开心、那么兴致勃勃，整张脸都亮了起来……一夜又一夜，凡·高就这样坐着读《圣经》，做摘录，写布道。在那些日子里……严格保持虔诚就是他的全部……他在周日会去好几个教会……他渐渐变得更为忧郁，每天的工作则让他越来越花费精力……当他给客户提供展品的信息时……他没有从雇主的利益出发，而是直白地表达他对展品艺术价值的看法……成为牧师是他的理想……他就这样挣扎着，让他的父母误以为他对自己的生活心满意足。

到人生这个时期，凡·高已经在 3 个画廊工作过，干过两份教师工作，此外还被他想娶的女孩拒绝了。近 4 年来，他一直处于抑郁的状态。他的家人很担心他，而且他认为自己是个失败者。他希望通过将自己的一生献给上帝的做法来挽救自己不幸的生活。3 月和 4 月时他写信给特奥："我希望并相信两点，一是我的生活会发生某种方式的改变，二是我对上帝的渴望会得到满足。" "哦！特奥，我的弟弟特奥，要是我能成功（做一名传教士）该多好！那些由于我一事无成而导致的沉重抑郁，以及我听到和感觉到的种种责备，要是都能离我远远的，那该多好……"最终，凡·高的家人同意帮助他为进入神职领域做准备。

阿姆斯特丹：1877 年 5 月至 1878 年 7 月

凡·高前往阿姆斯特丹，和他的叔叔扬①住在一起，当时他在为全国入学考试做准备，考试必须合格才能升入大学。他勇敢地开始备考，怀着一份对全家人的沉重责任感，下定决心要排除一切困难取得成功。与此同时，他的弟弟特奥在古皮尔画廊开始了前景光明的职业生涯。尽管工作表现很好，特奥也在忧郁和内疚中苦苦挣扎。他写道："要是我能逃离一切该多好。我是这一切的根源，只会给所有人带来忧伤。我一个人给自己和他人带来了所有不幸。"凡·高给他回信道：

当我一想到忧伤、失望，以及我对失败和丢脸的害怕，我内心也有着和你一样的感受。我能体会你的心情，我也多想自己能逃离这一切！……我的头脑偶尔发沉、时常发热，我的思路也是一团乱麻……这世上有许多邪恶的东西，我们自己的内心也有；一个人不必在人生中因为过于超前而很早就有恐惧感，很早就觉得要坚定信念——如果

---

① 即约翰内斯·凡·高，荷兰海军中将，当时在荷兰海军造船厂任职。

这么超前的话，人就会受不了的。

上述凡·高说的那些关于恐惧和邪恶的话，以及提到的思考困难，很可能是他的抑郁变得严重时的表现，这些甚至对他的学习产生了干扰。那时他在门德斯·达·科斯塔博士的指导下学习希腊语和拉丁语，这位博士这样描述凡·高的学习行为：

每当凡·高感到他的思想开小差时，他就会带一根棍子到床上，用棍子敲打自己的后背；每当他认为自己没有资格睡在床上时……他就会去小木屋的地板上休息，屋里没有床也没有毯子。他尤其喜欢在冬天这么做，这样他受到的惩罚就更严厉……他的脸上一直挂着悲伤和绝望的表情。当他走上楼（来上课）的时候，他就会用低沉的嗓音发出一声忧郁的叹息："门德斯，请不要因为我这样（指凡·高又一次虐待自己）而生我的气。你对我这么好，为了表示感谢我又给你带来了一束小花。"

成为牧师需要懂拉丁语和希腊语，但凡·高没能掌握这两门语言。他会说："门德斯，像我这种一心扶贫济困的人必须学这些东西吗？"凡·高对牧师使命的看法往往从自己的需要出发。此时他正朝着神秘主义的方向发展，他还开始反对传统教会的律法制度及等级制度。几年后，他这么解释当初自己没学好拉丁语和希腊语，以及自己在神职道路上没能取得进步的原因："你知道我曾学过其他语言，那么我就应该也能掌握那要命的拉丁语，但那时我却说自己实在学不好。其实这只是借口，因为我不愿意说出实情，我真实的想法是整个大学……在我眼里就是难以形容的一团乱麻，是伪善主义的滋生地。"现在看来，凡·高这种想法对他来说是一种释放，但在当时他并没有真的打算与教会背道而驰。由于把自己视为失败者，他不希望再次受挫，不希望再因此受到责备。凡·高的才智足以让他学会希腊语和拉丁语，但在那段时期他抑郁得很厉害，正如上文科斯塔的描述那样。在抑郁的状态下，他的内心有着很多波澜：与内疚的斗争，意志的摇摆，持续的痛苦。这些情绪占据了主导，使学习变得十分困难。集中注意力变得吃力，所学内容也是过目即忘。而恐惧——对下一天甚至下一小时的恐惧——更是雪上加霜。一个陷入严重抑郁的人，状态实在不佳，因而他无法学好拉丁语和希腊语。抑郁干扰了凡·高学习，而学习效果不理想反过来又让他的抑郁持续。凡·高把这个时期视为他一生中最糟糕的岁月。

在布鲁塞尔的传教士学校：1878 年 8 月至 11 月

凡·高决定做一个福音传教士，这只需要在传教士学校培训 3 个月即可，而不用像成为牧师那样需要数年的学习。培训课程是免费的，只需要支付食宿费。然而，这一次凡·高的父母对他没有抱什么期望。他的母亲写道："我总担心，不管在哪里、不管干什么，他都会被自己怪异的行为、思想和人生观搞得一团糟。"他的父亲也同样不看好他："我们很伤心地发现，当我们费尽心思为他踏入神圣的职业创造机会时，他却对生活的美好浑然不知，而且一意孤行。"

凡·高正变得越发怪异和反叛，不接受任何形式的权威。有一次上课，老师问他："凡·高，这是语法上的与格[1]还是宾格？"他回答道："老师，我真的不在乎这个。"他在课上大怒过。其他学生觉得他很讨厌，原因包括他不友好，外表邋遢，容易发怒，举止怪异，情绪多变。他成了大家奚落的对象。

最后他没能通过这 3 个月的课程。学校通知凡·高的父亲把他带回家，因为他的精神状况和身体状况很差：消瘦、虚弱、紧张、亢奋、失眠。这个年轻人当时处在躁狂阶段，但没有表现出欣喜的症状。他的父亲把他从学校里救了出来，并安排他去博里纳日[2]这个贫困的煤矿区从事宗教工作。要是在那里表现不错的话，凡·高就会有机会被传教士学校认证通过。

博里纳日时期：1879 年至 1880 年 7 月

凡·高的父亲带他来到博里纳日矿区的蒙斯[3]，将他安顿在寄宿公寓里。在那里，凡·高似乎有明显好转。他给当地儿童上宗教课，并拜访劳苦大众。他做得很出色，福音传教士委员会给了他 6 个月

---

[1]　与格，在语法中表示间接宾语或其他间接语法意义，常见于拉丁语、德语等语言。

[2]　位于比利时西部，多煤矿。

[3]　比利时西南部城市，靠近法国边境。

试用期，让他去博里纳日另一个煤矿市镇瓦姆工作。凡·高搬到那里后状态又开始恶化，他变得抑郁并重新走上了惩罚式的苦行之路。在那里结识凡·高的 A.M.邦特这样描述他身上的变化：

（最开始时）他穿着得体，彬彬有礼，展现出荷兰人干净整洁的特征……（但久而久之）他在传道时对劳苦大众产生了怜悯之情，把自己几乎所有的衣服都送了出去；他把钱财送给穷人……他甚至想把自己变得比那些听他宣讲的矿工还要穷……他不用肥皂，将其视为邪恶的奢侈品……这使得他的脸常常比矿工的脸还要脏……他寄宿的那家人生活朴素，就是普通的劳动家庭……但凡·高离开了那家人，住进了一间小茅屋。在那里他孤身一人，屋里没有家具。人们说，他睡觉时会蜷缩在炉边的一个角落里。他已经到了没有衣服和袜子穿的地步，我们还见过他用麻袋来做衣服穿。

一个认识凡·高的面包师则说：

我那慈祥的母亲对他说："先生，像你这样一个出身于荷兰高贵牧师家庭的人，为什么一件衣服都不留给自己穿啊！"他回答道："我是劳苦大众的朋友。"她说道："你已经不处在一个正常的状态了。"有一天他来到我家时，竟突然吐到了地板上……他吃的只有米饭和糖浆，面包上连黄油都没有……他总是忙着做学问，一个晚上他能读100页书。他在自己为孩子们创立的学校授课，同时还忙着画一些关于矿区的作品。

1月的时候，凡·高仍在愉快地写信给家里。但到2月末时，一位来访的牧师发现他的状况十分糟糕，认为有必要通知教会的理事会，对方就发出了一则警告：凡·高必须按正常的方式开展工作，否则就走人。他父亲来到瓦姆看他，发现他躺在麻袋上，一副营养不良的样子。凡·高父亲将挨饿的儿子带出小茅屋，让他回到寄宿公寓。在那里凡·高的情况似乎有所好转，但没有父亲的监督后，他的状况又恶化了，最后教会的理事会解雇了他。

随后，凡·高前往布鲁塞尔，短暂停留后又回到埃滕①的家中，在家里他仍旧独来独往、沉默寡言。他不知道接下来该做什么。最终，在家人的资助下，他前往博里纳日的屈埃姆②和一名传教士吃住在一起。他弟弟特奥到那里拜访他，后来他写信给特奥："如果有一天我认为自己拖累了你或其他家人，如果我觉得自己是碍事的或多余的……那么我或许希望自己不要活得太久……也许这只是一个可怕的噩梦。"

特奥开始把自己的工资分给凡·高，这个做法一直持续到凡·高终结自己的生命。与此同时，凡·高又一次让自己挨饿，并把弟弟分给他的钱全部花在《圣经》上，每次外出写生时他都会把《圣经》

---

① 荷兰东部村镇，靠近德国边境。

② 比利时城市蒙斯的村镇。

送出去。他父亲来到屈埃姆，试着让凡·高的行为更理智。但这个儿子并没有变得更加理性，他身上发生了另一个变化。他将他人生的重心从宗教转为艺术。他仍然沉默寡言、远离人群，却每时每刻都在画画，甚至在吃饭时画画。

1880年春天，凡·高又一次回到家，然后返回屈埃姆，和一个矿工合住。他这时失去了信仰，没有工作，没有完成培训，不知道自己的人生该何去何从。他说："我已经变成家中的麻烦之人、不靠谱之人……所以……我认为最合适的做法就是自己选择离开并跟其他人保持一定的距离，这样大家就眼不见心不烦了。"这些话意味着凡·高又一次痛苦地请求家人的认同和宽慰，他的家人是他唯一拥有的东西。他在给特奥的信中继续说道："这5年多来——我忘了具体有多长时间——我或多或少处于失业状态，四处游荡……的确……我的财务状况很糟糕；的确，我的未来一片黯淡；的确，我本可以做得更好……现在如果我什么都不做，如果我不学习，如果我不再继续寻觅，那么我就会迷失自己……我怎样才能对世界有用？难道我不能起到一点作用而只能一无是处吗？"凡·高没有放弃"寻觅"，在寻觅中他找到了艺术。但在此之前，他忍受了不可估量的痛苦："我感到被贫乏包围着……当友谊和强烈真挚的感情降临时，伴随的往往是空虚以及可怕的失落……我还会为一股窒息的厌倦之情所包围，这让我不禁喊道：'我还要等多久啊！'"他的病一次又一次将他击垮，但他终于找到了可以用来支撑他生存的东西，来度过他余生中破碎残缺的日子。艺术会成为他人生的意义所在，而现在他必须以饱满的热情做好准备。

艺术人生的开始：1880 年 10 月至 1882 年

那年秋天，凡·高搬到了布鲁塞尔，在那里他结识了画家凡·拉帕德，他在布鲁塞尔待了 8 个月，在那里学习绘画并自学解剖学。然后他又回到了埃滕的家，在那里他不用支付食宿费，可以把所有的零用钱都用在购买美术用品上。这段时期的凡·高最开始是愉悦的，另一位画家安东·莫夫①也给了凡·高一些鼓励。年轻的凡·高又重新焕发生机，他的良好状态还让他坠入了爱河。这次他喜欢的女人是他丧偶的表姐凯。然而，他一表露自己的心意，对方就拒绝再见到他。他还是执意拜访，见对方始终不出现，他就把手放在灯火上，坚称当对方站在他面前时，他才会把手拿开。基于他特有的固执和受虐倾向，凡·高一直把手放在灯火上，直到皮肤开始烧伤，而凯的父亲也看不下去了，他吹灭了灯，把凡·高送了出去。正如凡·高后来说的那样，这一事件导致了他的抑郁再次发作。"我对她的爱是强烈而热情的……当我意外得知……她对我的厌恶之情……甚至拒绝见我，在我前脚刚进她家时她后脚就离开了时，我对她的爱受到了致命打击……我感到内心有一种说不出的忧郁……我内心的空虚以及说不出的痛苦让我沉思，没错，现在我能理解为什么有人会投河自尽了。但是……要是我能振作起来并在工作中找

---

① 海牙画派中最重要的代表画家之一，他是凡·高的表兄。

到解药就好了。"但是，凡·高的抑郁挥之不去。他再次变得紧张和烦躁，同时也非常不快乐。他和父亲发生了一次激烈的争吵。他写信给特奥说："我在人生中从没发过这么大的火。"那场冲突爆发后，凡·高不可能再继续待下去了，他便离家而去。

被社会放逐：海牙，1882年至1883年9月

被凯拒绝之后，凡·高再也没有尝试给自己找一位体面的妻子，也不再为自己寻求合适的社会地位。他放弃了传统的生活目标，从此只关心他作为一名艺术家的状况。在荷兰的那段时期，他对社会的弱势群体深有共鸣。他的作品就体现了这些人的痛苦，也体现了他自己的痛苦。他运用的色彩和这些人的生活一样暗淡。

凡·高的人生在这段时期有一个好的开始，但没有好的结局。1882年上半年，他写的信充满了对艺术的热情。他写道："我画画时会感受到关于色彩的灵感，这是我以前从未有过的，这些想法意义重大、令人兴奋。"在欣喜的状态下，户外写生时的他会对偶尔的风吹雨打浑然不觉，他还谈到自己作画时"捕捉轮廓快如闪电"。凡·高在进行艺术创作时通常会变得极其躁狂，快速而冲动。

他感谢画家莫夫时不时对他进行指导，他也试着寻求其他画家的指导，但却无法跟他们维持友好关系。他要么会远离他人，要么会与他人发生冲突。有一天，莫夫送给他一个石膏模型，相当于模特，对于当时的艺术家来说这是很常见的做法。然而，凡·高却大发雷霆，把模型直接摔到地板上。后来，他还将一个妓女带回寓所同居，

这使他跟海牙的艺术家群体彻底疏远了。

4年前，凡·高说过他心目中的女人"要么丑、要么老、要么穷，多少有些不幸，但因为不幸的经历和悲伤的洗礼而有着美丽的心灵"。这次他看上的这个女人又穷又丑，带着一个非婚生的孩子，肚子里还怀着另一个孩子。这个叫克里斯汀的女人虽然头脑和心灵后来令凡·高大失所望，但第一次见到她时，凡·高觉得自己也好不到哪里去，和她一样都是被社会放逐的人，这样对方也就不会看不起他。她的性格和凡·高一样难以相处。凡·高曾这样告诉特奥："她的脾气时不时就会变得暴躁，甚至我也忍受不了。可以说，我有时真的很绝望。她每次发作后总会对我说：'我自己也不知道自己刚才是怎么想的。'"而在这段时期，特奥相当于养着凡·高一家三口。

到了仲夏，凡·高由于从克里斯汀那里感染了淋病而住进了医院，此时躁狂又一次困扰着他。他试着让特奥放下心来："休养疗法的效果不错，我感到平静了许多，而且最近一直困扰着我的精神紧张也消除了。"

7月时，凡·高康复了，但他仍持续感到抑郁和被人排斥。他无法与任何人相处。他向特奥这样描述自己的性格特征：

不要以为我是一个自认为完美的人，也不要以为我面对别人的嫌弃眼光时觉得不是自己的错。我常常感到忧郁、急躁，而且渴望得到同情……我不喜欢身处人群之中，我深深感到与人交往、与人交谈是多么痛苦和艰难……真该死，我明明也有好的一面，难道人们就不能认可这一点吗？

凡·高也有精力充沛和乐观的时候，但同时也伴随着失眠，而这段时期则预示着抑郁期正在日益逼近。凡·高似乎感觉到了自己正在从躁狂向抑郁转变："我感到自己有着十分丰富的创造力……我在过去的几个晚上都睡得不好，满脑子想着那秋天的美景……不过我特别希望自己能恢复正常作息，我也在尽力这么做，因为这种异常的状态让我很紧张……我想，要是自己不怎么外出且感受不到绘画的乐趣，那么我很快就会变得忧郁。"

1882年11月，凡·高感到他的一切都在分崩离析。他写信给特奥说，他"处于极度忧郁"。他将其归咎于他"不满意自己的作品"，归咎于"在不确定能否克服种种缺点的情况下仍须苦苦挣扎"。其实现在他绘画时遇到的问题，并不比之前几个月他快乐而积极地作画时遇到的问题更大。他的季节性抑郁让他绝望，而绝望笼罩了他的一切。"我害怕结交朋友，"他写道，"我害怕出去走动，我就像一个大家避之唯恐不及的人。我宁愿从远处就跟人示意：'不要离我太近，因为和我来往只会给你带来忧伤和损失。'"

凡·高的抑郁持续了整个冬天。他在2月时写道："我最近一直感到很虚弱。我怕自己工作过度劳累，工作的'后遗症'，即超负荷工作后的抑郁多么痛苦啊，生活在那时变成了洗碗水的颜色，浑浊一片。"他的抑郁变得越发糟糕，这渐渐影响了他的活力。他不再为他的症状找理由了。"我的抑郁没有什么原因，"他写信给特奥说，"我今天试着做一点简单的工作，但突然一阵抑郁向我袭来，我也说不清原因。""当初我在博里纳日没有病故，我还走上了绘画这条路，对此我感到很遗憾，因为我只会是你的负担。""工作是唯一的解药。如果连工作都不管用，那么我就会崩溃。""我是否有能力继续做下去呢？""我希望自己对工作保持狂热和渴望，以便推动我渡过难关。"凡·高提到的"狂热"就是他的躁狂，但在一段时间内躁狂并不会回到他身上。与此同时，凡·高处于精神崩溃状态，他十分绝望。他求弟弟过来救他："弟弟，你一定要尽快赶来，因为我不知道自己还能坚持多久。我越来越不堪重负……要不是我常常不吃饭，我的身体还是可以的，但在不吃饭和少工作之间，我大都选择了前者，然后我就变成了现在这个虚弱的样子。"凡·高暗示说，如果特奥给他更多钱的话，他就不会营养不良了。但特奥已经在辛苦供养凡·高一家三口，根本就没有过错。凡·高这种行为是在重复之前抑郁的表现。在博里纳日时他就已经让自己挨过饿了，而那时他同样食宿无忧，由他家里人承担费用。

那年夏天，特奥来探望凡·高。他发现他的哥哥负债累累，活得非常痛苦，居住环境十分脏乱。特奥便建议凡·高离开克里斯汀。这段恋情只剩下争吵、痛苦，以及与女方家人的冲突。但是，克里斯汀是凡·高唯一的伴侣，是唯一需要凡·高的人，他很难放弃她。

7月，克里斯汀生下了她的孩子。9月，凡·高离开了她和孩子们，离开前他尽可能保障她们的生活需要。然后，他一个人去了德伦特省①，希望新的环境能带给他一些生活和工作上的热情。以前他也这样做过，而且起到了一定效果。这一次，他感觉好转了一段时间，新的景色和绘画题材让他心情愉悦，但这份新鲜感很快就消退了。"尽管景色很美，但我感到消沉。""我被焦虑和抑郁的感觉压得喘不过气……还有无法言喻的失落和绝望。这种感觉太沉重了。我必须工作，而且是努力工作，我必须忘我工作，不然它（忧郁）就会压垮我。"

此时凡·高的父亲已经对他失去了耐心。他已经30岁了，但这10年来他给关心他的人带来的只有无尽的痛苦，他迫使他们一次又一次将他从险境中解救出来，而凡·高却以多次作对来作为"报答"。他的家人从未意识到他生病了——他们认为他只不过是一个棘手的人。凡·高在德伦特时，他的父亲曾写信给特奥："在我看来，凡·高又一次处在失常的情绪中。要是他有勇气想想，他的怪异行为引发的很多事情，其根源出在他自己身上，那该有多好。我不觉得他有过任何愧疚之情，他对别人只有怨恨……我们必须对他非常留意，因为他似乎带有作对的情绪。"凡·高知道他父母对他的态度，但他没有别处可去。当他意识到自己一个人过不下去时，他便回到了他们身边。

---

① 荷兰东北部的一个省。

纽南^① 时期：1884 年 1 月至 1885 年 11 月

凡·高回到了他家所在的城镇，他的父亲曾打算让他在那里做牧师。虽然凡·高一开始不打算常住，但还是在那里待了两年。像往常一样，他因为自己的艺术作品有了新鲜素材而感到满意，这里有新的景色和新的模特。1 月，他的母亲摔断了腿。凡·高承担起照顾母亲的责任，直到她康复，这让他为自己在村里赢得了口碑。然而，一旦他与父母的关系有所缓和，他就开始嫌弃之前做他靠山的弟弟。他写信给特奥说："在为我找乐子这件事上，你压根什么都没有做，而这些乐子正是我时不时需要的，比如和人见面、四处转转。" "你根本不懂我。" "如果你能给我的只有钱，那么我宁愿你自己留着。" "老婆你给不了我，孩子你给不了我，工作你给不了我——钱你能给，但当我错过其他这些东西时，钱又有什么用呢！"那时的凡·高似乎不主动为自己争取任何他想要的东西。他在忘恩负义的基础上还加上了偏执妄想，他指责特奥不帮助他取得成功。"你在古皮尔画廊工作，而古皮尔画廊在以后多年里却不会给我的作品任何照顾。" "你过去一年半的批评，在我看来不过是尖酸刻薄的话。"如果说凡·高家里出了一位圣徒，那肯定就是长期受委屈的特奥。

1884 年 7 月至 8 月，当地一个叫玛戈·贝格曼的中年单身女子爱上了凡·高。她的姐妹们一得知两人的关系，就拒绝让她和凡·高

---

① 荷兰北布拉班特省的一个小镇。

见面，贝格曼小姐竟以服毒来回应她们的禁令。毒药最后并未让她丧命，却终结了两人的关系。村里人认为凡·高是她试图自杀的罪魁祸首，便将他看作大坏蛋，这导致他的精神状态无法好转。随着时间流逝，让人抑郁的季节越来越近，凡·高变得越发急躁和多疑，甚至把别人逗他开心视为对他的侮辱。据他的一个妹妹说，一家人吃饭时他从来不坐在餐桌上，而是待在一个角落里，把装着干面包的盘子放在膝盖上，这和他童年时的做法一样。当他把一幅画放在他旁边的椅子上仔细研究时，他会像一条狗那样蹲在那里，用手遮着脸。只有谈到书籍方面的话题时，他才会和别人交谈。每个人都察觉到屋子里出现了一种少见的古怪气氛，而凡·高发现自己很难再待下去。他忘我地沉浸在自己的艺术中，拼命工作，几乎不停歇。

到1885年元旦，他的季节性抑郁再一次爆发了。凡·高写道："我从未有过这么前景黯淡的开年。"他父亲则记录道："他似乎和我们越来越疏远。"凡·高的父亲在那年3月27日突然去世，而凡·高可能觉得他能为悲痛的母亲做的最好的事就是搬出去住。不管他出于什么想法，他在父亲去世两个月后就搬进了他的画室，这个画室位于一位天主教教堂司事家里。在那里，他跟司事相处得很差，差到司事告诉教区信众不要做凡·高的绘画模特。几个月来，凡·高一直有想要离开的念头，11月时，他去了安特卫普①。他把过去两年创作的画都留给了母亲，而他母亲太过粗心，使得画作后来全都

---

①　比利时最大港口和重要的工业城市。

遗失了。

安特卫普时期：1885年11月至1886年2月

这一次，凡·高只花了3个月就完成了躁郁周期的循环。他一开始相当躁狂，之前在乡下过了两年安宁的生活，现在他陶醉于城市生活。他看到的许多人都属于之前从没画过的全新风格，这让他乐此不疲地作画。他又一次把钱花在食物以外的方面，他说："尽管我很久没怎么吃东西，但我收到钱时首先想到的不是填饱肚子，而是绘画。我立刻着手物色模特，直到把钱全部花完。"

1月时他在一所美术学院入学，以节省自己花钱请模特的费用，然而和往常一样，他不是那种循规蹈矩的人。有一次，课上学生们照着断臂维纳斯的石膏模型画画，凡·高把维纳斯本就很宽的臀部进一步夸大。看到他这么画，老师特别生气，他在批改凡·高这幅画时将其撕成了碎片。而凡·高则冲着老师吼叫："你根本不知道一个年轻女人长什么样子，你这浑蛋！"

凡·高画画时会一直忙到深夜。2月初，他因为躁狂而感到精疲力竭，一位医生告诉他，他正饱受极度虚脱之苦。不仅如此，他和学院里所有教他的老师都关系紧张，他又一次决定远走他乡。特奥建议他回老家，但凡·高更倾向于去巴黎和弟弟会合。

跟特奥一起生活：巴黎时期，1886年2月至1888年2月

特奥竭尽所能将凡·高的新生活安排好，那年夏天特奥在写给

家人的信中写道："他的精神状态比以前好多了，很多人都喜欢他……他交了一些朋友，每周他都会收到朋友们送来的漂亮鲜花，他便将这些花用于静物写生"。在巴黎这段时期，凡·高结识了印象派画家，并开始跟着他们学习绘画。这是他人生中第一次结识和他一样有着艺术素养和社会反叛精神的艺术家。尽管他找到了一个适当的生活环境，但他还是无法适应。他逃不出自己发病的循环：每到一个新地方，就会引发一段充满兴奋、乐观和活力的躁狂期，这种情绪会渐渐变成极度烦躁，最后导致抑郁和精疲力竭。对于许多躁狂抑郁患者而言，这种规律很常见，他们还学会了把换地方、换工作甚至换伴侣等现象与躁狂性的好心情联系起来。当抑郁不可避免地再次出现时，他们会再次做出改变，以便再次进入躁狂期。有些人一辈子就这样一遍一遍循环着。随着抑郁一次又一次驱使他们做出改变，他们永远都不会稳定下来。

接下来的那个夏天，凡·高又经历了一个多产的创作狂热期。他的躁狂在工作状态下被进一步强化了，变得十分热烈，他开始画个不停。一个在1886年初见过凡·高工作的艺术学生表示，躁狂状态下的凡·高在作画时甚至会弄脏他的作品："他工作时带有痉挛般的狂乱……他像用泥铲那样将颜料舀出来，颜料顺着画笔滴下来，滴到他的指尖上，变得黏糊糊的。当模特休息时，他还在不停地画。他作画时的豪放不羁让整个画室的人都非常惊讶。当凡·高外出写生时，他会异常兴奋，甚至手舞足蹈、大喊大叫。当他结束一天的工作，走在回家的路上时，他仍处于高度狂躁的状态而且无法自控，和别人讲话时甚至会一边用手比画，一边挥舞着画布，偶尔不小心把未干的画作蹭到路人身上。

那段时期，凡·高常常光顾一家叫"手鼓"的酒馆。在那里他会跟任何一个听他讲话的人争论，而人们也逐渐学会了避开他，因为他脾气暴躁，让人很不舒服。一天晚上，人们看到他对一个睡着的人大声说着自己的观点。在剧烈的躁狂状态下，讲话的冲动可以让躁狂者对着任何静止不动的物体滔滔不绝。

对凡·高在这段时期的下列描述就能解释人们为什么回避他："他的举止十分与众不同：滔滔不绝地讲着荷兰语、英语或法语，然后扭头朝他身后瞟一眼，牙齿磨得嘶嘶作响。当他如此激动时，他看上去疯狂无比，在其他时间他更多表现出来的是忧愁，看上去疑心很重。"凡·高很可能处于偏执状态。

特奥试着写信让家里放心，但特奥自己却越来越气馁。和凡·高一起生活对他来说是一种消耗，让他不堪重负。特奥的朋友很担心，其中一个写道："特奥看上去憔悴得可怕……这个可怜的家伙有太多的事要操心。更糟糕的一点是，他的哥哥给他的生活增添了很多负担，还因为各种事情责怪无辜的他（偏执的又一征兆）……这个人（凡·高）对人情世故没有一点概念。他总是跟每个人都争吵不休。"

又是一年冬天，处于焦虑抑郁状态的凡·高觉得生活无法忍受，不仅如此，他还让那些不幸和他产生交集的人也感到无法忍受。凡·高感到疲惫和失落，认为一切都乱套了，并且觉得世态炎凉。他到了夜深时分还在喋喋不休，甚至在特奥上床休息时也不放过特奥。特奥在给他妹妹的信中说："我无法忍受家里的生活。没人愿意过来看望我，因为最后都以争吵收场。另外，他太邋遢了，屋子里杂乱不堪。我真巴不得他离开这里，自己一个人住。"

特奥的妹妹告诉他让凡·高离开，但特奥不忍心这么做。但经过一连串激烈的争吵后，凡·高还是离开了，搬去和一个英国画家亚历山大·里德住在一起。两人甚至还决定一起自杀，但后来又改变了主意。随后，凡·高又回到了特奥家里。

又是一年春天，凡·高又能外出画画了。可能是画画这个活动伴随着他精神状态的好转而出现，也可能是画画导致他的精神状态有所好转，然而，他仍旧有易怒倾向。有一次，凡·高为之作画的人不满意凡·高的作品，凡·高便一气之下扬长而去，再也没有完成这幅作品。

凡·高常光顾一家咖啡店，久而久之他和店里的女老板产生了感情。尽管这段感情缓解了他的孤独，却没有给他带来幸福。他不再指望女人给他幸福："就我自己而言，我的感情经历一直既不顺利又不体面，我收获的往往只有伤害和羞辱，没有其他。"凡·高大多数感情经历都让他伤痕累累。能让他感到幸福的事情只有视觉世界之美和绘画之美，而且必须是在他精神状态良好的时候。

1887 年冬天，情况变得更加糟糕。凡·高的愤怒发作得更猛烈，他无情地对特奥恶语相向。他赶走了自己曾经渴慕与之交往的画家朋友们。他认为那些画家抛弃了他，因此对他们嗤之以鼻，他曾经对海牙和安特卫普的画家们也有过类似的态度。当得知特奥决定结婚后，凡·高感到自己不受重视，因此他再次用离开这个老办法来试着治愈自己。1888年2月，凡·高离开了巴黎。等待他的是他一生中最后也是最糟糕的两年，也正是在这两年，他画出了自己艺术生涯里最伟大的那些作品。

凡·高作为躁狂抑郁患者的艺术家肖像

凡·高的自画像表现出令人害怕的压迫感，而他本人也给人这种奇异的印象。他的妹妹说他长着"一张奇怪的脸——一点也不像年轻人的脸。他的额头已经有了皱纹，眉毛紧蹙得像专注时皱眉的神情，眼睛又小又深……尽管他相貌平平，但他眉宇间透露着一种不可亵渎的深邃气质，这让他整个人给人一种奇特的印象。凡·高的衣着和举止共同造就了他给人的奇特印象。特奥写给他未婚妻的信中就提到过这点："就像你知道的那样，他长期以来都不循规蹈矩。他的着装和举止直接表明他是一个不同寻常的人，但凡看到他的人都会说'他疯了'。"即便是他的画家同行这群思想开明的人，也认为他是个狂人。他们当中一个人曾说，凡·高让他想起油画《疯人院里的塔索①》的主人公。另一个人则回忆到，凡·高"为了阐明一个论点甚至会撕扯他的衣服并跪下来，任何东西都不能让他冷静下来"。

凡·高知道自己生活在一个跷跷板上："有些日子我要么感到

---

① 意大利诗人，曾因精神失常而被囚禁在疯人院7年。

一种没来由的兴奋向我袭来，要么感到彻底萎靡不振。"当他在欧韦尔①度过人生最后的日子时，他结识的人也是这么认为的。"他是个古怪的人，"他们说，"今天兴高采烈，明天闷闷不乐。有时他喝了点酒就滔滔不绝，而有时他连续几个小时都不说话"。他的情绪不仅每天都有显著的变化，而且还陷入了一年一回的循环，其中最严重和最长的抑郁期发生在冬季，而躁狂期则发生在夏季。他的躁狂期是他最多产的时期。

躁狂抑郁患者看上去通常有两种及以上的人格。正如特奥这样描述凡·高："他看上去好像是两个人：一个有着非凡的天赋，柔弱而优雅；另一个则以自我为中心，冷酷无情。这两者交替出现，所以就导致人们听到他先以一种方式讲话，然后又用另一种方式讲话……但是，他是他自己的敌人，因为他不仅让他人的生活变得艰难，还让他自己的生活变得艰难。"这种自我中心的人格是凡·高躁狂的一面，而柔弱是他抑郁的一面。

躁狂的人格表现为易怒和暴躁。他的画家同行拉帕德曾说"挣扎的、搏斗的、狂热的、阴郁的凡·高，总是容易发脾气"。当凡·高和特奥一起住在巴黎时，特奥也有类似的评论，他叹息道："即使是他最好的朋友，也很难与他保持良好关系，因为他不顾及任何人的感受。""模特不愿意为他摆姿势，他还被禁止在街上画画。他脾气暴躁，常造成不愉快的场面，这刺激着他，让他变得完全无法

---

① 法国西北部市镇。

接近，最终他对巴黎产生了极大的反感。""对他来说，平静的生活是不可能的，无论到了哪里，他都要留下他的痕迹。"

冲动是凡·高表现出来的又一躁狂特征。他承认说："我是一个极度热情的人，容易去做一些愚蠢的事情，事后我或多或少会后悔。既然事实是这样，那我还能怎么办？难道我就应该把自己视作什么都做得出来的危险人物吗？"他的躁狂冲动有时表现为奢侈浪费。有一次，他心血来潮，一下子买了许多画框，于是不得不连续4天"仅靠23杯咖啡，还有我赊账的面包"来度日。

凡·高很看重一种躁狂特质，他称之为"歇斯底里的兴奋感"或"突如其来的欣喜若狂"。躁狂的活力，还有对疲劳或饥饿的迟钝，让他有时能从白天画到晚上再到第二天，其间不停下来休息或吃饭。在躁狂状态下，他无法入睡，而即便他晚上睡了一会，他也会"非常渴望（画画）而常常凌晨4点就起床了"。他说在工作时，"人感到的活力和能量比想象中甚至实际情况还要多"。这里指的当然是工作热情高涨，让人即便生病也能心情愉悦地拼命工作。凡·高遇到的就是这种情况。他在一次生病后给弟弟写信说："我感到自己还没有痊愈，但是我的工作让我焕发了生机，只要我忙起来就感到不那么虚弱了；但当我不在画架前时就会偶尔感到不舒服。"躁狂状态下的一些创作似乎轻而易举，让创作者对躁狂产生了不真实感。这一点凡·高提到过："每当大自然像此时此刻那么美，我都不时会产生一种明晰透彻的惊人感觉。然后我便会失去自我意识，画面会自然而然呈现在我眼前，就像在梦里一样。"

尽管凡·高的工作热情高涨得异常强烈，但这并不比一般人的工作热情更靠谱。他说："有时我的情绪十分强烈，这导致我在不知不觉中工作……（但）必须记住的一点是，情况并不总是如此，而且随着时间流逝，艰难的日子又会到来，灵感也大不如前。"

　　而抑郁不仅让凡·高无法工作，还让他对已经完成的作品过分严苛。他说："一想到我的作品与自己期望的标准有不小的差距，我就会感到懊恼。我希望从长远角度看，这会让我做得更好，但目前我还没达到这个境界。"对艺术家而言，过于追求完美有时会很危险。凡·高由于追求完美而对自己的作品不怎么用心保管，导致很大一部分作品都遗失了。而著名画家莫奈更是极端的例子，他在抑郁状态下甚至会毁掉自己的佳作。

　　即便在抑郁患者眼里，凡·高也是一个孤独的人。在他短暂的一生中，他遇到过很多人，但很少有人能成为他生命的一部分，而更少有人能走进他的孤独世界。他曾表示，比起他人的陪伴，他更喜欢工作。"我常常独自一人，对此我也没办法，说实话我不怎么需要他人的陪伴，我更需要的是自己埋头苦干。"而在其他时候，他又对孤独抱怨连连，并试着让别人和他一起生活。这一点在贝多芬身上亦然。从根本上说，凡·高对他人并不感兴趣。他走在路上会和朋友擦肩而过，因为没有注意到对方。除了与视觉世界有深入交集之外，他只活在自己的心灵世界里。他给弟弟的信中提到的内容几乎全是关于艺术、哲学、宗教、他自己读过的书，以及他对贫穷的抱怨。偶尔几次提到别人，也是讲他与对方之间发生的事情，他极少关心其他人的性格或生活情况。

　　凡·高的妄想大多是在抑郁状态下产生的。虽然精神疾病患者的妄想内容有时会与实际情况一致，但如果他现有的信息不能合理推出他所持的观点，那么这种妄想仍然是疾病的征兆。一个典型的例子就是凡·高认为自己会英年早逝："有可能我活不了很多年。"根据当时他本人的身体状况或精神状况，根本不能推出他会英年早逝这个观点。他之所以会有这样的想法，是因为抑郁，以及他对变老的恐惧。凡·高害怕年龄增长会夺走他的创造力："我能预见到自己在艺术领域播种收获，同时也能看到自己的艺术创造力枯竭的那一天。"艺术创作是他活下去的唯一理由。此外，当弟弟供养他时，凡·高产生了贫穷妄想。特奥给他的生活费相当于当时法国很多学校教师工资的两倍。然而，凡·高理财不当，再加上他那惩罚式的苦行僧行为，导致他自己甚至其他很多人都以为特奥限制了他的开支。

　　凡·高还具有另一种典型的躁狂抑郁妄想，或一系列妄想：偏执妄想。凡·高通过责骂、侮辱和威胁的方式向特奥这个他最喜爱的目标开炮，内容包括：特奥没有像他一样成为艺术家，没有站在凡·高一边反对他们的父母，并且没有为凡·高的画家生涯安排一条成功道路。他认为特奥表现出"世俗小聪明、冷酷无情"，显得"过于趾高气扬而毫不关注我的作品"。他想要特奥让大家都来买他的画作。偏执妄想也破坏了凡·高的友谊。他在给拉帕德的信中对其做出了毫无根据的指控："不要以为你是唯一一个把我批评打压到现在这个地步的人。恰恰相反，这种事情在我生命中经常有。"

除了躁狂抑郁性妄想外，凡·高还有一种特殊的妄想。他说自己害怕正常饮食，因为这会让他过于强壮和危险。在他的精神疾病发作期间，凡·高也有宗教妄想："我很惊讶地发现，尽管我有着这个时代的进步思想……但我仍会像一个迷信的人那样发作，产生关于宗教的变态而可怕的想法。"当他的状况改善时，这些妄想便会消失。

在凡·高20岁时，他制定了一套对抗抑郁的策略。"特奥，"他写道，"我强烈建议你抽一管烟，这是对抗忧郁的好方法，最近我就偶尔会忧郁。"凡·高还会采用另外两种疗法：自然和艺术。"我在这里过得很好，但这全靠我这里的工作还有大自然，如果没有这些，我就会变得忧郁。"艺术就是他的生命线。他的绝望如此之深，这导致他不再指望自己能画出伟大的作品，甚至不指望自己能画出佳作。他写道："我几乎敢发誓说，我的绘画水平肯定会进步。因为除了绘画，我一无所有。" "我对成功的渴望已经消失了，现在我之所以工作是因为我必须工作，以便让自己少受一点精神上的苦，把我的注意力转移开。" "我唯一真切感到自己活着的时候，是我在工作中埋头苦干的时候。"在凡·高的工作热情尚未到来的日子里，绘画仍可缓解抑郁带来的绝望和自我厌恶。

喝酒，这一被广泛使用的抗抑郁策略，在凡·高的生活中发挥了重要作用。他给出了喝酒的4个理由。最初，他称喝酒可以缓解作画的辛苦："工作时大脑要不断运转，精神会最大限度地绷紧……在短短半小时内同时想着上百件事。" "在工作后，唯一能让我放松和消遣的事，不管是对我还是对其他人来说……都是通过大量喝酒或吸烟来麻醉自己。"他接下来又说："如果我内心的风暴声音太大，那么我就会通过喝很多酒来麻醉自己。"凡·高喝酒不仅是为了缓解疲劳和减轻躁狂，还是为了引发躁狂状态。为了作画，他需要处于一种欣喜的状态，而酒精和咖啡就是实现手段："我并不按时吃饭，吃得也不多，但我一直在喝咖啡和酒。我承认，如果要达到自己去年夏天画出的高水平，我就必须要让自己兴奋起来。"凡·高的画家朋友西涅克[①]说，凡·高在一天的工作完成后会喝酒，但那时候他已经不处于狂躁状态。"虽然他几乎什么都不吃，但他喝酒总是喝得太多。"西涅克继续说道，"在炎炎烈日下待上一整天后，由于凡·高在镇子上没有真正的家，他就在咖啡馆的露台坐下，一杯接一杯地喝着苦艾酒和白兰地。"也许凡·高是因为把钱都花在了酒水上才没钱买日用品的。凡·高通过酒精来缓解情绪并不罕见，酒精是他那个时代最有效的情绪调节剂。

　　这本书有些主人公产生的妄想比凡·高还要多。但是，如果以精神病发作的严重程度作为判断标准，那么凡·高是他们之中病得最严重的。与其他人相比，他的发作时间更长，发作次数更多。他经历的痛苦包括记忆力减退、妄想和幻觉、意识中断，以及时空感错乱。在情况最糟糕的时候，他甚至因头脑不清、精神衰弱而无法作画。他当时一定是处在一种可怕的状态中，因为在一般的精神失调情况下，他仍可以画出可圈可点的作品。

---

① 　法国新印象主义画派画家。

凡·高至少有13次精神疾病发作，持续时间从一周或两周到两个月不等。一般来说，发作是突然的，而恢复是缓慢的，正如他所言："我的思维力量正逐渐恢复，但至今为止我还是做不成什么事。我心神恍惚，无法安排自己的生活。"

凡·高的精神疾病发作对他自己而言有个优点：他记不太住那些发生过的事情。这是躁狂和抑郁的极端状态都有的共同特点。他也经历过意识丧失时期，除了日常的偏执妄想之外，他还产生了新的妄想。他认为自己被人下毒，认为警察要抓他，有一次他以为医院的一名护工是警察而用脚踢对方。他不止一次表现出暴力行为，而且可能是在躁狂状态下做出的：有两次妄想是在他作画时出现的，还有几次妄想出现在他看到美景情绪高涨时，另外3次妄想出现在他离开医院去阿尔勒①旅行时。比起抑郁状态，他在这样的场景下更可能兴奋。据他观察，他的"疯狂"发生在"兴奋的状态下"，发生在"欣喜或精神错乱发作时"。在某些严重躁狂状态下，他的情绪肯定是焦虑不安的，因为他不时会有自杀的念头。他曾多次通过喝油性涂料、松节油或煤油来尝试自杀。如果当时没有人制止他，那么上述任何一种方式都会要了他的命。

艺术领域不少人士都曾担心自己不时会失去理智，但很少有人注定要活在自己精神错乱的痛苦事实里。起初，凡·高认为自己和其他画家一样正常，于是他写信给特奥："我可怜的弟弟，我们的

---

① 法国东南部城市。

神经衰弱等症状确实源于我们的生活方式，直白地说就是源于艺术家的生活。"他把自己描述为"身无分文，为该死的绘画而痴狂"，不过这多多少少带有幽默成分。然而，后来他的看法发生了变化："好吧，既然有这么多画家都多多少少有点不正常，那么我会一点点接受自己的现状。"这时他已经遭受几次严重的精神疾病发作，他正试着说服自己接受现状。他对自己的疾病产生了不寻常的洞察力："我强烈地感到这种病已经在我体内蛰伏了很长时间。我还感到，在其他人看到这种精神错乱的症状后，比起我毫无根据地误以为自己头脑还正常，他们更有理由产生忧虑。"只要凡·高还能画画，他就有活下去的目标，但他的勇气却逐渐在耗尽。对他而言，一想到余生将在精神错乱和正常状态中交替纠结，他就痛苦难忍。"我正在考虑坦然接受自己作为疯子的形象，"他写道，"正如画家德加①给人一种公证人的印象。但是，我认为自己的能力不足以胜任这个形象。"要是凡·高对他遭遇的事情理解得不那么透彻的话，那么他就可以少受点苦。唯一比发疯更糟糕的事情，是发疯与正常状态交替出现，而这正是凡·高不幸经历的事情。后来让人惊讶的不是他在生涯巅峰期自杀，而是他在一生的 37 年中居然都忍受着这样的痛苦。

阿尔勒时期：1888 年 2 月至 1889 年 5 月

当凡·高离开巴黎时，用他自己的话说，他"在心理上和身体

---

① 法国印象派画家。

上都病得很重"，"感觉奔着中风而去"，"几乎成了酒鬼"。不是几乎，事实上他就是个酒鬼。这一次，他在法国南部一个宁静的小镇中花了几个星期才恢复过来。"经过一段什么都不想的日子后，我又开始思考起来，但一思考我就感到抑郁和精疲力竭，真是要命！身处壮丽的自然环境，工作使我恢复了元气，但即使到现在，我在做一些事情时也会感到吃力。"

到 4 月初，凡·高又骑上了躁狂的旋转木马，炫耀着"我正处于工作狂热期"！那年春天和夏天是他一生中最具创造力的时期。他的画作色彩绚丽，不再像他其他时期的画作那样形状扭曲、线条破碎、情感激烈。他这样描述那个欢快时期："创作的点子蜂拥而至，虽然我是一个人静静待着，但我却没有时间思考或体会。我一直画着，像蒸汽机那样不停工作。我觉得自己几乎不会再有创作瓶颈。"这是躁狂患者的典型心态。"我不管在屋里还是工作的时候都很快乐。"他欢欣鼓舞、精力充沛、不知疲倦。他一天的工作"从早上 7 点一直持续到晚上 6 点，其间他只休息一次，在拐角处简单吃点东西"。即便在晚上，他的工作进度也不会减慢。他曾说，在晚上"我常出门……去画星星"。他的话反映了躁狂下的兴奋、惊人的速度和极度的狂喜："什么都不能阻止我工作，我无法抗拒工作之美。""这种色彩缤纷的环境对我来说很新鲜，我感到格外兴致盎然。我从不会感到厌倦。"他想把他的新家"变成每个人的光明之屋"。

人很难将这种高涨情绪维持太久。5 月 2 日，抑郁期再一次降临在凡·高身上。他现在担心自己会一直是特奥的负担，尤其是特奥已经有了家庭需要照顾。凡·高写道："要记住一点，如果你在我这幅画上继续投入资金，而导致你没有足够的钱来养家，那就太残忍了，而你也很清楚我成功的机会不大。""绘画投入的成本把我压得负债累累，让我感到自己毫无价值，要是能改变这种状况该多好。""我很确信，自己作为一个画家永远不会成大器。""如果有熟人极力劝我加入（外籍）军团锻炼5年，我会去的。我之所以没这么做，是因为我不想让别人将这个想法视为我的又一疯狂举动。"

7月时，凡·高将他"不受控的情绪"和"一些日子的迟钝"归咎于他独自一人的状态。"许多天以来，除了吃饭时或喝咖啡时，没有跟任何人说一句话。"8月也是同样地"心神不宁和坐立不安"。他又回到了自己治疗抑郁的老路，再次开始大量喝酒。现在他的日常食谱主要包括半熟的鹰嘴豆，以及酒精。他的生活状态通过外表也可见一斑。有人这样描述凡·高："凡·高是一个悲情的、可怜的人，个子不高，非常消瘦。他总是穿着一件大衣，上面沾满了各种颜色——在他画画时，如果他的大拇指沾上了颜料，那么他就会将其擦在自己的衣服上。"像贝多芬和狄更斯一样，凡·高给人的印象是不太成熟。阿尔勒的图书管理员说："在我的记忆中，凡·高是一个很害羞的人，像小孩一样……对我来说，他是一个不幸福的人，承受了太多痛苦……毫无疑问，他营养不良。但尽管瘦弱，他却将多产的活力发挥到了极致……对他来说只有一件事是重要的，那就是绘画。"

小镇的人大多对这个悲伤的家伙不抱同情态度。凡·高成了镇里低人一等的人，就像一群动物折磨其中生病或受伤的同类一样，连孩子们都排斥他。他们中有一个回忆道："人们不喜欢和凡·高来往，因为他总是在妓院那里游荡……我曾常常和其他年轻人一起取笑这位怪人画家……他的外表给我们留下了非常滑稽的印象。他那长长的罩衣、巨大的帽子，以及他本人弯腰盯着东西看的样子，都刺激着我们嘲笑他。"

　　凡·高决定，解决他的孤独的方法是让一个理解他的人，即一个画家同伴来跟他分享寓所和画室。他没有意识到自己的性情决定了他无法与任何人长时间和平相处。画家高更也有这样的困难，因此两人虽然不是很了解对方，但凡·高最终还是说服他来到阿尔勒。和高更的合住费用也不贵，因为特奥会资助他。在高更同意合住后，凡·高又一次进入了躁狂期，当他的新室友于10月23日入住时，他的狂热状态已经让他筋疲力尽。高更入住后不久便向特奥报告说："你哥哥确实有点情绪激动，我希望自己能让他渐渐平静下来。"然而，凡·高不但没有平静下来，反倒陷入和高更无休止的日常争吵。到12月下旬时，高更不得不离开。他写信给特奥说："我必须回巴黎。凡·高和我根本无法和平相处。"高更没有立即离开，而是留了下来，两位艺术家解决了引起某次争吵的矛盾。然而，12月23日，受到猛烈刺激的凡·高竟割下他的一只耳朵，给了当地妓院的一个女性。他的邮差朋友把他送回家，随后警察发现他躺在床上，流着血，不省人事，他被送进了医院。

高更第二天就离开了，而特奥在得知凡·高出事后赶到了那里。他整个假期都陪着凡·高，据他记载："他有时状态不错，但过不了多久，他就又陷入对哲学和神学的忧虑。看到他这个样子真是令我痛心，有时他被痛苦折磨得死去活来，他想哭却哭不出来。他是个可怜的斗士、可怜的受苦者。"在医院里，凡·高这样记录他的病情："我身体的状态不错，伤口愈合得很好，失血过多的情况也得到了改善……最让我担心的反倒是失眠……现在，如果我康复的话，那么我就必须重新开始（绘画），可是我再也达不到以前生病使我达到过的高水平了。"但后来的事实证明他错了：他确实再次达到了躁狂的最高境界。1889年1月7日，他离开了医院，但他没有在那里待很长时间。

　　1月28日，凡·高又开始变得情绪不稳定："我仍然有一种'就算好转又怎么样'的感觉。""那些无法忍受的幻觉已经停止了，现在减弱到了做噩梦的程度。""还是那句话，要么马上把我关进疯人院——我不会反对的……要么让我能全身心地工作。"凡·高无法否认自己得了精神疾病，但他试着让特奥和自己相信，他并不比大多数人糟糕。"也许有一天每个人都会患上神经症、舞蹈症或其他病。""我必须告诉你一点，我的邻居对我特别友好，因为这里的每个人要么表现出狂热，要么出现幻觉，要么精神错乱。我们都理解对方，就像一家人一样。"这种感觉是凡·高的臆想，因为镇上的人不久就会把他赶走。他正不情愿地接受这样的事实：自己不正常，自己再也不能相信自己的想法，也不会有人相信自己。"不用认为我是个完全正常的人。在这里，那些生病的人让我明白了一个道理。不论老老少少，人总会有那么一些时刻是失去理智的。"他接下来描述了自己最近一次发作时产生的表达冲动，这表明他处于躁狂的状态："是的，有些时候我执迷于自己的热情或预言，以为自己是希腊先知……那个时候我产生了强烈的表达欲。"当凡·高写这封信时，他的精神状态并不正常。当时特奥正打算结婚，凡·高感到自己渐渐不再是特奥的生活中心了。"你怎么做得出来在婚姻财产协议里盘算着老婆死亡的可能性的？你还不如一刀捅死她来得简单些！"他还不吉利地写道，"我一直告诉这里的人，说我将尝试在他们中间死去，这样我的病也会随我一起死去。"这表明他意识到，只有死亡才能让他摆脱可怕的疾病的折磨。

第二天出院后，凡·高又一次否认病情的严重性："我刚刚暂时性地回到了家里，我希望自己能好转。我一向感觉自己很正常，我真的应该认为……我所患的只是这个地方特有的疾病。"6天后，他又被送回医院，因为他偏执地以为人们要毒害他。他一言不发，神志不清。又过了一段时间，他写道："我感觉自己有所好转，但有那么几天，我又变得像曾经那样不知道发生了什么而且心烦意乱。""那些时候，我不知道自己身处何方，我的思绪飘忽不定。"

10天后，他又出院了，但他的邻居们都怕他，坚持要镇政府命令他回到医院。他重新回到禁闭状态并再次发病，这次发作的诱因可能是他邻居的行为。他的偏执妄想得到了证实：为了邻居的安宁，他成了牺牲品。他告诉特奥："我是在神志完全清醒的状态下写给你这封信的，这里面的内容不是疯子的胡言乱语，而是你所认识的哥哥写的内容。这是千真万确的。这里有些人向市长请愿……他们把我描述成一个不适合自由走动的人，或与之类似的人。于是警察局局长下令把我再次关起来。我便落得这般田地，在没有证据表明我犯罪甚至根本就没必要证明的情况下，我整天被关着，还被守卫盯着。""这样你就明白，当这么多人如此胆怯而要联手对付一个人，而且是对付一个病人时，这对我而言是多么沉重的打击。"凡·高长期遭受可怕的精神疾病之苦，原本他受的苦来自精神疾病本身，而现在他还要额外承受社会对他的疾病的冷眼相看。现在他不管在哪里，都不再是自由的、安全的。他可能会在任何时候，在没有犯下任何罪的情况下被无限期关起来，可以说，他拥有的权利比犯法的人还要少。凡·高继续写道："我斩钉截铁地回应道，只要能让这些人开心，我甚至已经准备好投水自尽。不管怎么说，尽管我确实对自己造成了伤害，但我却没有做过任何对不起他们的事啊。""我真的尽了最大的努力与人友好相处。"

不久后，他的愤恨委屈逐渐转变为绝望沉沦。他写道："我只擅长低调地做些中庸的、二流的事……我永远无法在腐烂破碎的过去之上构建宏伟的蓝图。因此对我而言，不管发生什么——即使是待在医院——都没有多少区别。"但在医院里，他不被允许画画，没有什么消遣的事做，甚至连抽烟都不被允许。他说："与其在这里添麻烦、忍受痛苦，我还不如死掉算了。"

在 3 月 29 日的一封充满混乱情绪的信中，他写道，他唯一突出的表现是在躁狂和抑郁之间来回摇摆。4月10日，他感觉好些了。他想把所有的煎熬抛在脑后。"很有可能我还要受很多苦。说实话，这根本不应该发生在我身上。"他在给他妹妹的信中谈到自己的病症：

> 我无法准确描述自己出了什么问题：时不时会出现无端的焦虑，也会产生空虚和疲劳感（迟钝型抑郁）……有时我会变得忧郁，并产生强烈的悔恨情绪……但是……我不羞于告诉自己，悔恨以及所有其他错误的事情，都可能是由微生物引起的……每天我都采用当年狄更斯大文豪预防自杀的疗法：一杯酒，一片干酪面包，以及一管烟草。

凡·高又一次回到家里，这样他便可以抽烟了。他告诉妹妹，目前为止他已经有过7次严重的发作："我经历了4次大的发病，在这期间我根本不知道自己想要什么、说了什么、做了什么。这还没算上以前有3次无缘无故晕倒，事后我一点也想不起当时自己的感受了。"

4月17日，特奥结婚了。凡·高给他的画家朋友西涅克写了一封痛苦而愤怒的信，信中他把特奥称为"可怜的家伙"，把婚礼庆典称为"葬礼的盛况"，殊不知这也预示了凡·高自己的葬礼。他对特奥的依赖虽然与金钱层面有关，但更多地与情感层面有关。而现在特奥有了自己的生活，凡·高便感到自己被抛弃了，感到自己处于人生中相当糟糕的时期，既崩溃又无助。他很害怕，认为自己应该被关进医院。4月21日，凡·高写信给特奥说："我希望自己一直被关在医院，这不仅是为了我的内心安宁，也是为了别人的清净……原谅我不再赘述这样做的利弊，谈论这个话题会是精神上的折磨。我这样告诉你吧，我觉得自己无法再撑起一个画室，无法一个人在那里作画，希望这个理由足够充分……这些天来，我的头脑并不总是思路清晰，我没办法有条理地写信。"

凡·高认为自己无法自理，这一点他是正确的。那年春天当他在阿尔勒住院时，他的朋友西涅克去看望他。西涅克看到，凡·高会以可怕的速度从常态变为精神疾病发作状态。西涅克回忆说："在我看望他的那天，他的神志相当清醒，医生允许我和他出去转转……他带我去了他的公寓……在那里我见到了他精彩的画作……到了晚上他有点累了……他竟然想从桌上放着的瓶子里喝大约一升松节油……到了把他送回精神病院的时候了……后来我再也没见过他。"不过，西涅克后来收到了凡·高的来信，凡·高在信中写到自己正经历着"极度的绝望"。

的确，凡·高在阿尔勒最后几个月的时间里经历了非常糟糕的时光。有些天他甚至读不懂他收到的信件。他害怕自己的疾病会终结他的绘画才能，这样的话，还有什么让他活下去的理由呢？

圣雷米^①时期：1889 年 5 月 8 日至 1890 年 5 月 16 日

凡·高于 5 月 9 日写道："每当我想到自己画了这么多画和素描，

---

① 法国东南部沿海市镇。

却没有卖出去一幅，我就非常苦恼。"凡·高是极少数不知道自己有多么优秀的天才之一。要是他知道这一点，他或许会活得更久。

凡·高生平第一次接受了住在一群精神病人中的生活。他承认自己是其中一员，这使他将自己的精神疾病发作经历与其他精神病人的经历进行比较。他试着理解他的疾病的本质，从而冷静、理性地面对自己那地狱般的经历："我从其他人那里得知，他们发病时也和我一样听到了奇怪的声音，并且他们眼中的事物也似乎在发生变化。知道这一点让我的恐惧减少了……以前当这种症状不经意降临在我身上时，它带给我的只有极度的惊恐。"凡·高想要让特奥知道自己正在好转，从而让特奥放心，可他自己并没有准备好出院以及过正常的生活。"现在，这种对生活的恐惧已经不那么强烈了，而且我的忧郁也不那么强烈了。但是，我没有意愿去做些类似见见朋友们的事情，我几乎不想甚至根本不想这么做。我还没有到应该考虑出院的时候，不管我在哪里，我都会有这种抑郁症的。"

到 6 月时，凡·高的情况又一次恶化了，他的记忆力和思维能力出现了问题。"很奇怪，每当我试着厘清思路时……一股可怕的沮丧感和恐惧感就会向我袭来，阻止我思考……我从来没有这么害怕过，而且很多东西都记不住，这太可怕了。"在一个精神错乱的头脑里，恐惧感在其中泛滥，就算那个人尚存理性也控制不了这种局面。在精神错乱时，人就变成了恐惧作用下的奴隶，毫无办法。当所有的现实、人生、世界及其一切都变得不可靠，在万变的旋涡中没有任何东西可依靠时，即使是心智健全的头脑也会屈服于恐惧。

凡·高的恐惧感是又一次严重发病的征兆，这次是在他户外作画时。在这3个星期里，他轮流出现"痴呆"和"虚脱"的症状。他整天都待在房间里，由于精神过于衰弱而无法作画。

他的症状太严重了，要花很长时间才能复原。他记录道："现在我写点东西都很困难，我的脑子里一团乱……我非常痛苦，因为当我开始期望自己不会再发作时，疾病又会卷土重来。"然后他又祈求上苍，希望自己能再次作画，"因为这些天我无事可做……这让我几乎无法忍受"。

随着凡·高的头脑逐渐清醒，他变得越发害怕自己的处境。他害怕自己，也害怕他所在的这个世界。他想要离开这里："首先，住在这里要花很多钱，其次……我害怕其他的病人。"不过他的医生说情况有所改善："他已经完全恢复了，头脑变得清醒……他的自杀念头已经消失了。"凡·高的清醒让他认识到，自己过着"贫穷、疾病、变老、疯狂和格格不入"的生活。

9月，他隐约感到又一次发作快要到来了。"只需一次更猛烈的发作，我的绘画能力可能就会永远被毁掉。在前几次发作期间，我感到自己在痛苦和磨难前就是一个懦夫……我现在正努力恢复，就像一个要投水自尽的人，发现水是冰冷的而试着回到岸上。"他以一种仿佛他的人生已经完蛋的口吻写道："我再也不会做那些自己或许已经做了的事，不会做那些自己曾经希望和追求的事。"

新一轮的疾病循环在那个月再次开始了。"我现在工作起来就像一个着魔的人，"他写信给特奥，"我比以往任何时候都更加痴迷于工作。"处在躁狂带来的乐观情绪中,他补充道:"我认为工作有助于治好我的病。"像多数躁狂抑郁患者一样,他也从未意识到躁狂阶段其实是他疾病的一部分。然而,特奥对此感到警惕,因为他以前见过这种情况,并且经历过随之而来的一系列事情。他写信给他的哥哥:"每当你这么发狂地工作时,我就会感到害怕。"然而,警告并没有起到作用,躁狂者无法自愿放慢自己的脚步。

随着躁狂开始转换为抑郁,凡·高越来越沮丧,他和许多病人一样,认为离开医院会让自己感觉更好,以及这样做对自己有好处。他说,他愿意"等待冬天到来,并等待到时候可能卷土重来的疾病发作"。他终于意识到自己的发作周期是一年。但他还补充道:"如果到时出现的是宗教狂热,那么毫无疑问,我会希望马上出院。"由于圣雷米精神病院是一家天主教医院,所以凡·高认为他发作时会出现宗教元素。然而,躁狂抑郁患者不管被关在哪里都不影响他们产生宗教狂热。凡·高正拼命抓着任何一根救命稻草。他下一个自救措施是放弃绘画。"可怕的抑郁症常在我身上发作。"在他看来:"画画这种高成本却低回报的事简直有违常理……问题是如果我在这把年纪转行的话,会非常困难。"但当热情再次被点燃时,他又回到了他的画架前:"只有站在画架前时,我才会感到自己多多少少还活着。"

他生命中最后几个月的作品显得异常不可捉摸。画布上都是扭曲的笔触,表现出的只有痛苦。画面的内容不成形状,也不稳定,就像火上受热的空气那样摇曳。在不知不觉中,凡·高画出了精神错乱状态下的世界，其中的一切都可以扭曲、延展并失去原本的性质。

次年1月写信时，他又经历了一次精神病发作，并又一次扑在了工作上。那个月，有评论员在一篇画展评论中对凡·高的作品赞赏有加，这还是他第一次受到这样的评价，可是他却一点也不感到高兴。他后来写道："请让奥里耶艺术评论员不要再写任何关于我的画作的文章，务必坚持这一点……因为我被悲伤压得不堪重负，无法面对公众的评价。"

这段时期，特奥的孩子的降生也给凡·高带来了压力。随着特奥的家庭和责任变得越来越大，他的生活中留给哥哥的空间也越来越小：必须把妻子和孩子放在第一位。2月中旬，凡·高在阿尔勒期间又出现了精神病发作，一直持续到4月中旬才结束，这是到那时为止持续时间最长的一次发作。随着凡·高逐渐从病中恢复，他给特奥写信说："我感到自己头脑的状态很糟糕，虽然不是头痛，但整个都是麻木的。""对于这两个月的事我有什么可说的？""我现在更可怜了，比我所能形容的还要惨。"

5月时，凡·高放弃了在医院外生活的念想。"说起我的精神状况，我不只是现在迷迷糊糊，我一直都是这样，这导致我无法把事情琢磨透，以实现生活的平衡。"随后又是一波躁狂发作。"在圣雷米的最后这些天，"他回忆道，"我仍然狂热地工作着。有大束大束的花朵，比如鸢尾和玫瑰，还有美丽的风景。"同月，他离开了这个相对安全的医院，走向他人生的终点。

欧韦尔时期：1890 年 5 月 21 日至 7 月 29 日

特奥安排凡·高与加谢医生待在一起，这位医生对艺术家一向很同情。凡·高住在这位医生在欧韦尔的家，这里离巴黎不远。5月17日，凡·高先到巴黎，在他弟弟的家里待了3天，然后前往欧韦尔。出院使得凡·高情绪渐渐高涨，每年的这个时节他的心情也不错。他看上去气色不错，而且风趣幽默，这让他的弟媳颇为惊叹。"他看上去非常健康，比特奥健康得多。"她记载道，"他跟我们待了3天，始终表现得快乐活泼。"

然而，凡·高并没有真正好转。怎么可能会好转呢？到了欧韦尔后的最开始几天，他就曾突然发火，仅仅是因为他对一个画家的作品的画框看不顺眼。7月1日，凡·高再次去探望他的弟弟，但这次拜访并不顺利。当他跟在场的其他画家交谈时，他变得过度兴奋，而另一边特奥和他的妻子则因自己的孩子正在生病而焦虑不安。凡·高在抑郁中回到了欧韦尔，他随后写信给特奥："我回到这之后已经画了3幅大的画作。其内容是波诡云谲的天空下一望无垠的谷田，而且其中的悲伤和极度孤独无须刻意表达就很明显了。"那时已是7月初。那个月稍后的一天，凡·高甚至拿着一把左轮手枪追着加谢医生跑。

两天后，凡·高向自己开了枪。当特奥来到他床边时，他还清醒，他说道："不要哭。这对我们大家是最好的结果。"特奥有不同意见。凡·高回答："没有用的。我永远都摆脱不了这抑郁。"特奥待在他哥哥身旁，心想凡·高应该能挺过这一关。特奥写信给妻子说：
"哦！要是我们能给他一点活下去的勇气该多好。"凡·高坚持了
两天。7月29日清早，就在自己生命结束前，凡·高说："我希望
自己现在能死去。"相比之下，他生前实现的愿望是多么地少。

凡·高死后，人们开始认识到世上失去了一个有价值的人。特
奥写信给他的母亲说："在他生前，生活对他而言一直是个负担。
但现在我却经常发现，每个人都对他的才华赞誉有加……哦，妈妈！
他是我多么亲的哥哥啊！"6个月后，特奥死在了一所精神病院。
加谢医生写道："我对此想得越多，就越深感凡·高是一个天才。
我没有一天不看他的画作。""用热爱艺术来形容凡·高并不准确，
应该描述他有着为艺术殉难的精神。"艺术从未让凡·高受苦，相反，
艺术给了他一生中最多的喜悦。他的自杀可归咎于加谢医生的疏忽
大意，因为他将一把上了膛的手枪放在凡·高够得到的地方。

后话

在那些生活悲惨的艺术家中，凡·高或许是当今最著名的一
位。在他之前，也有不少艺术家都在精神错乱中死去：诗人塔索、
考珀[①]和荷尔德林[②]，作曲家罗伯特·舒曼，演员埃德蒙·基恩[③]，

---

① 英国田园诗人，长期饱受忧郁之苦，曾进入精神病院。

② 德国抒情诗人，曾因精神问题接受治疗。

③ 英国戏剧演员，曾在一次演出过程中精神崩溃。

舞蹈家尼金斯基①，作家莫泊桑和斯威夫特②。19世纪和20世纪也有许多艺术家，其作品在生前没有得到充分认可。诗人中有济慈、雪莱和狄金森，画家中有修拉③和高更，作曲家则有弗朗茨·舒伯特。而自杀的著名艺术家则有18世纪和19世纪的查特顿④和克莱斯特⑤、海明威、西尔维娅·普拉斯⑥、哈特·克莱恩⑦、弗吉尼亚·伍尔夫等。但凡·高是少数同时具备以下3种悲剧的艺术家中最著名的一位：努力未得到认可，患有精神疾病，自杀。

凡·高并不只是因为这3种悲剧而赢得身后的显赫名声。他在掌握了绘画的技艺后，用所剩不多的时间创作出数量惊人的伟大画作。短短几年的时间，他便能将自己生活中丑陋和混乱的一面转化成美和受控的力量。他的作品中不只体现着他的原创性和天才，这两点不足以成就伟大的画作。他最好的作品将永垂不朽：颜色化作热情，图景则化作灵魂。

---

① 波兰血统的俄国芭蕾舞演员和编导，因精神分裂症退出舞台。

② 英国作家，代表作《格列佛游记》。

③ 法国新印象主义画派画家，点彩派的创始人。

④ 英国诗人，18岁时自杀。

⑤ 德国剧作家、现实主义诗人，患有抑郁症，34岁时自杀。

⑥ 美国女诗人，31岁时自杀。

⑦ 美国诗人，33岁时自杀。

第 7 章

减弱创造力

普罗米修斯般的折磨

那些有创造力的躁狂抑郁患者的自传读起来不免让人心情沉重，因为他们很少有幸福的结局。患有躁狂抑郁的天才及才智稍逊者都面临着同样的问题，要么会抑郁到无法工作，要么会因为躁狂状态下的大肆消费行为而破产。能力本身并不能保证一个人取得经济上的成功，而只能增加其作品的市场价值。非凡的才华、天赋有助于产出更好的作品，也可以增加人们对作品的满足感，却无法缓解躁狂抑郁的反复无常。在一个又一个案例中，对于有创造力的人来说，他们人生中有很多冲突、混乱和痛苦都是由这种疾病引起的。

要想增强躁狂抑郁患者的才华，一种方法是消除不利于创造力发挥的症状的影响，另一种方法是帮助他们最大限度地利用症状潜在的优点。

如果要产生创造力，就必须满足某些条件。首先，一个人必须活得足够久，以充分接受训练和产出作品。其次，要具备完成作品所需的时间和体力、必要的材料或设备，以及不受干扰的、足够自由的状态。最后，严重的身体疾病或残疾，以及极度贫困，也不利于创造力工作的成功。然而，那些符合上述基本要求的人，仍可能会发现发挥创造力之路困难重重。不论外部环境是否有利于发挥创造力，极端的躁狂抑郁都会对创造力产生有害影响。

被抑郁扭曲的现实

在恍惚状态下，抑郁的程度可以强烈到导致人的身体动弹不得。《格列佛游记》的作者乔纳森·斯威夫特曾整整一年不读书，也不与任何人交谈，不管任何人在身边都浑然不觉。英国作家塞缪尔·约翰逊描述了他在恍惚状态下的健忘和意识减弱："一种奇怪的健忘发生在我身上，导致我不知道去年发生了什么，我还意识到，自己对发生过的事情和经历没有任何印象。"在这种状态下，即使是最简单的任务也很难完成，更不用说创造性的工作了。约翰逊补充道："我的时间被白白浪费了，仿佛一个没有留下任何痕迹的梦……我不知道日子都是怎么过去的。"当英国诗人伊丽莎白·布朗宁经历丧父之痛时，她陷入了长达数周的木僵状态。当她弟弟去世时，她又一次陷入抑郁性木僵，这次发作甚至出现了幻觉。她记录道："3个多月以来，我都无法阅读——我几乎听不懂别人对我讲的话。在我看来，我的头脑好像成了碎片。即便之前的幻觉——婴儿的脸凝视着我——已经从我床上消失了，但我现在尚不能做到理解事情，做不到将一个念头保持得久一点。"

此外，极端的抑郁同样可以以剧烈形式呈现出来，干扰人的工作。意大利诗人塔索曾患有以幻觉和偏执型暴怒为特征的抑郁症，他有次甚至试着用刀刺死一名仆人。因极端抑郁而产生的暴力同样可能会针对自己。高尔基曾向自己的胸膛开枪，在康复期间，他的抑郁仍然非常严重，这导致他出现了幻觉。

自杀企图和自杀念头是许多有创造力的人出现抑郁的征兆。法国画家高更曾试图使用砒霜自杀，但未能成功。匈牙利作曲家李斯特曾写信给朋友说："如果我掉进水里，那就让我沉到水底吧。"美国哲学家威廉·詹姆斯写道："去年整个冬天……我一直处于自杀的边缘。"许多有创造力的人在抑郁期间产生过自杀倾向。即使严重的抑郁不会带来自杀的冲动，也可能使抑郁患者过于情绪激动而无法专注于工作，或者抑郁患者会过于沮丧而无法思考除了痛苦之外的任何事情。

认为自己毫无价值、认为生活毫无希望的错觉，是自杀常见的因素，而由抑郁引起的其他错觉也会干扰创造性的工作。在绝望状态下，德国作家克莱斯特烧毁了自己的作品，在开枪杀了他的女伴后自杀。英国画家罗姆尼即使在他最成功的几年里也处在抑郁状态中，在此期间，他认为自己的才华正在流失，因此必须放弃绘画。意大利作曲家罗西尼则产生了失去作曲能力的错觉，以及抑郁症常见的错觉，他认为自己身无分文。而美国小说家霍桑①告诉他的出版商，他无法完成一部正在写的作品，在信中他的幽默中明显透出了一丝绝望："霍桑先生的脑子终于糊涂了，让大家感到满意的一点是，他告诉我们，他无法继续写完我们1月杂志封面所预告的传奇故事了。我们终于能炒他鱿鱼了，我们应趁早写篇文章终结他的职业生涯，详细总结他的优点（几乎没有）以及他的缺点（篇幅有限，难免挂一漏万）。"

抑郁会让患者扭曲对自己及其作品的判断，扭曲的程度与抑郁的程度相对应。他的感觉越糟糕，他就会越夸大自己作品的缺点。这样，有创造力的人对任何事情都变得悲观，并认为自己的作品会受到苛刻的评价。由于对自己没有信心，他会因害怕失败而不愿开始创作新的作品，而正在创作的作品也会因他不抱希望而被搁置。有的时候，已完成的作品也会在他认为毫无价值的错觉下被销毁。法国诗人兰波完全放弃了诗歌创作，在绝望中烧毁了自己的所有作品。米开朗琪罗写的信常常含有对抑郁的抱怨，他还毁掉了自己当时在大理石上雕琢的圣母怜子像，而且把自己职业生涯成熟时期的大部分作品搁置起来。

抑郁引发的错觉可能让抑郁患者对自己的能力和作品过于低估，导致他为避免受到批评和排斥而不将作品公开，或者将作品以大大低于实际价值的价格出售。由于对自己的判断力缺乏信心，抑

---

① 美国浪漫主义小说家，代表作有《红字》等。

郁患者很容易受到他人的影响，他人的批评会导致他暂停数年职业生涯，甚至终结职业生涯。意大利画家保罗·乌切洛因为一个画家同行批评自己的画作而十分抑郁，他从此隐居，除了研究透视画法外什么都不做。另一位意大利画家卡洛·多尔奇因为别人说他工作效率低，便断定自己是世上最糟糕的画家，由于抑郁，他甚至无法继续工作。而据英国诗人雪莱说，他的同行济慈对批评的反应则是痛苦不安，甚至处在发疯的边缘。

抑郁能抵消赞扬给人带来的益处。英国诗人斯蒂芬·斯彭德这样表达这种消极情绪："与其他有创造力的作家一样，我面对无情的批评时假装不受到影响，但其实我受到了很大影响，而赞扬则通常令我怀疑对方在胡言乱语。"

一方面，随着抑郁程度的加深，人对一切的看法会变得消极，而强烈的绝望会暂时或永久性地终结创造性的工作。法国数学家拉格朗日在51岁时曾断定，他在自己的领域内再也取得不了大的成就了，便疏远了数学多年。德国作曲家瓦格纳曾说："我内心深深感到，如果继续这样子下去，那么我注定要完蛋，我已经不再指望或相信什么东西了。"他在漫长的职业生涯中多次处于令人绝望的中断状态中，这是其中的一次。

另一方面，抑郁引发的焦虑未必会终结一个人的职业生涯，但会使生活和创造性的工作变得更加艰难。波兰作曲家肖邦就经常抱怨他的抑郁："我希望自己干脆死了算了。""我的痛苦无以言表，我忍受不了这种感觉了。"他还有典型的抑郁型焦虑，产生了自己快要死了的错觉：当他的情人、法国作家乔治·桑及其儿子外出散步晚归时，他竟然对他们活着回来感到惊讶。塞缪尔·约翰逊则对自己可能会发疯感到十分紧张，甚至买了副脚镣，万一真的发疯了就能约束自己。情绪较为平静时，他意识到自己成了错觉的奴隶："天啊！……请让我不再被疑心所困，不再饱受无谓的恐慌之苦！"

抑郁引发的妄想症状，会使人确信自己病得无法工作。雪莱因抑郁而出现了妄想、自杀行为和木僵行为。妄想让他认为自己得了肾结石，在精神紧张时，他还会疼得在地板上打滚，并宣称："我得了象皮肿①。"在出了一次交通事故后，毕加索想象中的伤情导致他在 1936 年创作的画作数量急剧减少。与之形成对比的是，瓦格纳则被刺激得加快了工作进度，他表示："我总是饱受神经衰弱的折磨，恐怕时日无多了。"但其实那时距他去世还有 31 年之久。

抑郁的严重危害

常见于抑郁患者的妄想可能早在抑郁变得严重之前就出现了，同样地，其他干扰工作或降低工作质量的症状也会出现在该阶段前。在抑郁的早期阶段，患者工作起来可能会停不下来，但随着抑郁加深，工作产出往往会减少。抑郁患者容易感到无聊，对任何事情包括工作的兴趣大不如前。瓦格纳这样描述这种状态："我的生活是一连串枯燥乏味的日子……我几乎连最必要的信件都懒得去

---

① 由于丝虫病或复发性丹青使皮肤淋巴管阻塞，会导致患者皮肤非常粗糙，形似象皮。多见于下肢。

写！……我现在很少出门——我对所见所闻十分反感。"

抑郁患者缺乏活力，他们感到自己需要更多的休息和睡眠，因此，他们每天工作的时长会减少。意志力丧失是干扰创造力的另一个症状，它可能出现在抑郁的早期阶段。英国诗人柯尔律治抱怨说："我的情况是一种疯狂，是一种精神错乱，是意志软弱，我没有才智。"莫扎特也经历过意志消沉的阶段，因此他无法按时完成作品。直到快要演出了、乐师们焦急地等着谱子时，他才写完作品。

抑郁患者会花更长的时间完成工作，不只是因为拖延和工作的时间不够，还因为他们的思维变慢、记忆力不佳，费尽心思也挤不出一点文字、想法和解决方案。济慈有一次写信给他的朋友："我现在十分抑郁，连一个字我都写不出来。"抑郁还会阻碍患者集中注意力。美国画家拉斐尔·索耶就表示："我知道当我抑郁时工作起来会更难……我的妻子感冒了或者我的女儿生病了，诸如此类的事情都会让我感到抑郁，让我难以集中注意力进行工作。"在抑郁状态下，做决定也变得越来越困难：一个想法不会引出另一个想法，想法之间没办法联系起来，开动脑筋也变得十分辛苦和累人。

当有创造力的人试着在抑郁期间保持高产时，他们会倾向于简化手上的工作，或者忽略工作的重要方面，又或者缩减工作量：当精力和思维衰减时，只要让工作变得简单轻松就行。这样一来，开展创新的任务就变得越来越困难、越来越令人望而生畏。虽然仍能按照习惯或常规来办事，但随着抑郁的加深，任何需要独创性或持续思考的事情都会让人退缩。

伴随抑郁出现的身体症状包括头痛和消化系统疾病，而免疫功能也经常受到损害，导致患者出现身体疾病，进而妨碍工作。除了身体上的痛苦外，抑郁还可能伴随着精神痛苦，这同样也会阻碍工作的进行。许多有创造力的人都曾谈到他们痛苦的抑郁经历。16 世纪的意大利诗人塔索说："我的悲伤十分强烈、持久，人们甚至认为我疯了，而我也只能被迫接受这种看法。"他的同胞彼特拉克[①]说："有时，某种忧郁会牢牢抓住我，使我日夜受尽折磨。对我来说，这是一个没有光明或生机的时期——这是黑暗的地狱，也是最痛苦的死亡。"德国作家歌德评论道："我一直被别人认为是一个特别受命运眷顾的人……但我可以说，在我 75 年的岁月里，真正轻松安逸的日子加起来还不到一个月。"

上述提到的任何一种抑郁症状，都可能是创造力的障碍。当几个症状一起出现时，通常情况下会导致创作瓶颈期。德国作曲家罗伯特·舒曼曾整整一年处于抑郁状态，无法作曲，后来他甚至跳进莱茵河想淹死自己，而他生命的最后岁月也是在精神病院度过的。意大利画家安尼巴莱·卡拉奇的创作瓶颈期则持续了 5 年。小说家辛格也有类似的叙述：

我曾经好几年无法写作……当我尝试写作时，我突然发现自己连一个句子都无法正确写出来。我很惊讶，因为我的语言一向很流畅，

---

① 意大利文艺复兴时期诗人、人文主义者。

但在这种深度抑郁的情况下，我的句子变得过于生硬，有时从句法的角度来看也不正确，这种情况持续了好几年……我写了又改，但最后收效甚微……真正的抑郁发作真的会让作家有一种无力感。

躁狂的并发症

躁狂会让人变得焦躁不安、缺乏耐心，同时又精力旺盛，最后什么事情都做不成。俄国作家普希金的一个朋友这样描述普希金的亢奋状态："他根本坐不住。他转来转去、跳上跳下，换着椅子坐，打翻了缝纫篮子，把我刺绣框里的羊毛线弄得缠在了一起，把我母亲刚摆好的两副纸牌打乱了。"这种疯狂的步调通常伴随着失眠，而躁狂患者在夜里和白天一样忙个不停。美国小说家托马斯·沃尔夫曾花 3 年时间在躁狂状态下夜以继日地工作，最终写成了他的第一部小说。"在一天的剧烈劳动结束时，"他记载道，"我的头脑仍高速运转，阅读、诗歌、音乐、酒精或任何其他乐趣都无法让我静下来。我无法入睡，无法抑制创作活力的躁动，这导致我连续 3 年常在街头寻求刺激。"

躁狂患者可能会变得易怒和充满敌意，而当他任凭自己的冲动行事，还会变得好斗、充满暴力甚至杀人。西班牙画家戈雅就多次参加街头斗殴，在某次斗殴死了一个人后，他离开了萨拉戈萨①。而美国诗人罗伯特·洛厄尔这样描述一次导致他被关进精神病房的

---

① 西班牙东北部城市。

躁狂发作："我在美国印第安纳州布卢明顿的街上乱跑，大声反对魔鬼和同性恋者。我当时相信，只要自己张开双臂站在路中间，就可以使汽车停下来、无法动弹……我觉得自己就是圣灵的化身，并且幻想着要取人性命。"

在决斗盛行的年代，躁狂患者的好斗会导致其寿命缩短。普希金在30多岁时死于决斗，另一位俄国诗人莱蒙托夫也是死于决斗。才华横溢的法国数学家伽罗瓦在20岁时同样死于决斗。意大利画家卡拉瓦乔有着一连串记录在案的暴力行为，他在杀死一名仇敌后成了通缉犯。躁狂患者还常与权威不合，有创造力的躁狂患者也不例外。普希金和莱蒙托夫都曾被流放。意大利艺术家切利尼曾在幻觉状态下杀了人，也曾因盗窃而入狱，还常常为了逃避牢狱之灾而逃亡。荷兰画家彼得·米利尔在监狱服刑时仍继续创作。不过，在多数情况下，躁狂好斗及随之而来的后果确实会阻碍创造性工作。

躁狂患者过于旺盛的活力会导致他对自己的作品吹毛求疵。由于不知疲倦，他可能意识不到自己的作品已经完成了，甚至做出画蛇添足的行为。他也可能为了追求作品的数量而牺牲质量，原因是他没办法停下来思考自己作品的发展方向。最多产的创作者未必是最优秀的。特勒曼是历史上最多产的古典音乐作曲家，可他的成就比不上同时代的巴赫。英国作家骚塞洋洋洒洒写了近50卷书，可在今日却鲜被提及。不论是通过口语还是书面，喜欢长篇大论都是躁狂患者的特征，躁狂对作家而言尤其有害。沃尔夫这样描述这种危害："除了写下必须写的东西外，我还时常执着于描写一些美好的场景，洋洋洒洒写上几千字，但其实这对一本需要言简意赅的书而言没有发挥什么重要作用。"在躁狂热情的驱使下，他感到"在书中每个细节不仅都要用上，还都要讲清楚，哪怕一点留白也不行"。他讨厌删减文字："只要看着我呕心沥血打造的美好图景被大刀阔斧地修改，我就很不忍心。"

思维敏捷、长时间工作、亢奋和自信，具备这些特点的躁狂患者既能付出做成大事所需的极大努力，也乐于承担艰巨的任务。画家鲁本斯就是一个例子。他曾说："我的才能在于，一个任务不管有多么宏大的规模或者多么复杂的主题，它都无法压倒我完成它的勇气。"然而，急躁却会使躁狂患者变得粗心、随意。英国诗人拜伦曾说，他写诗必须一挥而就："我无法再做修改。我办不到，我也不会去那么做。"

随着躁狂的加剧，大量零散、脱节的想法和冲动会涌现出来，干扰注意力和记忆力，从而使创作变得混乱。德国作家霍夫曼就说过："杂乱无章的想法从我脑子里涌现出来，就像血液从敞开的血管中迸发出来。"而英国诗人柯尔律治则这样描述自己无法有条理地思考和讲话的状态："就像苏里南幼蟾从母蟾蜍的背部、身侧和腹部迸发出来那样，我的思维四处奔逸。"他可以几个小时不停歇地讲话，这让听众苦不堪言："我实在没听懂柯尔律治的长篇大论。他到底在说什么，你是否能听懂？"如果说有人能理解柯尔律治，那么他应该也是一个诗人。但同为诗人的华兹华斯却说："他的话我连一个音节都没听懂。"

躁狂患者不但无法有条理地组织思路，还难以理解对方的论据或解释，在听别人讲话时很难做到不打断，在读书时也很难坚持读完。他们无法思考任何复杂的事情，因为太多东西让他分心。在这种状态下，一个人很难有所作为。

即便躁狂患者在工作上花费了大量时间和精力，但他的产出仍可能减少，原因是他一件事情还没完成就开始做下一件。法国作家巴尔扎克在人生的一段躁狂时期曾同时写着几本书，但结果一本也没写完。而美国发明家爱迪生由于常常缺乏耐心来生产和宣传他的发明，比如电气列车，导致别人抢先一步大赚一笔。

还有一些躁狂患者则在一生中不断变换自己从事的领域，结果在每个领域都没有做出突出贡献。英国科学家罗伯特·胡克天赋异禀，不知疲倦，从事过多个科学领域，但在其中任一领域的研究时间都不够长，不足以做出重大贡献。而据美国诺贝尔物理学奖得主伊西多·拉比 [1] 回忆，他的同事罗伯特·奥本海默 [2] 也有类似问题。拉比说："奥本海默什么都想体验一下……我从未见过比他聪明的人。但是，为了更具原创力，为了让成果的影响力更深远，我认为必须要专注于一个领域。"有时，躁狂患者并不是一件接一件地去做许多事，而是同时做太多事。有一次，鲁本斯一边和访客谈话，一边听人朗诵古罗马学者塔西佗的作品，一边画画，同时还在口述

---

[1] 曾于 1944 年获得诺贝尔物理学奖，被誉为"磁共振之父"。

[2] 被誉为"原子弹之父"。

信件。

　　躁狂会增加社交活跃度，但若社交过于活跃，则会干扰创造力发挥。拜伦就曾说过："如果我投身社交，那么从长远来看，我就会陷入这样那样的麻烦，而我一个人时就不会有这种烦恼。"

　　拜伦所说的"麻烦"大多是错综复杂且具有争议的风流韵事：要么是他爱上那些喜怒无常的女人，要么就是对方爱上他。躁狂还伴随着高涨的性欲，容易让人分心、创作产出下降。意大利画家拉斐尔尽管也被抑郁所困，但更为人所知的还是他的风流韵事。当他因为其中一个情人而迟迟不交付受委托的画作时，他的赞助人竟直接把这个情人带到他工作的屋子里陪他工作。巴尔扎克曾一度同时跟 4 个人暧昧。在躁狂状态下，人们常会坠入爱河。罗伯特·洛厄尔就是这种情况，他先后和 4 个女人订婚，最终又先后和另外 3 个女人结婚。歌德每 7 年就会发作一次躁狂，每一次他都会爱上一个新的女人。普希金在躁狂状态下会参加酒会和聚会，他每次都会爱上一个人，并说道："多么美的女人啊！没有她我就活不了！"普希金还是圣彼得堡一个妓院的常客。

有创造力的躁狂患者的妄想

　　强烈躁狂状态下的妄想会使创作的数量和质量下降。躁狂患者乐于承担雄心勃勃甚至不可能完成的任务，因为他们过分乐观了。他们意识不到自己要做的事成本太高、太费时间、规模太大、太过复杂，或者出于其他原因而显得不切实际。爱迪生特别喜欢宏大的事业，对他而言越华丽越好。他有次曾宣布说："我会把我的全部收入用在收集一套多达 6000 部的系列电影上，来教育全美 1900 万儿童，让他们彻底摆脱书本。"还有一次，他试着仅靠自己的意念使钟摆摆动。随着躁狂加剧，躁狂患者会变得越来越不切实际。

一些躁狂患者会把时间和资源浪费在他们既无天分又未受过训练的领域中。爱迪生就这么做过。尽管从来没有学过音乐且部分失聪，他仍声称："就像我发明机器来测量电那样，我要为音乐做点什么。"毕加索曾写过诗，这些时间本可用来创作更多的画作。萨克雷则看穿了这种自信背后的欺骗性本质。"当我吃饭后，"他说，"有时我认为自己能和最伟大的画家和诗人相提并论。当这种错觉逐渐消失后，我就认识到自己的技巧多么一般，自己写的作品又是多么微不足道。"

工作时，躁狂性的妄想可能会使创作者相信作品比实际水平要好得多，因此他们就不会做出必要的更正或改进。而当作品完成时，如果躁狂仍未消失，那么创作者就会对作品过分乐观。英国诗人布莱克曾把他的一部作品称为"世界上最恢宏的诗歌"。此外，创作者还会高估作品在金钱方面的回报。瓦格纳曾承认说："我乐观的性格让我以为自己很快就能拿到作品的版税，而实际情况并非如此。"

躁狂和抑郁对创造性作品的风格和其他特征的影响

思维过程、想法、观点、情绪和行为都受到躁狂和抑郁的影响，创造性作品常表现出躁狂或抑郁症状直接引发的结果的特征。然而，创造性工作并不总是一蹴而就或在同一状态下完成：它可能在不同状态下反复进行，导致最终结果是一个混合的产物，我们不能简单地看出它与躁狂或抑郁的关联。创造力的表现形式同样会受到各种因素的限制，而这些因素可能会消除躁狂和抑郁的痕迹。物理领域的创造力必须遵守自然法则，而数学领域的创造力则必须遵守其本身的内部结构。但即便是在绘画或音乐这样相对自由的领域，也只有为数不多的作品明显带有躁狂或抑郁的风格和内容。更普遍的情况应该是，一部创造性作品蕴含了多样的情绪，尤其是当创作者花了数周、数月甚至更长时间来完成这部作品时。首先，情绪对工作的影响对创作者而言是显而易见的。其次，情绪对创作过程中在场的人的影响也是显而易见的，因为他们可以比较创作者在不同心理状态下创作的不同之处。

由躁狂驱动的活力会让人产出大规模的、强有力的而且有时粗糙的作品。由于躁狂是克制的对立面，因此一个人在躁狂状态下的作品往往包含过多的想法和材料，比如不必要的展开，以及不搭配的要素。躁狂患者喜欢夸大和过分强调，并且热衷于戏剧化效果。他们还喜欢令人吃惊的、天马行空的、充满异国情调的效果，喜欢按自己的规则来。他们高速运转的思维使他们的作品充斥着欢快兴奋的情绪，有时甚至带有狂热的气息。在躁狂状态下，音乐家会演奏得更大声，情感更粗糙，节奏更快。而躁狂的作家在表达的冲动下会变得啰唆，写的句子冗长而复杂，并使用外语或不常用的词。

柯尔律治曾坦言，他会用500个例子来说明一个观点，最后弄得没有一个人明白他到底想说明什么。躁狂的作者还喜欢用一长串形容词，像马克·吐温和拉伯雷这样的喜剧作家则会列出一大堆物件清单。躁狂状态下的作家会有离题倾向，使得写作主题杂乱无章，不过这种散漫文笔也塑造了一些喜剧小说的风格。

躁狂患者有着强烈的感受能力，他们的情绪会在狂喜和愤怒甚至焦虑之间迅速转换。因此，他们的艺术作品会表现出同样突然的情绪、内容、风格等变化。罗伯特·舒曼的一些音乐作品体现出对比鲜明和躁狂般杂乱的特点。躁狂般的文字作品也可能会前后矛盾，不合逻辑。在躁狂状态下，艺术作品的内容是躁狂型会话的反映：可能是自我中心的、忏悔的、有争议的、叛逆的、愤怒的、快乐的、有趣的、与性有关的、猥琐的、神秘的或预言性的。躁狂型小说往往内容丰富，有复杂的情节和诸多场景，人物角色众多，细节丰富多彩，可能涵盖很长的时间跨度。

抑郁型作品则与之形成了鲜明对照。抑郁型小说会侧重绝望的人物关系和情景，侧重不幸的、身体上或精神上受损害或残疾的人。故事情节推进得较慢，人物角色较少，剧情发生在相对狭窄的空间内。抑郁型写作涉及的主题包括虚无、痛苦、丑陋、疾病、贫穷、毁灭和死亡。它通常是执迷的、悲观的、虚无的和噩梦般的，它也可能是内省的或有哲理的。抑郁型艺术的情感基调要么是平缓的，要么就是从烦躁过渡到悲伤再到痛苦。1768年，塞缪尔·约翰逊饱受抑郁之苦，这一年他完成的唯一作品是为一部名为《好心人》的戏剧作序。序言一开头写道："在生活的重担下，是疲惫的心灵／环顾着人世间的劳碌坎坷。"约翰逊的作家朋友博斯韦尔评论道："谁能猜到这样的文字竟然是一部喜剧的序言……"

抑郁对一个人的作品风格的影响，源于抑郁状态下经常发生的活力下降和心智功能下降。这种大脑空白的状态用术语来表达就是"思维贫乏"。抑郁对文学作品的影响表现为，语法和词汇简化到过于单调的程度。严重的抑郁通常会导致思维贫乏，但硬要试着工作的话，思维又会变得杂乱无章，这不是像躁狂那样由外部干扰因素造成的，而是因为思维缺少必要的连接素材。在创作时，犹豫不决的态度会多多少少使创作变得思路不清。严重的抑郁会阻碍原创思维，这使得创作多少有些机械死板、缺乏创意、生硬做作和单调乏味。当抑郁在不降低心智功能的情况下引起痛苦时，抑郁对作品风格的影响就更加微妙：画面变得更暗淡，用色趋于冷色调。毕加索艺术生涯中蓝色时期的画作，其画面和用色一样都表现出悲伤忧郁。

创造性作品与躁狂和抑郁之间的关系，往往不像上文所述的那样明晰。拜伦就曾说过："我最接近喜剧的一些作品反倒是在深度抑郁的精神状态下写成的。"如果这句话不是开玩笑或弄错的话，那么这种看似矛盾的现象就值得深入研究。

不时会有人尝试通过创作者的作品来解读其本性。16世纪的画家维森特·卡杜乔说，我们甚至可以从画家所画人物的大小来推断画家的实际身高，"因为他会聆听自己性情的呼唤，并在作品中体现自我"。大约 3 个世纪后，哲学家威廉·詹姆斯也说："一个人的人生哲学就是他性格的表现。"虽然创造性作品无疑在一定程度上反映了创作者的个性，但两者之间并没有简单的对应关系。谁会猜到，詹姆斯这位实用主义倡导者竟然会产生幻觉？谁又会猜到，柴可夫斯基在抑郁状态下创作了《糖果仙子舞曲》这么欢快的作品？具有抑郁或躁狂特质的躁狂抑郁患者，其创作的作品通常反映出他主导精神状态的特征，但这个规律也有例外。

情绪失调所造成的创造力损失

虽然无法确定情绪失调究竟会损失多少创造力，但我们仍可以列出一长串因精神疾病而住院的创造性躁狂抑郁患者。18 世纪的 3 位英国诗人就遭受了这样的命运：威廉·柯林斯、威廉·考珀，以及克里斯托弗·斯马特。德国数学家格奥尔格·康托尔 40 岁时因躁狂抑郁症住院，他的余生是在反复出入医院中度过的。尽管他在出院时做了一些研究，但严重的疾病其实已经断送了他的职业生涯。法国哲学家奥古斯特·孔德①曾一整年都待在精神病院，而且像罗伯特·舒曼一样曾试着投水自尽。法国社会哲学家圣西门长期饱受严重的抑郁之苦，需要住院治疗。德国哲学家尼采在 45 岁时被送去了精神病院，在出院后没有完全恢复到曾经的工作状态。法国画家杜米埃曾在精神病院待了 4 个月，还在监狱待了两个月。法国画

---

① 法国哲学家，是社会学的创始人。

家莫里斯·郁特里洛在 18 岁时曾入院治疗，而且是在医院里开始了绘画生涯。挪威画家蒙克①也曾入院 18 个月。罗伯特·洛厄尔则在精神病院里完成了他的一些最紊乱无序的作品。而对于法国作家莫泊桑和法国诗人波德莱尔来说，梅毒对他们的大脑产生了影响，进而引发了痴呆，他们不得不住进医院。受躁狂抑郁症折磨的有创造力的人数量非常多，同类例子不胜枚举。

躁狂和抑郁间接导致的有创造力的人的各种典型问题

有创造力的人的生活中反复出现的许多困难，都是由躁狂抑郁症直接或间接导致的。

长期以来，人们一直认为，贫穷伴随着有创造力的人的生活，但从传记材料中得出的结论是，在许多情况下，是奢侈浪费而不是缺少收入才导致了这些人债务不断、破产，以及在某些情况下因欠债入狱。画家克里斯托弗·斯马特和德国画家亚当·埃尔斯海默就是因欠债而坐牢。画家尤其是 16 世纪和 17 世纪的画家似乎特别喜欢奢侈浪费。很多荷兰画家，比如布劳威尔②、莫勒纳尔、德·维特、哈尔斯③、维米尔④和伦勃朗，他们的生活都入不敷出，伦勃朗

---

① 挪威著名画家，代表作《呐喊》。

② 荷兰风俗画家。

③ 荷兰肖像画家，荷兰现实主义画派的奠基人。

④ 荷兰巴洛克时期著名画家，代表作《戴珍珠耳环的少女》。

在 50 岁时更是被宣布破产。德国画家约翰·罗滕哈默[1]生前从贵族和其他富有的赞助人那里获得了丰厚收入，但死后却连自己葬礼所需的钱都没剩下。同样的命运也降临在莫扎特身上。意大利画家加利亚尔迪的朋友曾劝他把钱节省下来以备不时之需，可他总是回答说，他只要留够买骨灰盒的钱就行了。

一些英国作家的奢侈程度丝毫不亚于欧洲大陆的作家。死时穷困潦倒的作家中，奥利弗·戈尔德史密斯[2]和理查德·谢里登[3]就是其中两位，威尔士诗人迪伦·托马斯也是如此。托马斯的妻子说："在我们两人身上都找不到朴素、节约这类宝贵品质。"美国出版家菲尔茨就描述了一个因躁狂导致奢侈浪费的例子。据他描述，英国作家萨克雷虽然收入不错，但一生中经常手头拮据，有一次"他欣喜若狂"，菲尔茨甚至"费了好大劲制止他草率地买下一大袋钻石的行为"。躁狂抑郁患者收到钱时会变得兴奋异常，这导致他随后头脑一热就会花掉比自己手上还要多的钱。瓦格纳就提供了这样的例子："你知道我存不住钱……我一挣到钱就会花掉其 3 倍的数量，所以我总是欠着债。"

赌博也常是躁狂抑郁的表现形式，有时会使有创造力的人陷入贫困。俄国作家陀思妥耶夫斯基就是一个因躁狂抑郁而毫无节制的赌徒，他终身负债。法国诗人德·缪塞也是一样，他有时还有自杀

---

① 德国画家，因酗酒而致贫。

② 爱尔兰诗人、剧作家、小说家。

③ 英国杰出的社会风俗喜剧作家。

念头，常常发狂，饱受幻觉的困扰。

　　滥用酒精是躁狂抑郁症的另一种常见表现，这在有创造力的人的生活中很常见。对他们中的一些人来说，滥用酒精可以缓解抑郁或减轻躁狂带来的兴奋。比如，作曲家李斯特就对酒精十分依赖。

　　许多躁狂抑郁患者对躁狂尚能容忍，甚至会享受其中，但面对抑郁，他们则希望缩短或消除其影响。使用酒精来缓解抑郁，比使用酒精来减轻躁狂更常见。英国剧作家艾迪生就是为了摆脱抑郁而酗酒，而英国诗人斯温伯恩也是如此，他还有偏执多疑的问题。荷兰画家容金德①则是一个饱受抑郁、偏执和负债之苦的酒鬼。剧作家尤金·奥尼尔②会在完成剧本后的抑郁发作期喝很多酒。塞缪尔·约翰逊曾试过戒酒，但每当他抑郁时又重拾陋习。他解释说："将自己变成一头野兽可以摆脱做人的痛苦。"

　　有些有创造力的人会为了激发创造力而使用酒精。比如拜伦会依靠酒精来通宵写作，他说："加水的杜松子酒就是我所有灵感的源泉。"英国剧作家谢里登觉得自己不醉酒就无法写作，而德国剧作家席勒则通过酒精和咖啡为创作注入源源不断的活力。在剧作家中，奥尼尔却是创作时从不喝酒的典型代表，他说："我不认为酩酊大醉或半醉的人能写出什么值得一读的作品。"美国诗人哈特·克莱恩会用酒精激发写诗的灵感，但清醒后会重新对初稿进行大幅

---

① 荷兰画家，印象派先驱。

② 美国著名剧作家，曾4次获普利策奖。

修改。

酒精可能偶尔会将创造力激发出来，但同时也会干扰智力活动，如果对其上瘾，就会限制创作的产量和（或）质量。谢里登最好的作品是在他的生活被酗酒毁掉之前完成的。俄国作曲家穆索尔斯基也是因为酗酒而失去了工作能力。迪伦·托马斯最富创造力的时期也是在酗酒变得最严重之前。他将自己的情况概括为："乱交，酗酒……说得太多，做得太少。"

酒精滥用不仅会断送一个人的职业生涯，而且会缩短其寿命。美国演员埃德蒙·基恩有时会在醉酒时演出，造成灾难性的结果；有时还醉得上不了台，导致人们对于请他出演持谨慎态度。他46岁时从楼顶一跃而下，结束了自己的一生。苏格兰诗人罗伯特·彭斯曾提到"一种无法治愈的深度忧郁，荼毒着我的人生"，他37岁去世，在此之前一直是个酗酒者。因醉酒入狱的美国作家爱伦·坡得过妄想症，40岁时被人发现倒毙街头。

工作和爱情中的问题

有创造力的人常会跟一些人发生冲突，但同时又要靠那些人给予认可和报酬。他们总是指责那些人市侩或思想保守，指责他们腐败或欺诈。然而，在许多情况下，躁狂抑郁引发的偏执和易怒才是妨碍工作和破坏职业生涯的冲突根源。

受到批评固然让人难受，但许多有创造力的躁狂抑郁患者对批评者产生了一种无端的痛恨。奥尼尔就表示："一般来说，任何一门艺术的批评家都是失败的、爱嫉妒的，他们是二流之辈，对评论的主题一无所知。"而偏执则让他们将痛恨进一步转化为迫害妄想，有时他们还认为批评者是因为个人动机而这样做，比如嫉妒或复仇。英国画家罗塞蒂就认为本国的批评家应负主要责任："英国的有识之士永远是受迫害的群体。"而德国诗人海涅则认为问题应归咎于时代的局限性："你应该清楚，我们这个时代是容不下伟大的性格和才能的。"奥尼尔则认为批评家问题是普遍而永恒的："我对历史的充分了解让我意识到，任何人只要有被批判的价值，则一律逃不过这样的命运……当我得到普遍赞誉时，我就开始怀疑地审视自己，考虑着是否该换个职业。"

许多有创造力的躁狂抑郁患者面对同事时会变得多疑，并怀疑对方企图破坏他的工作或妨碍他的工作被认可。爱迪生就曾遮遮掩掩，对于在他实验室工作的人，他不肯透露项目的信息，以免让他们独自做出成果。罗伯特·胡克认为每个人，包括牛顿都剽窃过他的点子。偏执妄想还可以让人产生错觉，使人以为同事企图阻止自己获得认可或金钱回报。这种想法会导致个人恩怨。诗人罗塞蒂曾有自杀倾向，还滥用酒精，他认为诗人布朗宁和刘易斯·卡罗尔[①]在他们的作品中侮辱了他。

那些为了帮助有创造力的人的作品走向市场而充当中介的人，可能会成为他们偏执多疑的针对目标。例如，高更坚持认为所有的

---

① 英国著名作家，代表作《爱丽丝漫游奇境记》。

艺术交易商都在欺骗他。作家们也可能会因为无端的怀疑而更换自己的代理人。他们的赞助人也会受到不公正的欺诈指责，有时还会陷入无谓的诉讼。美国作家拉夫卡迪奥·赫恩[①]出于无端猜疑而与《哈泼斯杂志》结束了合作关系。爱伦·坡以为自己将被解雇而辞掉了《格雷厄姆杂志》的工作。在偏执多疑的性情的刺激下，有创造力的人会阻碍自己的事业发展，并将时间和精力浪费在无谓的冲突上。他们的偏执怀疑还会让他们四处漂泊，进而对工作和事业造成阻碍。匈牙利诗人莱瑙曾在错觉性恐惧的支配之下在一个又一个国家之间漂泊。沃尔特·萨维奇·兰多曾无端地把自己从英国流放出去。米开朗琪罗也曾几次无缘无故地背井离乡。

在有创造力的人的生活中，家庭问题显得十分突出，而这些问题的根源可能不仅与当事人的躁狂抑郁有关，还与其家庭成员的躁狂抑郁有关。

躁狂抑郁患者经常表现出情绪变化以及某些情况下的性格变化，这常常会让目睹这一切的人感到不安和困惑。缪塞的一个情人曾记载道："一方面，他是个善良、温柔、热情的人……亲切、朴实、低调、谦虚、细腻、激动、感性，是一位名副其实的艺术家……然而……你同时会发现自己面对的是一个被某种恶魔附身的人，他虚弱、残暴、傲慢、盲目固执、以自我为中心并极端自负……他陷入了邪恶的狂热之中。"对于一些有创造力的躁狂抑郁患者

---

① 后改名小泉八云，被称为现代日本怪谈文学的鼻祖。

来说，其自我中心、妄想和冲动等特征让他们难以相处。罗伯特·洛厄尔其中一任妻子伊丽莎白·哈德威克①就给出了生动描述："他会很兴奋，有着不切实际的计划和要求，变得喜怒无常……他内心深处隐藏的虚幻让他相信只有自己的感觉是真实存在的，他的很多作品都豪放不羁，此类例子还有很多。"

不管是在躁狂期还是在抑郁期，有创造力的人都可能会变得暴躁，将怒气发泄到身边的人身上。例如，苏格兰作家卡莱尔会连续几个星期不跟妻子说话。有的时候，他只在吃饭时和妻子打照面，出行时不愿和妻子坐同一辆马车。奥尼尔对妻子阿格尼丝的态度时而热情关心，时而冷漠不耐烦。偏执多疑的意大利画家加斯帕雷·切利奥曾把他的妻子锁在房子里多年，他自己也会躲在其中。

狂怒和暴力在有创造力的躁狂抑郁患者身上十分常见，离他们最近的人可能会成为他们针对的目标。法国作家大仲马是又一位因为铺张奢侈而身无分文的艺术家，他在愤怒的状态下会攻击他的妻子，并撕扯她的头发。瑞典著名剧作家斯特林堡曾患有夸大妄想和幻觉，认为自己会因才华横溢而死，另外他时而殴打妻子，时而又与妻子十分亲热。

在那些有创造力的人中，拜伦勋爵的婚姻算得上其中最悲惨的婚姻之一，他的妻子因认为他疯了而离开了他。他曾经告诉妻子，他希望她肚子里怀的孩子夭折。她记载道："他以前几乎每晚都要

---

① 美国小说家、文学评论家。

下床，在长长的画廊里走来走去，既恐惧又情绪激动，这让我担心他会实行他曾经反复威胁要采取的自杀行为。"据她回忆，当他俩同床共枕时，他会跟她说："'别碰我'——声音里带着强烈的嫌弃。"他还暗示自己与同父异母的姐姐存在乱伦关系。后来，离婚以及随之而来的乱伦丑闻让拜伦永久地离开了英国。

因殴打母亲而入狱的法国诗人魏尔兰也曾殴打妻子，他有一次还咬了妻子的脸颊。他用刀削过她，试图勒死她，还曾把他年幼的儿子往墙上摔，差点要了儿子的命。他抛弃了妻子，成为诗人兰波的情人，可他们的感情同样充满了暴力。魏尔兰曾开枪打透兰波的手腕，还有一次兰波拿刀刺了魏尔兰几下。

另外，有些有创造力的人的伴侣也曾试图自杀。英国小说家乔治·艾略特的第二任丈夫就是这样，他跳进了威尼斯的大运河。罗塞蒂的妻子则是服毒自尽。

家中有一个有创造力的躁狂抑郁患者，这可以说算不上什么好事。瓦格纳的哥哥阿尔伯特曾经写信给他说："我常常发现你只尊重那些对你有用的人。当一个人被利用完了，对你来说他就没有存在的价值了。……虽然我很欣赏你的才华，但你的人品我却不敢恭维。"托马斯·德·昆西的怪脾气对他的女儿们而言是种煎熬。他有时会把东西点着，包括他的头发。当他一个女儿说"爸爸，你的头发着火了"时，他竟回答道："是吗，我的宝贝？"然后心不在焉地用手把火扑灭。他把稿件堆满每一件家具、每一寸地板，只留下一条通向门口的小道。他把堆满屋子的这个过程称为"堆雪"。

当一个房间堆满后,他就把这间房锁起来再也不进去。他有6个这样的房间。

在弗朗西斯·高尔顿对天才的研究中,他观察到:"我很惊讶地发现精神错乱……在杰出人物的近亲属中也经常出现。"这些家庭成员也常患有躁狂抑郁症。拜伦在谈到他的母亲时说:"我可怜的母亲每天都会发火,有时这让我几乎发狂。"法国作家夏多布里昂的父母都患有抑郁症,而他本人也有自杀倾向。塞缪尔·约翰逊的朋友兼传记作者博斯韦尔是一名酗酒的躁狂抑郁患者,博斯韦尔的弟弟和女儿都患有精神疾病。

法国小说家乔治·桑一家三代人都有精神问题。乔治·桑年轻时就有过自杀念头,其父亲也有自杀倾向,其母亲则患有妄想症,认为一位西班牙医生摘除了她年幼儿子的眼球。后来这个婴儿夭折,她认为这个孩子是被活埋的。她的孙辈也过得不安宁。当乔治·桑想阻止她的女婿用锤子敲打她的儿子时,她被锤子击中胸膛,而另一边她的儿子想向女婿开枪,宾客费了好大劲才拦住。

很多有创造力的人都有因精神疾病住院的家庭成员。英国作家查尔斯·兰姆在青春期时曾患有精神疾病,日后回忆起来"还是会惆怅地羡慕,因为期间很多时光我都感到纯粹的快乐"。在躁狂状态下,别人不得不把兰姆关起来。有一天,他的姐姐变得极度躁狂,用刀攻击了她的姨妈、母亲和父亲,造成她母亲和姨妈身亡,而她的余生也多次被送进医院。当她处于正常状态时,兰姆带着她出行时会事先准备一件约束衣,因为他不知道她什么时候会发作。亨利·詹姆斯①的父亲老詹姆斯②曾有过一次精神崩溃,其间他看到"一个该死的幽灵蹲在周围"并缠着他将近两年。老詹姆斯的儿子鲍勃也曾精神崩溃,儿子威廉有自杀倾向并产生过幻觉,女儿也有自杀倾向,在 18 岁之前就患有精神疾病,最后死在精神病院里。

法国作家维克多·雨果的一个哥哥在精神病院住了很多年,37 岁时死在那里。这位作家的女儿在饱受多年精神错乱的折磨后死在了精神病院。作曲家罗伯特·舒曼的姐姐也有精神错乱,去世时年仅 21 岁。歌德的妹妹因为抑郁而无法动弹长达两年,27 岁时死于精神疾病。爱默生有一个弟弟死于精神疾病,爱默生将精神错乱称为"我家内生性的灾难"。有时这种病还会导致自杀的严重后果。美国作家麦尔维尔有一个儿子在跟他吵架后开枪自杀身亡。爱迪生的儿子是一个酗酒的躁狂抑郁患者,曾因精神疾病而住院,一些年后也自杀了。

对于有创造力的人而言,孤独并不陌生。奥地利作曲家舒伯特尽管有许多朋友,却哀叹道:"每天晚上睡觉时,我都希望自己再也不要醒来,而每天早上醒来时我想起的都是昨天的伤心事。我就这样过着没有快乐、没有朋友的日子。"显然,抑郁症影响了他的感知,但一些躁狂抑郁患者确实是通过孤立自己而变得孤独的。荷兰作家伊拉斯谟曾说:"我一直希望独自待着……(我就是)最悲

---

① 美国小说家、文学评论家,是著名心理学家、哲学家威廉·詹姆斯的弟弟。
② 即老亨利·詹姆斯,美国神学家。

惨的人，3 倍不幸的伊拉斯谟。"尼采也说："我已经活了 43 岁，但我现在仍和我儿时一样孤独。"像许多有创造力的躁狂抑郁患者那样，尼采终身未婚。卡莱尔虽然结了婚，但常与妻子疏远，他也有类似的抱怨："我的孤立感，我的孤独感……我该说什么好？孤独啊，孤独啊！"

抑郁症使得一些有创造力的人躲避他人，而偏执多疑则使他们逃离以前的同伴。晚年的罗塞蒂曾对他所有的朋友都充满怀疑，而且谁也不肯见。海涅则描述了他的抑郁和妄想症状，然后给出评价："生病、孤独、受迫害、无法享受生活——这就是我现在的生活。现在我几乎什么都写不了……我几乎没有朋友。一群无赖混进了那些想做我朋友的人。""每到一处，我都听到有人提我的名字，紧接着就是嘲弄的笑声。"后来，海涅意识到他的妄想的不真实之处："我的内心生活不过是梦想世界的阴暗深渊里的沉思，偶尔被幻想的闪电照亮。"意大利文艺复兴画家弗朗切斯科·巴萨诺死于偏执妄想。在严重的抑郁状态下，他逃离了他的朋友、仆人和他臆想的警察，从窗户跳下身亡。

躁狂不仅会直接导致当事人的孤独，还会使身边的人越来越疏远他们。拜伦曾抱怨道："我的朋友要么已不在人世，要么就联系不多，我活在世上尽是沉闷和空虚。我相当孤独，这一封封长信就悲哀地证明了这一点。"不过，拜伦的魅力、智慧、英俊和名气也曾吸引着人们结识他。如果他们后来离开了他，那么其原因正如他告诫他们中的一些人那样："当你更了解我时，你就会发现我是世界上最自私的人。"正如浪漫主义者设想的那样，天才会被视作自私的怪人，而且会以一种有创造力的、自负的躁狂抑郁患者的新形象示人。海涅曾这样评价雨果："几乎他所有的老朋友都抛弃了他，说实话，这都是他自己的过错，因为是他的自我中心冒犯了他们。"法国画家德加由于躁狂而把朋友们都赶走了。他固执己见，口无遮拦，不顾伤害他人感情。他终身未婚，轻视女性，而且非常孤独。

这样的孤独部分源于一些躁狂患者令人厌恶的行为举止。自大的躁狂患者由于高估自己的成就，对任何赞赏都不知足。他们坚持认为只有自己知道什么是对的，只有自己知道怎么做事。这造成的结果是，别人根本无法和他们共事。他们最后还将世界分成两类人：一类是附和自己的人，另一类是自己的敌人。

成功背后的危险

成功和名望到来时可能是令人愉快的，但它们也会以多种方式干扰一个人的创造力。布朗宁这样描述乔治·桑受到的待遇："一群没有教养的男人跪着向她表达崇拜之情。"接受他人崇拜是浪费时间的事情，还会削弱创造力。对一些人而言，他人的瞩目会令自己深陷其中不能自拔。丑闻缠身前的拜伦是人们的偶像，他就曾说："一部成功的作品会让作者在生活中成为可怜的人，他会因此渴望着名声和赞美，这种渴望让他永不知足。这刺激着他追求超越，而且一次比一次更甚。"他指出了成功带来的一种压力：每部作品都要获得更大的成功。害怕达不到这个目标则会阻碍人们创作，最起码会使创作变得困难得多。

即便到达了成功的顶峰，如果不再付出足够的努力，那么创造力也可能会受阻。这一点在许多作家的身上都有体现，这些作家一出名就离开了原来的创作环境，离开了为其作品提供素材的人物原型。从此，他们就过着纯净的名人生活，与外面的世界及所关注之事隔绝开来，他们的作品也变得越来越肤浅和无关痛痒。这也解释了为什么许多作家最好的作品往往是他的成名作。

出名造成的另一个障碍是，它会破坏创作必需的隐私和自由。对像柴可夫斯基这样害羞的抑郁者来说，失去隐私尤其难熬。他说："我发自内心希望自己的音乐更为人所知……从这个意义上说，我喜爱名声，而且名声也是我工作中最渴望的目标。但是，唉！……一想到我小心翼翼保护着的思想和情感世界可能会受到他人的窥探，这真是可悲又可怕。一方面渴望出名，另一方面害怕出名的后果，这两者之间的冲突便产生了悲剧的元素。"

一个有创造力的人，就算并不内向，也会陷入残酷的两难境地。作为创作者，他的作品必须找到受众。正如毕加索所言："成功是至关重要的事！人们常说艺术家应该为自己工作，应该为热爱的艺术而工作，对成功不屑一顾。这种看法是错的。艺术家需要成功，这不仅是为了生存，而且是为了更好地实现作品价值。"但是，如果成功达到了一定程度，它就会破坏继续努力所必需的条件。毕加索在晚年不得不躲避公众的视线。他那时说："在所有事情中——比如饥饿、极度贫困、公众的不理解等——名声是迄今为止最糟糕的事。这是上苍对艺术家的惩罚。"

名声产生最大破坏力的方面，是它对创作者的性格的影响，这种影响是最难恢复的。它会展现出躁狂抑郁患者最糟糕的一面。法国作家伏尔泰如日中天时，一个和他同时代的人曾说："女士们常会情绪激动、脸色苍白，甚至晕过去……她们会投入他的怀抱，说话结结巴巴，哭着表达崇拜之情。"名人得到的待遇并未随着时间而有所改善。大多数人获得热情的奉承后，很难不变得傲慢自大，对于躁狂患者来说更是如此。在越发傲慢的同时，他们往往不仅霸道无理，还丧失了批评自己及其作品的能力，也丧失了从他人的批评中学习的能力，从而不再进步。成功和名声也可能使他们越来越躁狂，甚至会到诱发精神疾病的地步。

第 8 章

增强创造力

假设苦难对于创造力来说必不可少，那么根据历史经验，有创造力的人必须承受超出普通人所承受的痛苦。诗人穆塞坚持认为："那些为我们提供最高智力乐趣和最甜蜜慰藉的人，看来注定会感到疲倦和忧郁。"而有些人和法国作家龚古尔兄弟的观点一样，认为精神疾病造成的痛苦是创造力必须付出的代价。"天赋，"龚古尔兄弟说，"它的存在只能以我们精神紧张的状态为代价。"躁狂抑郁症可以给有创造力的人带来巨大的好处，但当他们的症状变得更严重时则不然。在那种情况下，它往往不仅会造成痛苦，它产生的病态行为和其他问题也会降低创造性作品的数量和质量。如果有创造力的躁狂抑郁患者得以逃过更强烈的疾病状态，那么这些问题就可以得到缓解或不再出现。对于一些有创造力的躁狂抑郁患者而言，如果他们人生中更多的时间处于轻躁狂和轻度抑郁的状态，那么他们就可能会变得更多产。

当情绪提升创造力时

轻躁狂和轻度抑郁可以使创造力处于最佳状态，它们会增加作品的数量和质量。美国化学家保罗·索尔特曼描述了轻躁狂状态下的热情和工作活力："我真的感觉很棒。我早上跑到实验室里，一下就能投入工作中。我满脑子想的都是每天尽可能完成更多的任务。"比起严重的躁狂状态，轻度的躁狂状态使人更自律、冲动更少，从而提高了完成工作的可能性。这种状态也有助于缓解急躁和分心，从而减少它们对工作的干扰。尼采曾说，当处于轻躁狂状态时，"我曾经连续七八个小时在山间行走，丝毫不觉得疲倦"，并且"我会才思泉涌"。假如当时尼采的躁狂症更加强烈的话，那么他就会出现失眠，但其实他的情况是："我睡得很好，笑口常开——我精力充沛，很有耐心。"

轻躁狂有时使人耐心十足，进而有助于提高作品质量。轻躁狂状态下的人工作更高效，他们既关注细节又着眼大局。他们创意十足，足智多谋，同时不会像躁狂患者那样做出愚蠢的冒险之举。他们也很少出现躁狂状态下的妄想，能更客观地看待自己的作品并纠正其不足。博斯韦尔描述到，塞缪尔·约翰逊就体现了这一点："当他心情愉快时，他会坦率而诚实地谈论自己的作品，甚至会以最苛刻的标准批评它们。"

除躁狂外，轻度抑郁也能促进创造力。虽然它不像轻躁狂那样让人多产，但也不会让创作者产出的作品的数量低于正常水平。莫扎特就说过："自从我来到这里后，我10天内所做的工作比我在其他任何地方两个月的工作量都多，要不是我经常为（我必须摆脱的）阴暗想法所干扰，我还能做得更好。"有些人在轻度抑郁的刺激下会有更高的产出。他们中有的人是出于责任感，这种责任感在轻度抑郁时会变得更强烈；有的人可能会利用工作将注意力从悲伤中转移。通过使有创造力的人对批评高度敏感，轻度抑郁有时反而能提高工作质量。为了避免负面评论给自己带来痛苦，有创造力的人会非常认真、细致，变成一个不断挑错并进行改正的完美主义者。

对于那些在轻度抑郁和轻躁狂状态之间摇摆的人来说，他们能从这两种状态中受益。他们富有想象力、独创性、洞察力，细致认真，工作上精益求精。他们的作品很可能有丰富的内涵、深刻的感受、广阔的眼界，力度和微妙之间的平衡把握得当。

情绪控制

灵活利用稳定情绪的药物，能帮助躁狂抑郁患者增加他们用于创作的时间。他们自身对活动的选择也能实现这一点。这两种方法都是因人而异的：某种做法对一个人是最好的选择，但对另一个人却未必奏效。

许多有创造力的躁狂抑郁患者曾尝试将抑郁降低到可忍受的程度。对于这个问题，塞缪尔·约翰逊就有深入思考。他说："管理情绪是一门伟大的艺术，在很大程度上可通过经验和习惯性的锻炼来达到。"这种情况只适用于躁狂或抑郁尚未变得严重时。约翰逊建议将散心作为治疗抑郁的一种方法："让他（抑郁症患者）的头脑尽可能放松，让他将注意力转移到其他东西上。"约翰逊还倡导锻炼、适度饮食（他自己却很少这样做）和节制饮酒（这一点他也不是总能做到）。"我一个人就喝了很多瓶酒，"他说，"首先，我需要它来提振精神。其次，如果我不喝酒，那别人就看不到喝酒对我的影响，从而意识不到我提倡节制饮酒的重要性。"此外，他还会去他朋友大卫·加里克①的剧院放松心情，不过这样做对他的感官太过刺激。"我再也不去你的后台了，大卫，"他说，"因为你的女演员的丝袜和雪白的胸脯刺激着我的多情本性。"

常被抑郁困扰的米开朗琪罗发现，晚宴可以驱散阴郁的情绪："这次宴会让我非常高兴，因为它稍微缓解了我的忧郁或者抓狂的情绪。我享受了可口的晚餐，我也喜欢饭桌上的愉快对话。"拜伦则不只满足于摆脱抑郁，他还主动寻求引发躁狂的兴奋感。他建议，一个人应该多试着"去玩乐、去战斗、去旅行，去体验任何豪放不羁而感受真切的事，其最吸引人之处在于完成这些事所需的激情"。法国画家热里科声称，抱着正确的态度去做一件正确的事，有助于引发让人多产的躁狂："困难和障碍让庸才望而却步，但这些障碍却是天才的必需食粮，它们会让天才成熟和进步……任何阻碍成功和进步的东西都刺激着天才，并且会引发他们为了作品不惜推翻一切和征服一切的那种高涨的狂热。"有些不是很具创造力的躁狂抑

---

① 英国著名演员、剧作家、戏剧导演。

郁患者，也会利用躁狂状态来应对各种挑战甚至危机。

意大利画家卡洛·多尔奇的抑郁严重到完全失去了他作为艺术家的信心，而且不再与任何人交谈。他的朋友为了将他从抑郁中拉出来，曾试着求他去乡下郊游但不成功。后来，他们其中一个人请来他的牧师一起帮忙劝他。他们想了个点子：牧师坚持请多尔奇完成圣母玛利亚画作的局部，而另一位朋友则准备好画笔和调色板。结果，这部作品画得非常好，将多尔奇的抑郁一扫而光。长期以来，工作一直被视作缓解抑郁的一种方式，许多有创造力的躁狂抑郁患者在工作过程中只要能投入其中，就会经历轻躁狂。斯彭德曾说："毫无疑问，当一首诗似乎有望成功时，写诗会造成强烈的身体兴奋，以及释放和狂喜的感觉。"即使作品没有大获成功，创作者也在这个过程中提振了精神。

一些有创造力的人会将他们的才智用于控制躁狂的影响，而非抑郁的影响。瓦格纳就是这样一个人。他发现，不带妻子去参加聚会并在聚会上喝醉，这样做会让他感到躁狂。他记载道："我那如同鸟儿般自由的生活会让我越发兴奋。我甚至常被自己如此容易极度狂喜而吓到。"他认识到，充满紧张排练和激昂演出的指挥家生活，引起的躁狂几乎让他无法忍受。他说："频繁出席我非常熟悉的公开场合所带来的持久兴奋，让我几乎无法忍受。"有时他的躁狂状态甚至让他不得不限定自己的工作时间，生怕自己变得太兴奋而根本无法工作："现在我的情绪非常激动，如果我在正午前工作了两个小时，那么我必须花上一天剩下的所有时间小心翼翼地从这两个小时的状态中恢复过来，以便第二天可以再这样工作两个小时。在恢复期间，哪怕是最低程度的兴奋，也让我感到害怕，因此我不敢阅读或做别的事情，生怕头脑兴奋起来。"

让工作阶段与情绪相配合

当无法保持轻度的躁狂抑郁时，即抑郁和躁狂变得更强烈时，有些创作者也能完成一些作品，保持多产。然而，正如瓦格纳意识到的那样，当躁狂变得过于强烈时，这会让创作者无法控制自己。躁狂还会导致创作者渴望社交和寻欢作乐，从而让其分心。一首诗或其他可在灵感的狂热中完成的作品，或许适合创作者在躁狂状态下创作，这种活动与任何能满足躁狂患者身体解压需求的活动是同一个道理。不过，需要自律、专注和坚持不懈的活动，则更适合在轻躁狂状态下开展。

当一个人处于躁狂状态时，其最佳创作阶段当数构思阶段和早期阶段，因为这时的创作者有着满满的自信和丰富的点子。美国数学家莫里斯·克莱因这样描述一种躁狂的症状，即有助于创造的思维奔逸："各种点子会迅速而突然地出现，使人无法在当时把每一个都展开。一个好方法是将点子记下来，以免事后忘记。"作曲家阿隆·科普兰就很熟悉作曲时的才思泉涌。他说："写东西的人可能都要面对一个难题，那就是要写得够快，趁着灵感还在，把想法全部写下来。""你会害怕这些灵感随时都有可能消失，外界的干扰肯定会有影响。创作音乐时，你必须把灵感记在乐谱上。否则你可能就忘了。"丰富的灵感只产生在躁狂期间，而且只有在轻躁狂状态下产生的灵感才是最好的。

克莱因认为，抑郁时适合进行修改润色。他说："当一个人处于抑郁状态时，他思考的积极性会下降。他只能让自己做些更日常的事情，或者对之前已大体完成的工作进行修改润色。"克莱因所指的抑郁状态比轻度抑郁要更强烈，因为在轻度抑郁状态下，一个人是仍然可以进行创造性思考的。

抑郁如果相当痛苦，则会使人变得过于苛刻，甚至不做出修改润色。乔治·桑这样描述波兰作曲家肖邦的不同状态，首先是轻躁狂状态下的创造力，然后是具有破坏力的抑郁症：

他在创作时可谓是灵光乍现，令人称奇。他的创作灵感毫无预兆地发生，突然就出现在琴键上，而且结构工整，内容深邃。还有的时候，灵感是他在散步时出现在脑海中的，他会匆忙回到家并把灵感倾泻在钢琴上，随后便开始了我所见过的最令人心碎的劳作……他在作曲时会想很多，会因为自己的创作达不到完美的标准而感到懊恼并陷入绝望。他会一整天把自己关在房间里，时而流泪，时而来回走动，时而把笔折断，他会把一个音节重复或修改一百次，多次写好又涂掉，然后第二天又带着令人绝望和细致入微的毅力重新开始。他会花上6个星期只写一页谱子。

轻度抑郁能使创作者变得多产，而且它带来的痛苦要比重度抑郁轻得多。弗洛伊德就认为轻度抑郁是工作的最佳状态，因为这有助于注意力集中和全身心投入。这是润色作品的最佳时机，也是对作品进行大规模批判性审视从而让人发现发展的新方向的最佳时机。

一些有创造力的躁狂抑郁患者通过反复试验和摸索，已经学会将自己的工作阶段与当时的情绪状态相配合。如果一个人的情绪周期有规律，能找出一天、一个月或一年中哪个时段最有可能带来抑郁或躁狂，那么这样做会对创作大有裨益。意大利作家维托里奥·阿尔菲耶里就认为他的情绪是随时间、季节和气候条件而变化的。他说："我的写作状态总是或多或少受到空气分量的影响，春分、夏至、秋分和冬至的大风让我变得愚钝，而我在晚上的敏锐度远不及早上，我在仲冬和仲夏的创造力则远远强于季节之交。"歌德可能没有意识到他的情绪的周期性，但他仍然学会了利用这种现象。在轻躁狂期他会专注于构思作品，而在轻度抑郁期则用几天时间处理他的商业事务。

情绪的不稳定性是可以加以利用的：在下一种情绪到来时，可以审视上一种情绪状态下的错误和不足。一些有创造力的躁狂抑郁患者会同时准备几部正在进行中的作品来适应不同的情绪阶段，所以当创作者因处于抑郁状态而适合进行润色时，手头上就有这样的作品；而当创作者因处于躁狂状态而产生丰富的点子时，手头上也有这样的作品。

受影响的判断

如果创作者在作品完成后仍处于躁狂状态，那么这可能会影响他们对其作品的评判。作家亚瑟·库斯勒指出："你有时会产生错误的灵感，在欣喜若狂的状态下写了一些东西，第二天再看却发现写得很糟糕。"躁狂后的抑郁状态同样具有欺骗性。瓦格纳在抑郁时会变得过于苛刻。据他回忆："最近我又看了一遍自己写的《罗恩格林》乐谱，看完后我感到非常厌恶，我断断续续发出笑声，但不是快乐的那种。"而据美国小说家亨利·詹姆斯观察："我们的判断都是由感觉来决定的——一种过度兴奋或消沉的感觉，不管是哪种情况下我们做出的评判都可能是荒谬的。"

然而，一个人无法逃避对自己的工作做出评判，不管评判被强烈情绪所扭曲的程度有多少。通过在客观现实中找到落脚点，我们可以在一定程度上减少错误的判断。有创造力的躁狂抑郁患者可以试着列出他做判断的理由，以确定这些理由是有依据的，而不是凭当时自己的情绪做出。如果他能等到情绪发生变化后再确定他的判断是否会随之改变，那么他就会处于有利位置。

有些躁狂抑郁患者曾从一些可信赖的、客观的、知识渊博的人那里得到了宝贵意见并受益良多。托马斯·沃尔夫[1]在他的编辑麦克斯威尔·珀金斯[2]的鼓励下完成了作品，摆脱了悲观的工作情绪。

---

[1]　美国作家。代表作品有长篇小说《天使，望故乡》。

[2]　美国出版史上一位传奇人物，曾编辑过海明威、菲茨杰拉德和沃尔夫等名家的名作。

据沃尔夫记载：

当时一个可怕的疑问在我的脑海中蔓延开来：我正在进行的作品十分艰巨和困难，就算有十几次生命也不足以完成作品。然而，在此期间我却一直受到好运气的眷顾。我有一个朋友，他有大智慧、有耐心，他温和而坚毅。我想，那时我之所以没有被绝望感摧毁……很大程度上是因为这个人的耐心和勇气。

沃尔夫无法判断自己的创作内容是否足够，于是珀金斯便替他做出判断。沃尔夫不在的两周期间，这位编辑安排那部作品开始印刷，事先并未通知沃尔夫。

消除阻滞，激发创造力

英国作家夏洛蒂·勃朗特在不适合写作的日子里不得不等上很长一段时间。她告诉同为作家的哈丽雅特·马蒂诺说："我宁愿自己再一次去做女家庭教师，也不愿逆着情绪写作。我不像你那样天天都是顺利的。我有时连着几天、几个星期甚至几个月都过得很糟糕。"很少有人从未感到自己的创造力出现过阻滞，即便有，这类人也是为数不多的幸运儿。不过，有时可以找到解决创造力阻滞的办法。先要明确造成创造力阻滞的原因。其中一个原因可能是工作环境不合适，而什么样的环境才是合适的环境，则因人而异。意大利画家瓦萨里就很看重安静。他说："想要做好工作的人必须远离烦恼和忧虑，因为高水平的工作需要思考、孤独和心神安宁，而不是三心二意。"克莱因则认为数学家必须精力充沛："要是他疲倦了……他的思路就跟不上了。"

痛苦而让人警觉的抑郁，以及抑郁性木僵都会导致创造力阻滞。苏格兰发明家詹姆斯·瓦特为抑郁所困，表现为记忆衰退，以及"懒惰、麻木和思维混乱"。这些都是抑郁性木僵的症状，这种状态下的人只能做些最简单、最机械的工作。普希金则饱受另一种更活跃、更折磨人的抑郁之苦。他写道："昨天我非常沮丧，这种感觉我以前从未有过。"在这种抑郁状态下，他写道："我工作得很慢、很勉强。过去几天我不仅头疼，而且感到厌倦在侵蚀着我。"毕加索也会因客观事件或状况而感到抑郁，甚至会因此停止作画，售卖作品也会不时让他产生抑郁性阻滞。

躁狂本身就可以导致抑郁状态，而抑郁状态往往会阻碍一个人发挥创造力。例如，拜伦在人群中会变得躁狂，而当人群散去后他就会陷入抑郁。他说："对我而言，一番生动的对话有着和香槟一样的效果——它让我振奋，让我感到飘飘然。在自我陶醉的氛围中，我会满口胡言……而随后我会陷入一种抑郁状态。"许多有创造力的躁狂抑郁患者会在躁狂期间努力工作，直到精疲力竭，然后他们会出现木僵、焦虑等抑郁引发的症状。济慈就是这样一个例子，他写道："一个月来，我每天都在写诗。到最后……我发现我的大脑过度劳累，写出来的内容既没有韵律也不合理，所以我不得不停笔几天……我脑子里装的不是灵感，而是一团乱麻，我感到自己精神萎靡、情绪低落，并且出现了创作焦虑，但我却无能为力。"霍桑也曾为类似的阻滞所折磨。他说："过去几天，我一直处于沮丧的泥潭中，我之前写得用力过猛，这导致我陷入了创作瓶颈。"当躁狂引发的创造力消失，且严重的抑郁在作品尚未完成之际便袭来时，创作者就会感到特别痛苦。当有创造力的躁狂抑郁患者发现抑郁削弱了他们因完成作品而获得的成就感时，他们中的许多人都会感到惊讶。

当创作者处在阻滞或少产的阶段时，其中有些人会想办法激发创造力，其中一种方法是多做有助于创作的相关活动。科学家和学者可借鉴克莱因用来产生数学灵感的方法。他说："阅读有关材料可能是开启思维新渠道的最佳方式，因为该阅读是与工作相关的，这种新思维可能就是正确的思路。"化学家索尔特曼则从他人身上获得灵感，他还会从其他研究手段中得到启发。"我真的需要那些能提出新点子的人与我一起工作，"他说，"或者我需要找到一种新的手段来试着解决问题，或者我需要读读他人的文章来促进新点子的萌芽。"

另一种方法是将提升情绪的活动与克服分心的活动结合起来。柴可夫斯基就有在夜晚独自散步的习惯。据他弟弟回忆："在散步期间，他会让创作要点基本成型，琢磨出作品的结构，并初步记录下主题旋律。第二天他再回看这些笔记，然后坐在钢琴旁将曲子创作出来。"莫扎特则发现，孤独以及提升情绪的散步或旅行有助于自己产生大量音乐灵感。如果他已经有些躁狂而无法入睡，那么孤独就会让他将思绪放在音乐上："当我独自一人且心情愉快时，比如说坐马车外出，或者在美餐一顿后散步，或者晚上躺在床上时，我往往会才思泉涌。"

是天才还是暴君

同样是躁狂抑郁患者，有些人成了暴君，而有些人则成了天才，这两类人之间存在一些根本差异。暴君是一个自大、偏执的躁狂抑郁患者，他下决心追求权力，并且在一个适合专制统治的国家有这样做的机会。相比之下，天才是一个才华横溢的躁狂抑郁患者，他在创造性领域开启了职业生涯，经过适当的训练，他创作出了有价值的作品。有的人同时具有暴君和天才的潜能。在我们的一书中，我们证明了拿破仑和希特勒为躁狂抑郁症这个变量所驱使，其中偏执和自大占主导因素。

像牛顿这样的天才也可以是自大的、偏执的躁狂抑郁患者，他同样可以发展出暴虐的人格。而像希特勒这样的暴君也可以培养自己对艺术的兴趣，甚至具备一定的创造力。希特勒一直宣称他喜爱艺术胜于政治，如果他当时被维也纳艺术学院录取，并作为艺术家获得了一些成功的话，他或许就会完全不参与政治活动。鲁本斯则将赚钱的画家职业和成功的外交官生涯结合在了一起。机遇决定了躁狂抑郁患者的天赋的类型和程度，决定了其疾病的类型和程度，决定了摆在他面前的是怎样的职业选择和机会。因此，机遇也决定了他们是成为天才还是暴君，前提是他们有能力成为二者之一。

那些想品尝创造力的果实并希望避免独裁者横行无忌的人，不必将命运完全交给机遇。不要给自大偏执的躁狂抑郁患者任何机会去危害世界，意识到这一点将有助于我们创造一个安全的未来。而如果我们能更多地理解躁狂抑郁给有创造力的人带来的问题以及益处，那么他们往往就会更容易实现自己的潜能。

向着更伟大的创造力前进

那些让有创造力的人更多产并取得更高成就的因素，也增加了这些人创造出社会重视的作品的可能性。而态度的改变会为创造力和天才创造更好的氛围。许多有创造力的躁狂抑郁患者可以不再担心他们的天赋会因情绪的缓和而消失，并从这种心态中受益良多。如果认识他们的人鼓励他们寻求适当的治疗来应对疾病的破坏性阶段，那么他们的创造力和生活就有可能得到改善。不只是医学界，整个社会都需要改变态度，将锂盐和抗抑郁药的潜在价值视为智力和创造力的增强剂，而不是仅仅将其视为疾病的治疗手段。

后 记

朱利安·利布

　　人们会问："如今的天才们在哪里？牛顿们、贝多芬们、爱因斯坦们、爱迪生们、毕加索们在哪里？拜伦们、莫扎特们、威尔第[①]们又在哪里？"这是个有趣的问题。也许直接的商业成功会使一些有创造力的人丧失创作动机。又或者，如今我们的社会忽视了学术任职对追求真理的不利影响，从而压制了科学领域的天才，而对娱乐领域的天才进行了过高的评价。在这个千年即将结束之际，我们只须看看在我们的学院和大学毕业典礼上的演讲者们的智识成就，就能洞悉我们的价值观。

　　大规模的战争和种族灭绝举措耗尽了 20 世纪一大批潜在的天

---

① 　意大利作曲家。代表作有歌剧《弄臣》《茶花女》《奥赛罗》等。

才。那些在索姆河 ①、坦能堡 ②、凡尔登 ③、瓜达尔卡纳尔岛 ④、中途岛 ⑤、硫黄岛 ⑥、斯大林格勒 ⑦、西奈 ⑧，或者在汉堡 ⑨ 或柏林 ⑩ 阵亡的人，如果他们还活着，那么其中多少人能造福人类？又有多少像鲁宾斯坦 ⑪、霍罗威茨 ⑫、奥伊斯特拉赫 ⑬、伯恩斯坦、卓别林、

---

① 法国北部河流。第一次世界大战中规模最大的一次会战发生在此地。英、法、德三国伤亡人数共达 120 万人以上。

② 位于波兰境内，1914 年，第一次世界大战东部战线的一次战役在此地发生，史称"坦能堡会战"

③ 法国东北部城市。1916 年，著名的"凡尔登战役"在这里发生，这是一次决定性的战役，也是第一次世界大战的转折点。

④ 位于太平洋西南岛国所罗门群岛的东南端。在第二次世界大战期间，日美两军曾激战于此。

⑤ 位于太平洋中部。在第二次世界大战中，发生在此地的"中途岛战役"是太平洋战争的转折点。

⑥ 位于西太平洋的火山群岛，由日本管辖。在第二次世界大战中，日军和美军为争夺硫黄岛进行了一次激战，双方伤亡惨重，史称"硫黄岛战役"。

⑦ 在第二次世界大战中，为争夺苏联南部城市斯大林格勒（现为伏尔加格勒），纳粹德国与苏联在此进行了会战，史称"斯大林格勒保卫战"。

⑧ 即西奈半岛，是连接非洲及亚洲的三角形半岛。1967 年阿以战争期间曾被以色列军队占领，但在 1982 年依据 1979 年的和平条约归还给埃及。

⑨ 德国第二大城市。第二次世界大战期间曾遭到轰炸，超 4 万人死亡。

⑩ 德国首都和最大的城市。在第二次世界大战期间遭到毁灭性的破坏。

⑪ 犹太裔美国钢琴演奏家。

⑫ 世界最负盛名的钢琴家之一，美籍俄罗斯人。

⑬ 苏联小提琴家，在音乐界享有崇高的威望。

夏加尔①、沙宾②、索尔克③以及玻尔④一样的人，死在了奥斯维辛、特雷布林卡⑤和其他集中营中呢？出了莎士比亚、济慈、雪莱、布莱克、丁尼生⑥、弥尔顿⑦、华兹华斯、狄更斯、史蒂文森⑧和丘吉尔的英国，能否从两次世界大战后的人力损耗中完全恢复过来呢？20世纪即将结束，有些偏执妄想型暴君甚至将灭绝知识分子作为一项国策。

20世纪诞生了许多天才，有些人来自艺术领域和科学领域，有些人则来自娱乐界。娱乐界的天才包括欧文·伯林⑨、艾伦·杰伊·勒纳⑩、弗雷德里克·洛伊⑪、科尔·波特⑫、理查德·罗杰

---

① 出生于俄国的犹太家庭，超现实主义画家，现代绘画史上的伟人。

② 美国病毒学家，因发明"口服脊髓灰质炎疫苗"而知名。

③ 美国实验医学家、病毒学家，因发现和制造出首例安全有效的"脊髓灰质炎疫苗"而知名。

④ 丹麦物理学家，因对原子结构和原子辐射的研究，获得了1922年的诺贝尔物理学奖。

⑤ 第二次世界大战时期纳粹德国的集中营，位于当时德战区波兰境内。

⑥ 英国维多利亚时代最受欢迎及最具特色的诗人。

⑦ 英国诗人、政论家。代表作有长诗《失乐园》《复乐园》等。

⑧ 英国小说家。代表作有长篇小说《金银岛》《化身博士》《绑架》《卡特丽娜》等。

⑨ 美国作曲家。

⑩ 美国编剧、制片人。代表作有《窈窕淑女》《一个美国人在巴黎》等。曾多次获得奥斯卡金像奖。

⑪ 出生于奥地利的美籍作曲家。他与艾伦·杰伊·勒纳合作了《窈窕淑女》等音乐剧。曾多次获得奥斯卡金像奖。

⑫ 美国著名男音乐家。

斯 ①、奥斯卡·汉默斯坦 ②、杰罗姆·克恩 ③、查理·帕克 ④、塞隆尼斯·蒙克 ⑤、巴德·鲍威尔 ⑥、奥斯卡·彼得森 ⑦、查尔斯·明格斯 ⑧、约翰·柯川 ⑨、韦斯·蒙哥马利 ⑩、戴夫·布鲁贝克 ⑪、史蒂夫·汪达 ⑫、尼尔·戴蒙德 ⑬、约翰·列侬、保罗·麦卡特尼 ⑭、乔治·巴兰钦 ⑮、阿图罗·托斯卡尼尼 ⑯、理查德·伯顿 ⑰、劳伦斯·奥

---

① 美国著名音乐剧作曲家。

② 美国著名音乐人、歌词作家、音乐剧制片人、导演。两次获得奥斯卡最佳原创歌曲奖。

③ 被称为"现代美国音乐剧之父"和美国剧场音乐的先驱。

④ 美国萨克斯演奏家。

⑤ 美国爵士乐作曲家、钢琴家。

⑥ 美国爵士乐钢琴家。

⑦ 加拿大人，史上最伟大的爵士钢琴家之一。

⑧ 20 世纪美国爵士乐的标杆人物。

⑨ 美国爵士萨克斯风表演者和作曲家。

⑩ 美国著名爵士乐吉他手。

⑪ 美国钢琴家、作曲家。

⑫ 美国盲人歌手、作曲家、音乐制作人、社会活动家。

⑬ 20 世纪 60 年代至 80 年代美国最为成功的流行歌手和创作人之一。

⑭ 前披头士乐队成员，现羽翼乐队成员。

⑮ 美国舞蹈家、编导。

⑯ 意大利指挥家。19 世纪末和 20 世纪初最负盛名的音乐家之一。

⑰ 英国戏剧和电影演员。他曾 7 次被提名奥斯卡最佳男主角。

利弗①、乔治·格什温②、史蒂文·斯皮尔伯格、弗朗西斯·福特·科波拉③、阿尔弗雷德·希区柯克、迈克尔·克莱顿④、华特·迪士尼以及吉姆·亨森⑤。

尽管他们中的许多人对社会产生了巨大的影响，但历史上很少将他们与达·芬奇、贝多芬、牛顿、凡·高、狄更斯以及更早的年代中的杰出创造者相提并论。后世子孙将决定他们当中哪些人为人类提供了具有超凡价值和持久价值的成就。正如前文提到的那样，天才是一种关系，每个天才的头衔所持续的时间长短不一，这取决于天才各自努力的领域。科学家可能会被冠以天才的头衔长达几千年，而艺人们则很快就会被世人遗忘。

上述提到过的艺人中，有许多人都经历过抑郁症或躁狂抑郁症的发作。猫王、梦露和大卫·赫夫戈特⑥的生活和事业概括了20世纪的躁狂抑郁天才们与以往时代不同的生命主题。得益于躁狂抑郁症，猫王和梦露在艺术和商业领域获得了前所未有的成功与国际声誉。但是，之后他们却又为躁狂抑郁症自相矛盾的负面影响所击倒。躁狂抑郁症也给赫夫戈特带来了名声和商业上的成功，却剥夺了他

---

① 英国导演、制片人、演员。

② 美国作曲家。

③ 意大利裔美国导演、编剧、制片人。代表作有《教父》《现代启示录》《巴顿将军》等。

④ 美国著名畅销书作家、导演、制片人。

⑤ 美国木偶大师，其最被人熟悉的节目是《芝麻街》。

⑥ 澳大利亚著名钢琴家。

的艺术素养以及来自评论界的赞誉。

梦露在表演方面的天赋为她赢得了天才的赞誉，这种赞誉不亚于人们对体验派表演创始人李·斯特拉斯伯格[1]的褒奖。然而，当公众把梦露提升到传奇的地位时，她的私生活却为挫折、绝望和失败所毁坏。传记作者们将梦露描绘成一个潜在的慢性抑郁患者，其表现为自卑、持续性失眠、焦虑、恐慌发作、偏执、无法集中记忆力和注意力。难怪她经常迟到、记不住台词，并且经常将事情搞砸。

梦露拥有情绪障碍和自杀方面的家族史。她的母亲格拉迪斯有慢性抑郁，患有抑郁性妄想。她在精神病院度过了大半生。梦露本人的情绪波动起伏很大，上一秒她表面上看似平静，下一秒马上变得暴怒。据斯特拉斯伯格的女儿苏珊描述，这种情绪来得快，走得也快。当梦露无法入睡时，她经常超剂量服用医生开的安眠药。斯特拉斯伯格得出结论，即使服用更高剂量的药物也不管用。梦露和斯特拉斯伯格夫妇住在一起的时候，他们家的药剂师会打电话来，对她持续服用的安眠药的剂量表示担忧。

苏珊把梦露描述成一个脾气暴躁、行事冲动、容易分心、苛求自己、动不动就发誓的人。当她的生活中没有任何事情可以转移她的注意力时，她就会变得焦躁不安。相比之下，她在轻躁狂状态下会表现得"活力四射，最终爆发为极端活跃的行为"。紧随其后的是"精疲力竭和抑郁沮丧……在她的生命中，她遇到的坎坷比喜马

---

[1] 美国犹太裔演员、导演、教师。他曾指导梦露表演，梦露死后，将大部分遗产留给了他。

拉雅山脉的山峰和山谷还要多"。梦露会拿自己的抑郁症开玩笑，经常威胁说要自杀。有一次，当她和斯特拉斯伯格一家一起旅行时，她突然惊呼："要不是为了工作，我早就跳车了。"

梦露花了数百个小时接受弗洛伊德式精神分析疗法，但这是徒劳。由于焦虑不安、情绪波动、长期失眠和对压力的敏感，她疲惫不堪，最终服用药物自杀身亡。梦露的传记作者唐纳德·斯波托表示，梦露长期服用巴比妥类药物，这使她陷入了由"失眠，服用药物入睡，恍惚的早晨，以及通过服用更多的药物来忍受不快乐的一天"组成的恶性循环中。斯波托写到，这些药物会导致慢性便秘，而梦露不得不通过灌肠来缓解便秘。

1961年2月7日，梦露接受了精神分析学家的建议，住进了纽约市的佩恩·惠特尼诊所接受治疗。在那里她停止了巴比妥类药物的服用。当梦露发现自己被关在精神病病房时，她说服前夫乔·迪马吉奥向医院施压，让她出院。在哥伦比亚长老会医院的一间单人病房里康复出院后，梦露解雇了她的精神分析师，她认为是他骗她入住了最初的那家医院。她飞到西海岸，在前精神分析师拉尔夫·格林森那里继续接受弗洛伊德式精神分析疗法。

斯波托的传记毫不留情地谴责了格林森，因为他培养梦露对他产生依赖情感。他每周和梦露见面5～7次，每天和她通电话。他没有与患者保持距离，甚至鼓励梦露与他的家人接触。就像李·斯特拉斯伯格之前模糊了老师和父亲的角色一样，格林森在梦露的生活中变成了斯文加利①。在她去世前的几周，梦露和格林森一直在讨论终止治疗，这对无助的依赖者以及抑郁患者来说，往往意味着巨大的压力和痛苦。这可能加剧抑郁的情绪，引发自杀的企图甚至导致自杀。在这个阶段，梦露已经非常依赖格林森，她做每件事前几乎都要过问他。

梦露的前恋人、朋友泰德·乔丹在她死后写道：

诺玛·珍·贝克，又名玛丽莲·梦露，于1962年8月4日深夜或5日凌晨，意外自杀身亡。

她的死亡将一段大约10年的时光推向了高潮，在此期间，由于各种心理原因，她时刻准备着自杀。没人会去谋杀梦露，而她一心想要自行了断。在她生命的最后时刻，她变得如此自暴自弃。这只是一个时间问题，她的自杀举动会让她从精神折磨中得到释放。

说起猫王，音乐人斯科特·摩尔曾说：

他就像一头年轻的公牛。我从未见过一个人的精力如此旺盛。我们会在演出结束后开车离开小镇，然后停下吃东西。吃完饭，我们中的一个会对猫王说："来吧，我们走吧。"我们会和他一起在公路上步行，车子随后会跟上我们。他一整晚都在开车，一边开着车，一边与我们

---

① 英国小说家乔治·杜·莫里耶的作品《软帽子》中的人物，他是一个险恶的音乐大师，通过催眠术和心灵感应能力来控制女性的行动。

聊天。他确实是个不错的司机。但必须有人陪着他，因为他没有方向感。他不看地图，什么都不看，只管开车。

猫王的情绪波动在他刚进入成年期时就已显现。在他与女友迪克西的关系结束后，他深陷抑郁状态，且这种状态持续了很长一段时间。传记作家厄尔·格林伍德和凯瑟琳·特蕾西这样描述：

他的反应很极端，因为他一生遭受了一次又一次极端的抛弃。他受到的伤害十分强烈，就像一个接受了过多电击治疗的精神病人。他的感官麻木，身体衰弱。我确定他患上了抑郁症，但当时人们还没有充分认可精神病学方面的治疗手段。

在全盛时期，猫王是一个完美的艺人。他的歌声以及热烈的舞蹈不仅吸引了众多年轻人，还吸引了其他年龄段的人。很多国家的人都在哼唱他的歌，跟随他的唱片翩翩起舞，或者看他的电影。那些不喜欢流行音乐的端庄优雅的主妇也爱上了猫王。他表演的特点包括精力充沛、歌唱水平高、歌曲质量上乘，同时伴着狂热的、暗示性很强的肢体动作。

猫王的躁狂抑郁症的一个表现就是拥有明显的偏执妄想症状。根据格林伍德和特蕾西的描述："猫王对生活中出现的任何陌生人都持怀疑态度，只要稍有刺激，他就会相信他们在他身边只是为了从他身上得到些什么，比如声望或工作。"除了躁狂性的焦虑和混乱的私生活，他还表现出了抑郁性的、病态的强迫症——他不与任何生过孩子的女人发生性关系。

在公众面前，猫王看起来无忧无虑，似乎站在了世界之巅。根据格林伍德和特蕾西的说法，这样的人设是由猫王的经纪人帕克上校精心策划的，目的是掩盖猫王在家里喜怒无常和抑郁沮丧的真实一面。最终，猫王彻底沉溺于粉丝对他的崇拜之情，这让他的自尊心得到了满足。

随着年龄的增长，猫王变得越来越偏执，尤其是对媒体。他拥有被迫害妄想症，觉得人们都要杀害他，于是他随身携带枪支。和亿万富翁保罗·盖蒂一样，猫王还产生了贫穷妄想，这种症状可能会出现在重度抑郁发作时。

猫王的职业生涯和死亡在那些拥有天分且未经治疗的躁狂抑郁表演者中十分典型。猫王去世时，他已经变得肥胖，并患有各种消化道和心血管疾病，这些疾病通常与情绪障碍相伴。根据毒理学报告和处方副本，猫王在死亡前的几个月里服用了多达 14 种刺激性、镇静、止痛和催眠药物。这些药物相互组合会导致心肺衰竭，引发死亡。尽管如此，但官方认证猫王死于心脏病。

就像弗拉基米尔·霍罗威茨因为某些神秘的原因在长达 10 年的时间里，在演出工作之余所做到的那样，一些患有情绪障碍的作曲家、作家和表演者能隐藏自己在抑郁状态下的表现。相比之下，那些一夜又一夜地在现场观众面前表现得精力充沛的表演者，在情绪低落时可能会在表演中使用兴奋剂来使自己活跃起来。但在表演结束后，他们又会使用巴比妥类药物让自己镇定。猫王也是这样。而且确实有人判定他患有抑郁，因为毒理学报告显示，猫王的肝脏中存在抗抑郁药阿米替林和去甲替林的痕迹。抗抑郁药可以缓解各种胃肠道疾病，从消化性溃疡到肠易激综合征。研究表明，抑郁与多种潜在致命的心律失常有关联，其中一些心律失常是由抗抑郁药物引起的。

很可能是多种药物的结合引发了猫王的死亡。但也有一些人猜测猫王死于自杀，当然只是纯粹猜测而已。其实猫王确实有过自杀的倾向。正确的判断、强烈的自我意识，以及自我保护的动机等因素，本可以把这位歌手引向专门研究化学依赖的精神科医生或者机构的手中。

当发生像猫王这样的死亡时，人们一般会给他进行一次心理剖析。他的密友中有谁意识到他患有情绪障碍？有没有人知道他有毒瘾，并且曾尝试将他送到医院进行戒毒和治疗？是猫王自己拒绝了治疗，还是他的密友暗中阻止了治疗？对于那些开出了绝大多数处方的医生，法院赦免了他们的过失和犯罪指控，这样的判定是正确的吗？

这样的提问可以满足我们对问责的渴望，但它们往往掩盖了真正的罪魁祸首，那就是躁狂抑郁症，而且只有它才能把一个人提升到成功的巅峰，将它送走后，这个人往往会因崩溃而灭亡。

与梦露和猫王所在的那个时代相比，如今的精神科医生在治疗躁狂抑郁症方面拥有了更强的武器。他们可以使用锂盐，以及其他具有抗躁狂属性的药物和一系列抗抑郁药进行治疗。然而，有许多患者的症状非常严重，使得治疗变得极其困难，有时他们甚至无法接受治疗。爽约、自杀威胁或企图自杀、私自用药、不守规定、滥用药物、法律纠纷、家庭危机、敌意、愤怒、精神紊乱和暴力，都可能是病人、他们身边的人以及他们的精神科医生需要面临的问题。

名气或声誉可能会带来其他各种特殊的问题。名人往往习惯于让自己的愿望和欲望得到满足。如果精神科医生性格软弱、缺乏坚持，并为病人的名声和财富所迷惑，那么他可能就会放弃曾经的培训，并失去更好的判断力，做出一名医生不应做出的让步。梦露和猫王的医生就做出了让步，最终导致反向的服从：患者变成了控制者，而医生则服从于他们。

精神科医生可能会希望名人到家里做客，并以病人的名声来强化他的自我满足感。他可能会发现她的诱惑不可抗拒，并利用自己的权力吸引她进入一段性关系。他会辩解说，这是由她先开始的诱惑。

即使治疗成功，精神科医生的工作也没有结束，因为他需要警惕复发的迹象。患者有可能会对抗抑郁药产生抗药性。这种现象被称为快速耐受性。在情绪障碍患者的治疗中，这个问题在很大程度上还未被认识到。它几乎没有受到制药行业的关注，也没有受到精神病学学界的关注。

快速耐受性存在一定的悖论性，这种悖论就是，某种药物的效果与其预期效果直接相反。关于抗抑郁药的悖论反应是，病人可能会变得更抑郁，甚至达到自杀或杀人的地步。当一种药物导致一些病人体重增加、性欲降低、失眠，同时导致另一些病人体重减轻、性欲增加、睡眠过多时，这就说明产生了悖论。这个与情绪障碍的治疗有关的问题，同样也没有引起学术界和制药行业的兴趣。

有些具有情绪障碍的患者尽管做了所有的努力，但他们对情绪调节药物或电击疗法似乎没有反应。只要坚持不懈，有时经过几年的努力，有些人最终会找到有效的药物。但是，如果使用了一种或几种试验性药物却没有取得明显效果，那么许多患者就会选择放弃并退出治疗。

热门电影《闪亮的风采》讲述的是澳大利亚钢琴家大卫·赫夫戈特的故事。在电影中，赫夫戈特被描绘成一个神童，他在英国皇家音乐学院演奏拉赫玛尼诺夫第三钢琴协奏曲时突然崩溃。此前他没有任何精神疾病的征兆。回到澳大利亚后，赫夫戈特被送去了专门的机构治疗。最终，他的音乐才能恢复了，并能举行独奏音乐会。

其实赫夫戈特真正的精神崩溃发生在他从伦敦返回澳大利亚后，他的公关人员说，他"接受了多年的治疗"。治疗的类型，以及是入院治疗还是门诊治疗，都没有得到具体说明。至于赫夫戈特的疾病的性质，他的经纪人曾多次宣称他患有精神分裂症、情感性精神分裂症（即精神分裂症和躁狂抑郁症的混合体），或者只不过是"精神紊乱"而已。

赫夫戈特的妻子吉莉安在她的《全心爱你》一书中记录了赫夫戈特语无伦次，焦躁不安，极端的情绪波动，自我怀疑，悲伤、恐惧，喜欢玩古怪的文字游戏，以及喜欢使用头韵和"隐喻"等表现。她描述了赫夫戈特"几乎永远处于情绪高涨的状态"以及他拥有"轻微的"躁狂倾向。他的语速很快，易分心。她指出，他在服用锂盐后变得更安静、更平静。但当他变得"像泄了气的皮球"并在音乐会中停止演奏时，他的心理医生就会给他服用复方药物，以镇静剂氟哌啶醇为主，配合使用稳定情绪的抗惊厥药卡马西平，从而使他转换情绪状态。在书末的附录中，她列出了一些她的丈夫经常使用的"特殊词汇"。有些是基于法语、俄语、波兰语或意第绪语①创造的，而"其他似乎完全是他自己编造的"。这些新词的出现属于精神分裂症和躁狂抑郁症的症状，通常与慢性的、严重的疾病有关。

　　当杰弗里·拉什在《闪亮的风采》中扮演赫夫戈特的角色时，他模仿了其在躁狂状态下的状态：思维敏捷，思维奔逸，声音联想（即用声音而不是意义来联想单词），强迫性说话，易兴奋，爱交际，自来熟，有魅力，谈吐诙谐，多动，顽皮，喜爱恶作剧，缺乏自制力，躁动，一语双关，说话押韵，并拥有极富感染力的快乐情绪。当真正的赫夫戈特接受有线电视频道采访时，我们看到的大部分是对《闪亮的风采》中的情景再现。赫夫戈特那躁狂而富有感染力的欢乐情绪逗得采访者捧腹大笑。他的讲话带有强迫性，他的思绪转得飞快，且漫无边际。他会重复采访者的话，而且他的心情很愉悦。他容易兴奋，常常坐立不安，显得很幼稚，而且他会做出埃米尔·克雷佩

---

① 一种日耳曼语，属于西日耳曼语支，源出中古德语，通常用希伯来字母书写，大部分的使用者为犹太人。

林所说的那种"活泼的表情动作",包括词语泛滥、爱开玩笑和喃喃自语。他经常闭上眼睛,摆出一副克雷佩林所说的那种"得意的姿势"。

在经验丰富的医生眼中,赫夫戈特患有重度躁狂抑郁症,其严重程度实属罕见。我们不知道药物对他是否有效,或者他是否接受了足够的治疗。如果赫夫戈特的症状不那么严重或者他接受的治疗效果甚佳,那么他是否会达到迄今为止难以超越的艺术素养?

躁狂抑郁症的盛行是一个谜。流行病学家引用的数字为1%,我拥有29年治疗这种疾病的经验,而这个数字无法与我的经验相匹配。许多人不知道他们或他们的亲人患有躁狂抑郁症,许多人通过吃药、酗酒、赌博或暴力来掩盖这种病症。在被告知一些精神紊乱的人拥有暴力倾向时,许多躁狂抑郁患者会有被冒犯的感觉。但是,监狱里住着许多抑郁患者以及躁狂抑郁患者,而他们都未被纳入流行病学的研究。

2000多年来,躁狂抑郁症一直被公认为一个实际存在的现象。在过去的30年中,弗洛伊德学派的精神科医生已经发展出了新的诊断概念,比如边缘型人格障碍和自恋型人格障碍。边缘型人格障碍的症状包括自我形象认知的波动、恐惧、情绪波动、自残或自杀性行为、害怕被遗弃的念头、愤怒、冲动、人际关系不稳定和短暂的偏执妄想等。据说自恋型人格障碍患者会夸大自我的重要性,相信自己很特别,傲慢自大,会利用他人,需要别人的仰慕,缺乏同理心,而且善妒。

边缘型人格障碍和自恋型人格障碍的所有症状，经常出现在躁狂抑郁患者身上。弗洛伊德学派的精神科医生，几乎没有提供有力的论据，来说明这些实体为什么应被视为区别于躁狂抑郁症的病症。就怀疑论者而言，边缘型人格障碍和自恋型人格障碍脱胎于躁狂抑郁症，是被造出来的、被视为人格障碍的实体，从而使这类患者接受密集的、长期的心理治疗，而不是服用情绪稳定剂或抗抑郁药。

在美国，许多患有重度躁狂抑郁症的患者被诊断为精神分裂症。偏执妄想症状在躁狂抑郁症的两个阶段，即躁狂阶段和抑郁阶段都会发生，但许多精神科医生会自动将妄想症状与精神分裂症联系起来。暴力可能会出现在抑郁患者身上，也可能会出现在躁狂患者身上，但在美国，一旦暴力和精神紊乱相关联，医生通常会将其诊断为精神分裂症。

在 1978 年 7 月出版的《普通精神病学档案》中，来自哈佛医学院的哈里森·波普医学博士和约瑟夫·利平斯基医学博士发表了一项关于"精神分裂症症状"特异性的研究。波普和利平斯基回顾了精神病的疾病表现、后果、家族史，对锂盐治疗的反应，以及跨国性的和历史性的诊断比较研究。他们发现，在确定某种精神疾病的诊断特征、预后或治疗反应方面，大多数所谓的精神分裂症症状（单独或整体来看）都几乎不能提供有效的证据。他们认为这样做会导致对精神分裂症的过度诊断以及对情绪障碍的诊断不足。但是，这些发现对美国精神病学的影响不大，其中的原因不难找到。与精神分裂症的治疗方法不同，美国精神科医生从未建立一套用心理疗法治疗躁狂抑郁症的理论基础。整个美国医学界都有一种忽视调查研究的倾向，而这方面的调查研究会挑战当下的主流观点。读过埃米尔·克雷佩林史诗般的著作《躁狂抑郁症和偏执幻想》的临床医生太少了。

富有创造力的人常常担心服用锂盐等抗躁狂药物会剥夺他们的创造力。率先在躁狂抑郁症中使用锂盐的研究员摩根斯·肖曾做过一项研究，他采访了24个富有创造力的人，他们都接受过锂盐疗法。其中12人认为锂盐没有影响他们的创造力，6人认为他们的创造力减弱了，其余6人认为自己的创造力得到了提升。假设这项研究是有效的，可以说人们没有十足的把握预测长期锂盐疗法对个人创造力的影响。针对某个人，锂盐疗法可能会减缓其心理活动，使其无法写作或作曲；而对另一个人，由于锂盐减轻了躁动、兴奋和烦躁等状况，其创造力又有可能得到提升。

现在，正如本书首次出版时一样，我们掌握的事实还不足以解释躁狂抑郁症与创造力和天才的关系。丹尼尔·戈尔曼的《情商》一书探讨了情绪在学习和目标达成中的作用，凯·贾米森则在《疯狂天才：躁狂抑郁症与艺术气质》一书中研究了躁狂抑郁症与创造力之间的关系。在该领域做出过重要贡献的其他工作者包括同时为医学博士和哲学博士的南希·安德烈森、医学博士哈古普·阿吉斯卡尔、医学博士阿诺德·路德维格以及医学博士露丝·理查兹。在大家的共同努力下，我们对创造力（和天才）与躁狂抑郁症的关系有了新的理解。

但还有很多我们无法完全解释清楚的方面，尤其是躁狂抑郁症患者的创造力的客观界限，比如牛顿的微积分、达尔文的自然选择学说、贝多芬的《第五交响曲》、威尔第的《阿依达》和米开朗琪罗的《大卫》。

用人类已知的生理学原理来解释南斯拉夫的电力天才尼古拉·特斯拉的经历仍然是一个挑战。他是一流的科学天才，可与牛顿等天才相媲美。作为实验室里杰出的创新者，特斯拉在董事会里却不是爱迪生、乔治·威斯汀豪斯[①]和其他发明家或企业家的对手，他在默默无闻和贫困中死去。根据他的传记作家玛格丽特·切尼叙述：

特斯拉的感官总是异常敏锐。他声称，有好几次他被火焰燃烧时噼里啪啦的声音惊醒，他将邻居从着火的房子中救了出来。40多岁时的他在美国科罗拉多州进行闪电研究，他声称听到了900千米外的雷声……

但是，即使以特斯拉的标准来衡量，在他的精神崩溃时期发生的事情也让人感到十分不可思议。他能听到3个房间以外手表的嘀嗒声。当一只苍蝇落在他房间的桌子上时，他的耳朵里就感受到一声闷响。几千米外驶过的一辆马车似乎能使他的整个身体颤抖。32千米外的火车汽笛声让他坐的椅子剧烈地晃动，使他感到疼痛难忍。他觉得脚下

---

① 美国发明家、实业家。威斯汀豪斯与爱迪生在早期的电力系统推广和应用中是直接的竞争对手，最终，威斯汀豪斯的交流电系统获胜。

在不停地颤动。

他写道："来自远方的咆哮声通常会产生人类讲话的效果，如果我不将这些声音分解成随机的各组成部分，那么我就会被吓坏的。"这时，特斯拉的脉搏会在低于正常值到每分钟跳动240次的范围内波动。

在特斯拉晚年，他学会了像控制活的有机体一样来驯服电力。每晚，在华尔道夫酒店用过高度仪式化的晚餐后，他会强迫性地走同一条路前往实验室。在那里，他会在助手的陪同下进行精彩的电气实验，并且经常会让马克·吐温在一旁见证他的实验。特斯拉发明了交流电和直流电。这位无线电和雷达的开发者，就像耍蛇的街头艺人玩弄眼镜蛇一样跟电流玩耍。他的许多实验所产生的电力本可以击倒一群牛，但在他手里却不会造成任何伤害。

达成特斯拉这些壮举所必需的智力或情感深度，可能只有在有情绪障碍的人身上才能得以保留并得到利用。患有周期性抑郁症的迈克尔·法拉第凭着自己的直觉状态，定义了光和电磁力的性质。尽管他没有接受过任何正式的数学训练，但他为物理学奠定了基础之一。这种改变了的状态，可能是伟大的创造性进展的先决条件，但这种状态仅仅局限于躁狂患者们才能体验到的兴高采烈与得意洋洋的状态。

关于躁狂抑郁症与创造力（和天才）的关系的集体研究，引起了媒体的兴趣。但是，这种兴趣还没有渗透到最需要它的领域，那就是教育领域。躁狂抑郁症可能会对学习产生破坏性影响，它会影响所有年龄段的人，包括儿童。抑郁的孩子往往无法好好学习。他们之所以无法学习，是因为他们无法集中精力，缺乏主动性，胆子太小，不敢提问。他们很容易灰心丧气，他们会因焦虑、恐惧或强迫性冲动而分散注意力。他们无法组织活动，他们会长期感到疲劳。在极端情况下，他们可能会因病态地感到恐惧而拒绝上学。对于许多这样的孩子来说，学校简直是地狱。对于服用抗抑郁药有效果的孩子来说，上学则会变成愉快的、有益的、值得肯定的事情。

在过去的 10 年中，一些精神科医生仍然不相信"注意力缺陷多动障碍"[①]这一广义概念的有效性，他们通常认为这是躁狂抑郁症或重度抑郁患者在儿童期的认知表现和行为表现。哈佛大学的约瑟夫·比德曼博士的初步研究表明，五分之一到四分之一的患有注意力缺陷多动障碍的儿童也患有躁狂抑郁症，或者说，他们的病情会进一步发展。所有教育工作者都有责任考虑，那些成绩不佳或表现不佳的学生是否患上了抑郁症和躁狂抑郁症。

梅毒的症状和表现与许多疾病相似，因此在 20 世纪初，它被称为"超级伪装者"。当客观的精神紊乱症状取代弗洛伊德的浪漫概念时，抑郁症和躁狂抑郁症作为人类的伟大成就和种种失败背后的无形力量，即将取代那些 20 世纪的"伪装者"的地位。

---

① 俗称多动症。